国医大师刘尚义简介

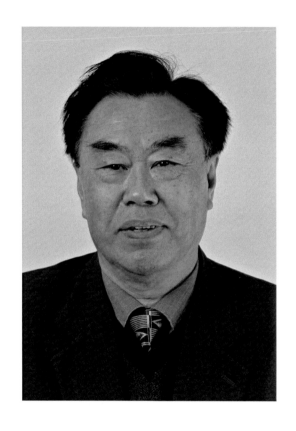

　　刘尚义,教授、主任医师、师承博士导师、师承博士后导师。第二届"国医大师"、贵州省四化建设标兵,五一劳动奖章获得者,全国卫生系统先进工作者,享受贵州省政府特殊津贴,为经国家人事部、卫生部、中医药管理局确定的第三批、第四批、第五批全国老中医药专家学术经验继承工作指导老师,中华中医药学会第二、三、四届全国理事,国家中药品种保护审评委员会第一、二届委员,国家医疗保险(中药)咨询专家。曾应邀赴俄罗斯、奥地利讲学,应邀赴韩国从事医疗工作,中央电视台"中华医药"栏目以"医药名家"为题向国内外推介。长期从事医疗教学工作,具有坚实的中医药理论基础,广博的文、史、哲知识,丰富的医疗教学经验,学术造诣高深。经过五十年的医、教、研实践,厚积薄发,对中医药理论有极深的领悟。长期致力于中医内科临床和中医疡科理论实践及中医传统丸散膏丹的炼制。擅长疑难杂病的诊治,尤其对肿瘤、皮肤病、肾病、脾胃病等有较多的治疗经验。

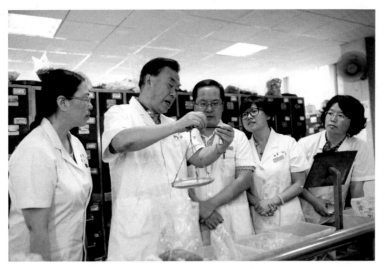

刘尚义教授在为徒弟讲解中医戥子

民生是亮点
中醫著文章
甲午夏 刘尚義

刘尚义教授手迹

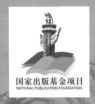

国家出版基金项目
NATIONAL PUBLICATION FOUNDATION

"十二五"国家重点图书出版规划项目

国医大师临床研究

刘尚义常用药对辨析与临证应用

唐东昕 主编

科学出版社
北京

内 容 简 介

本书是"十二五"国家重点图书出版规划项目《国医大师临床研究》分册之一,获得国家出版基金项目资助。本书较详细地介绍了国医大师刘尚义教授的临床常用药对,根据刘老用药的规律主要划分为生熟药对、同株药对、协效药对、经方药对、辨病药对、辨证药对、对症药对以及经验药组等几类,在引证前人经验的基础上,侧重阐述刘老之经验,同时也记述了作者的心得与体会,以便加深对药对的理解与运用,组方简便,疗效确切,对应用中药和方剂颇具价值,有利于中医药同道更为清晰、深刻的认识中药药对配伍关系,有利于提高中医临床用方用药的安全性和有效性,以指导临床合理用药。

本书可供中医、全科医生使用,也可供教学、科研及其他医务人员参考。

图书在版编目(CIP)数据

刘尚义常用药对辨析与临证应用／唐东昕主编 . —北京:科学出版社,2015.12

(国医大师临床研究)

国家出版基金项目·"十二五"国家重点图书出版规划项目

ISBN 978-7-03-046979-3

Ⅰ.①刘… Ⅱ.①唐… Ⅲ.①中药配合–研究 Ⅳ.①R289.1

中国版本图书馆 CIP 数据核字(2015)第 310789 号

责任编辑:王 鑫 郭海燕／责任校对:张凤琴
责任印制:赵 博／封面设计:黄华斌 陈 敬

科 学 出 版 社 出版
北京东黄城根北街 16 号
邮政编码:100717
http://www.sciencep.com
北京建宏印刷有限公司印刷
科学出版社发行 各地新华书店经销

*

2016 年 1 月第 一 版 开本:787×1092 1/16
2024 年 9 月第五次印刷 印张:13 1/4 插页:1
字数:217 000

定价:**78.00** 元

(如有印装质量问题,我社负责调换)

《国医大师临床研究》丛书编辑委员会

《国医大师临床研究》丛书序

2009年6月19日，人力资源和社会保障部、卫生部和国家中医药管理局在京联合举办了首届"国医大师"表彰暨座谈会。30位从事中医临床工作（包括民族医药）的老专家获得了"国医大师"荣誉称号。这是新中国成立以来，中国政府部门第一次在全国范围内评选国家级中医大师。国医大师是我国中医药事业发展宝贵的智力资源和知识财富，在中医药的继承创新中发挥着不可替代的重要作用。将他们的学术思想、临床经验、医德医风传承下来，并不断加以发展创新，发扬光大，是继承发展中医药学，培养造就高层次中医药人才，提升中医药软实力与核心竞争力的重要途径。

为了弘扬中华民族文化，广泛传播和充分利用中医药文化资源，满足中医药人才队伍建设的需要；进一步完善中医药传承制度，将国医大师的学术思想、经验、技能更好地发扬光大。科学出版社精心组织策划了"国医大师临床研究"丛书的选题项目，这个选题首先被新闻出版总署批准为"十二五"国家重点图书出版规划项目，后经科学出版社遴选后申报国家出版基金项目，并在2012年获得了基金的支持。这是国家重视中医药事业发展的重要体现，同时也为中医药学术传承提供良好契机。国家出版基金是国家重大常设基金，是继国家自然科学基金、国家社会科学基金之后的第三大基金，旨在资助"突出体现国家意志，着力打造传世精品"的重大出版工程，在"弘扬中华文化，建设中华民族共有精神家园"方面与中医药事业有着本质和天然的相通性。国家出版基金设立六年以来，对中医药事业给予了持续的关注和支持。

作为我国成立最早、规模最大的中医药学术团体，中华中医药学会长期以来为弘扬优秀民族医药文化、促进中医药科学技术的繁荣、发展、普及推广发挥了重要作用。本丛书编辑出版工作得到了中华中医药学会大力支持。国家卫生和计划生育委员会副主任、国家中医药管理局局长、中华中医药学会会长王国强亲自出任丛书主编。

作为中国最大的综合性科技出版机构，60年来科学出版社为中国科技优秀成果的传播发挥了重要作用。科学出版社为本丛书的策划立项、稿件组织、编辑出版倾注了大量心血，为丛书高水平出版起到重要保障作用。

本丛书同时还得到了各位国医大师及国医大师传承工作室和所在单位的大力支持，并得到各位中医药界院士的支持。在此，一并表示感谢！

　　本丛书从重要论著、临床经验等方面对国医大师临床经验发掘整理，涵盖了中医原创思维与个性诊疗经验两个方面。并专设《国医大师临床研究概览》分册，总括国医大师临床研究成果，从成才之路、治学方法、学术思想、技术经验、科研成果、学术传承等方面疏理国医大师临床经验和传承研究情况。这既是对国医大师临床研究成果的概览，又是研究国医大师临床经验的文献通鉴，具有永久的收藏和使用价值。

　　文以载道，以道育人。丛书将带您走进"国医大师"的学术殿堂，领略他们深邃的理论造诣，卓越的学术成就，精湛的临床经验；丛书愿带您开启中医药文化传承创新的智慧之门。

《国医大师临床研究》丛书编辑委员会

2013 年 5 月

自　序

　　师父刘尚义工于经、史、子、集，博及儒、释、道、书法、篆刻、国画、围棋、剑术、诗词、戏曲等诸多领域，鉴藏玉器、陶瓷，对美学、物候学也有研究。其在中医学领域已走过五十载，其超强的记忆，广博的学识，精湛的医术，为世人称道。现年逾古稀，亦精神矍铄，手不释卷，朝夕躬耕于教学、临床、科研之间。其强调，学习中医应"读经典，多临床，跟名师"，关键在"悟"。学医亦如佛法所云，"始于戒律，精于定慧，证于心源，妙于了悟"。

　　其临床处方，常常两药、三药并用，成对成组，寥寥几味药，每获"四两拨千斤"之效，常常令患者、同道赞叹不已。余跟师三年，积累近百药对药组，记录师父平时对所用药对的讲解等，撰成此书。同门杨柱教授，亦是大学授课老师，同门吴曦教授以及我与杨柱教授的硕士研究生李军、王镜辉、郭斌、牛小杰、柯龙珠、金露露、琚皇进、吴慧、陈启亮、黄雯琪、杨兵、陈杰、冉光辉、李娟、王倩等共同组成编委会，对初稿进行了归纳整理，说明药对药组之功效，结合现代药理知识及历代出处等，便于日常学习参考之用。

　　余才疏学浅，定有纰漏，不妥之处，尽请斧正。

唐东昕

2015 年 12 月 15 日于北京

前　言

　　祖国医药是一个伟大的医学宝库，中药学是伟大宝库的重要组成部分，它是我们劳动人民长期与疾病作斗争过程中的经验总结。药对是临床用药中相对比较固定的一种药物配伍方式，使两味药相互依赖、相互制约，组方治病，以达到增强临床疗效的目的，是历代医家长期医疗实践的经验总结，组成简单却具备配伍的基本特征，体现了中医遣方用药的特色与优势，具有内在的组合变化规律与丰富奥妙的科学内涵。

　　"用药如用兵"，自古医药不分家。国医大师刘尚义教授十分重视传统中医药研究，其临床处方，寥寥几味药，每获"四两拨千斤"之效，常常令患者，同道赞叹不已。古人原以单味药立方，即谓之单方，后来体会出药物之配合运用，较之单味药增强疗效，所以后世才有七方之分类，充分体现出药物配伍的功效。而讲究君臣佐使配伍使用的方剂是中医治疗疾病的主要工具之一，是中医的重要环节，理法方药的重要组成部分，实现辨证论治的主要手段，也是中医临床用药的主要形式。"药有个性之特长，方有合群之妙用"，方剂临床疗效的发挥，很大程度上取决于中药的配伍，而药对就是联系中药和方剂的桥梁，药对作为方剂的核心，是组成方剂的基本单位。

　　临床中刘尚义教授处方时，常常双药并书，寓意两药之配伍应用，其间有起到协同作用者，有互消其副作用专取所长者，有相互作用产生特殊效果者，皆称之为药对。

　　刘老常常两药三药并用，成对成组，药组药对配伍使用形成特色。本书较详细地介绍了国医大师刘尚义教授的临床常用药对药组，根据刘老用药的规律主要划分为生熟药对、同株药对、协效药对、经方药对、辨病药对、辨证药对、对症药对以及经验药组等几类，在引证前人经验的基础上，侧重阐述刘老之经验，同时也记述了作者的心得与体会，以便加深对药对的理解与运用，组方简便，疗效确切，对应用中药和方剂颇具价值，有利于中医药同道更为清晰、深刻的认识中药药对配伍关系，有利于提高中医临床用方用药的安全性和有效性，以指导临床合理用药。

国医大师刘尚义教授中医药理论造诣深厚，学术成就卓越，在行业领域内具有较大的影响，为继承发扬祖国医药学遗产，传承中医药药对知识，谨将国医大师刘尚义教授临床用药配伍的经验整理，通过对其临床实践经验的归纳与分析，对中医药的传承和发展必将起到重要的引领与推动作用。

目　　录

《国医大师临床研究》丛书序

自序

前言

导论 …………………………………………………………………… 1

　　用药心法 ……………………………………………………… 2

第一章 …………………………………………………………………… 6

　　一、药对的历史渊源 ………………………………………… 6

　　二、药对的临床意义 ………………………………………… 7

　　三、药对的配伍规律 ………………………………………… 8

第二章　生熟药对 ……………………………………………………… 9

　　一、生地黄　熟地黄 ………………………………………… 9

　　二、生大黄　熟大黄 ………………………………………… 11

　　三、酸枣仁　熟枣仁 ………………………………………… 14

　　四、生首乌　制首乌 ………………………………………… 16

　　五、生诃子　熟诃子 ………………………………………… 19

　　六、生、炒莱菔子 …………………………………………… 21

　　七、生、炒蒲黄 ……………………………………………… 23

　　八、生、炒麦芽 ……………………………………………… 25

第三章　同株药对 ……………………………………………………… 27

　　一、麻黄　麻黄根 …………………………………………… 27

　　二、槟榔　大腹皮 …………………………………………… 29

　　三、苏叶　苏梗 ……………………………………………… 32

　　四、制首乌　夜交藤 ………………………………………… 35

　　五、银花　银花藤 …………………………………………… 37

　　六、桑叶　桑白皮 …………………………………………… 40

　　七、橘核　陈皮 ……………………………………………… 41

　　八、益母草　茺蔚子 ………………………………………… 44

　　九、枸杞子　地骨皮 ………………………………………… 46

第四章　协效药对 ……………………………………………………… 50

　　一、白术　苍术 ……………………………………………… 50

　　二、白芍　赤芍 ……………………………………………… 52

　　三、白丑　黑丑 ……………………………………………… 55

　　四、白前　前胡 ……………………………………………… 57

五、知母　贝母 ……………………………………………………… 59

六、大蓟　小蓟 ……………………………………………………… 62

七、茯苓　土茯苓 …………………………………………………… 64

八、牡丹皮　地骨皮 ………………………………………………… 66

九、仙茅　仙灵脾 …………………………………………………… 69

十、补骨脂　骨碎补 ………………………………………………… 71

十一、石决明　草决明 ……………………………………………… 74

十二、麦门冬　天门冬 ……………………………………………… 76

十三、炒麦芽　炒谷芽 ……………………………………………… 78

第五章　经方药对 …………………………………………………… 80

一、黄连　吴茱萸 …………………………………………………… 80

二、黄连　肉桂 ……………………………………………………… 83

三、山栀　淡豆豉 …………………………………………………… 86

四、良姜　香附子 …………………………………………………… 89

五、蒲黄　五灵脂 …………………………………………………… 92

六、川楝子　延胡索 ………………………………………………… 94

七、枳实　白术 ……………………………………………………… 97

八、女贞子　旱莲草 ………………………………………………… 99

第六章　辨病药对 …………………………………………………… 103

一、癌肿，用鳖甲与莪术、冬凌草与葎草 ………………………… 103

二、肺痨，用葎草与百部 …………………………………………… 106

三、黄疸，用茵陈与田基黄 ………………………………………… 108

四、瘿瘤，用黄药子与海藻 ………………………………………… 111

五、肤病、膜病，用地肤子与白鲜皮 ……………………………… 113

六、疮疡，用紫草与紫花地丁 ……………………………………… 116

七、痹证，用豨莶草与海桐皮 ……………………………………… 118

八、鼻疾，用苍耳子与辛夷 ………………………………………… 120

九、目疾，用石决明与草决明 ……………………………………… 122

十、风疾，用羌活、独活与防风 …………………………………… 124

第七章　辨证药对 …………………………………………………… 128

一、气郁，用佛手与郁金 …………………………………………… 128

二、湿郁，用胆南星与藿香、苍术与厚朴 ………………………… 131

三、湿热，用草薢与六月雪、金钱草与田基黄 …………………… 135

四、痰瘀，用石菖蒲与郁金 ………………………………………… 139

五、阴亏，用白薇与玉竹、石斛与玉竹 …………………………… 142

第八章　对症药对 …………………………………………………… 147

一、纳差，用益智仁与木瓜 ………………………………………… 147

二、呃逆，用丁香与柿蒂 …………………………………………… 149

三、便秘，用紫菀与草决明 ………………………………………… 151

四、寒热错杂，用柴胡与葛根、柴胡与黄芩、黄连与桂枝 …………… 154

五、便血，用槐花与地榆 ………………………………………………… 161

六、尿血，用大小蓟与石韦 ……………………………………………… 164

第九章　经验药组 ………………………………………………………… 167

一、葛根　黄芩　黄连 …………………………………………………… 167

二、巴戟天　续断　狗脊 ………………………………………………… 170

三、黄芪　百合　薏苡仁 ………………………………………………… 172

四、北沙参　天冬　麦冬　五味子 ……………………………………… 175

五、紫菀　款冬花　百部 ………………………………………………… 177

六、当归　川芎　刘寄奴 ………………………………………………… 180

七、瓜蒌壳　法半夏　黄连 ……………………………………………… 182

八、生地黄　熟地黄　山茱萸 …………………………………………… 185

九、玄参　大贝　牡蛎　天丁 …………………………………………… 189

十、法半夏　天麻　羌活　独活 ………………………………………… 192

十一、黄芪　百合　薏苡仁 ……………………………………………… 195

导　论

　　刘尚义教授秉承仲景"勤求古训，博采众方"之训，以"抗志以希古人，虚心而师百氏"为旨，潜心于岐黄之术，遍览群籍，学贯古今，上自《内经》、《难经》、《伤寒论》、《金匮要略》等经典医籍，下及金元、明、清诸家和近现代名家之著述，无不尝阅。他胸襟开阔，治学谦逊严谨，主张兼收并蓄，一贯重视学习西医知识，力求中西医之间的沟通与结合，倡导"中西既济"、"引西润中"，旨在与时俱进，发展中医。十分推崇"衷中参西"之先驱张锡纯，精研《医学衷中参西录》，赞其革新精神；与西医同道也有颇多交流合作，多次应西医专家邀约会诊，以治病救人为宗旨，共同推进医学发展，提高医疗水平。主要论著与科研有：主编或参编著作，如《南方医话》、《医林拔萃》、《中医证候辨治轨范》、《中医证候鉴别诊断学》及修订本、《中医疾病诊疗纂要》、《中国药膳学》、《感冒论治学》、《中医基础》、《中医疡科》、《中国医学史概述》、《中医诊断学》、《中医名言选》、《中国中成药》（一册）（二册）、《中国中成药优选》、《中国基本中成药》、《中医内科临床治疗学》（修订版）等 20 多部著作。个人学术专著：《橘井春回：刘尚义学术思想和医疗验》。发表了学术论文 30 余篇，包括：《中国炼丹术发展史略》、《〈易经〉学术发展述要》、《学习李杲的脾胃内伤学体会》、《张介宾温补思想初探》、《温补学派源流浅说——兼论张景岳学术及医疗经验》、《中医思维返观》、《谈尿路结石》、《读〈王锡章内科、妇科、儿科医案〉后》、《试论〈中医诊断学〉的起源及发展》、《中医温病学术发展述要及对 SARS 病辨证论治思考》、《癌痛灵软膏镇痛效果与度冷丁、二氢埃托菲的临床对比观察》、《"康尔寿"治疗肾阴阳两虚证 138 例临床观察》、《"消尔癣"治疗牛皮癣 120 例临床观察》、《刘尚义治疗恶性肿瘤经验》、《刘尚义教授辨治乳腺癌经验》、《辨证论治肺癌 60 例》、《刘尚义教授巧用对药抗肿瘤的体会》、《刘尚义教授经方运用的体会》、《刘尚义治疗内伤杂病重在治肾经验》、《中医辨证论治20 例难治性慢性咳嗽》、《论慢性阻塞性肺疾病的辨证论治》、《刘尚义教授运用补肾活血法治疗骨折延缓愈合经验介绍》、《刘尚义教授辨治慢性肾炎经验》、《刘尚义慢性肾病诊治经验》、《国家级名老中医刘尚义教授成才之路研究报告》、《刘尚义教授学术思想述要》等。长期致力于中医传统丸散膏丹的炼制，如龙膏、凤膏、蟾灵膏、固垒膏等。主持有"康尔寿软膏与杜冷丁镇痛作用的对比研究"等课题，通过省级成果鉴定。

用 药 心 法

"用药如用兵",自古医药不分家。其临证十分重视传统中医药研究,其临床处方,寥寥几味药,每获"四两拨千斤"之效,常常令患者、同道赞叹不已。

(一) 重视药性

清代医家徐灵胎曰:"凡药之用,或取其气,或取其味,或取其色,或取其形,或取其质,或取其性情,或取其所生之时,或取其所成之地,各以其所偏而即资之疗疾,故补偏救弊,调各脏腑",其推崇而遵之,临证用药,重视药之用、气、味、色、形、质、性情、所长之地、所生之时,之阴阳、升降、开阖、轻重、浓淡、浮沉等。

1. 观五色,药入五脏

色青入肝,清肝泻火、疏肝理气,治肝火、肝郁等。药如青黛、大青叶、青礞石、青皮、青蒿。

色赤入心,安神宁心、养血和血、活血化瘀,治心神不安、血虚血瘀之证。药如朱砂、红花、丹参、苏木、桂枝。

色黄入脾,健脾消食、益胃生津、清热除湿、温胃止痛,药如黄芪、党参、太子参、石斛、麦冬、黄连、黄芩、黄柏、灶心土、干姜、玄胡索。

色白入肺,清肺化痰、养肺润肺、培土生金,药如石膏、桑白皮、白前、白果、白僵蚕、百合、荸荠、梨、白术、山药、茯苓。

色黑入肾,补肾、利水、止血,药如熟地黄、玄参、黑豆、黑芝麻、制首乌、桑椹、黑糯米、车前子、王不留行、血余炭、棕榈炭、地榆炭。

2. 食五味,药养五脏

辛入肺,辛以散之,宣肺利卫,药如麻黄、桂枝、细辛、银花、薄荷。

酸入肝,酸以收之,泻肝、柔筋、敛肝,药如白芍、乌梅、木瓜、山萸肉。

苦入心,苦以泻之,清热泻火、清心宁心。药如黄连、莲子心、竹叶卷心。

甘入脾,甘以培中,健脾益胃。药如黄芪、大枣、炙甘草、麦门冬、天门冬。

咸入肾,咸以软之、潜之,滋肾潜阳,补肾强腰,软坚散结。药如牡蛎、龟板、鳖甲、盐炒杜仲、盐炒续断、芒硝。

3. 观其形,以形治形

中空升发,能发汗通窍,如麻黄、葱白、木贼。

以叶升发,能发汗透邪,如苏叶、桑叶、荷叶、大青叶。

以皮治皮,如大腹皮、茯苓皮、生姜皮、地骨皮、丹皮、桑白皮、白鲜皮。

以心治心,如竹叶卷心、莲子心、芭蕉心、桂心。

以子补肾,药如女贞子、枸杞子、菟丝子、覆盆子、韭菜子。

以核治丸，如橘核、荔核，在男子治睾丸之疾，在女子治乳房之疾。

以花治女，药如玫瑰花、合欢花、素馨花、凌霄花、鸡冠花、红花。

以藤治经，如鸡血藤、大血藤、海风藤、络石藤、青风藤。

以络治络，如橘络、丝瓜络。

以枝达肢，如桂枝、桑枝。

以木通气，药如檀香、沉香、降香。

以茎髓通溺，如灯心草、通草。

以仁润肠，如杏仁、桃仁、郁李仁、火麻仁。

以树脂如血能入血定痛，如血竭、乳香、没药。

以尿清火，如童便、人中白，下火最速，治目赤、咯血、鼻衄。

以粪去浊，如夜明砂、蚕砂、五灵脂、鸡屎白，以浊降浊，去浊存清。

以膜护膜，如凤凰衣。

以骨补骨，如猪脊髓、牡蛎。

4. 触其质，以质养质

质重者，多降、多潜、多滋填，如介贝类、金石类、种子类。金箔、银箔、朱砂，镇惊，宁心；牡蛎、龟板、鳖甲等能潜阳；代赭石降逆；车前子、王不留行利尿通淋；菟丝子、女贞子、覆盆子入肾补肾。

质轻者，多升、多散、多通利，如花类、叶类。银花、菊花、大青叶轻轻宣透除热，玫瑰花行气开郁化瘀，淡竹叶利尿。

质润者，属阴，养血、滋阴、生津、填精、润下为多。药如熟地、制首乌、黄精、桑椹、玄参、生地黄、当归、桃仁、杏仁、郁李仁。

质枯者，属阳，温阳、散寒、祛风、胜湿、升散为多，如风药、温阳类。药如羌活、藁本、柴胡、荆芥、细辛、桂枝、砂仁、厚朴。

5. 探其性情，知其功用

虫类药，喜蛰伏，昼伏夜动，常居于穴或石隙间，善穿行、打洞，能入络搜邪、解痉止痛。

介贝类，居于水中，性静，喜潜藏，如石决明、珍珠母、牡蛎、龟板、鳖甲等，偏凉，多能潜阳、清热、养阴、安神。

飞禽走兽，多居陆路，飞者、走者，属阳，性动，如鸽子、公鸡、狗肉、羊肉、雀卵等，多能补阳、动阳、扰阳。

桑叶、桑白皮、桑枝、桑椹、僵蚕，性静，偏凉润。蚕食桑叶，其肌肤白嫩光洁，且能吐出晶莹光洁丝，故桑叶、桑白皮、僵蚕能清热化痰祛斑，桑椹养血容颜、乌发；桑枝生发乌发，可治痤疮、黧黑斑、脂溢性脱发、头发早白。

向日葵，其株向阳而开，故能除阴疾，能开郁，振奋胸阳。

夜关门、含羞草入夜则夜合，触之则阖，可失眠、夜尿多。

6. 居之地，处之时，而有其用

居田边、溪边、低洼湿地或较阴湿的林下，或可除湿，如羌活、千年健、虎杖、薏苡仁、石菖蒲、半夏；或可清热，如金钱草、鱼腥草、泽泻；或可养阴生津，如麦冬、玉竹、芦根、荸荠。

居于石隙间，可祛风通络，治痹痛，药如络石藤、鸡血藤、鸡矢藤、狗脊、骨碎补、独一味等。骨碎补生于树干、岩石上，能补肾强骨，续伤止痛。其现代药理研究其能改善软骨细胞，具有促进骨对钙的吸收及促进骨损伤愈合的作用。

居于严寒之地，能耐其寒者，其性多温，药如天山雪莲，其株所在地周积雪融化，而其药甘、苦、温，能温肾，止带；东北之鹿茸、人参、雪蛤，性温，大补之品。

生于淤泥之中，而洁净清醇者，如荷叶、莲子心、藕、荷梗、莲子等，"出淤泥而不染"，且能美丽的荷花，故能去浊存清、祛斑容颜。

7. 中药微量元素

古代就重视微量元素在临床治疗中发挥作用。

金箔，银箔，有镇心、安神、定惊之功。《名医别录》、《本草纲目》均有记载。凉开"三宝"之安宫牛黄丸、至宝丹中"金箔""银箔"，而紫雪丹的加工制作用更是用金锅银铲，东阿阿胶传统制作亦用金锅银铲。民间，亦有用金箔、银箔作为小儿压惊的偏方。《经效产宝》、《妇人良方大全》均载上好之银煎水服可以镇惊安胎。古有"金针拨障术"，金、银打制成针刺疗法工具，一是可以减轻针刺对患者引起的不适感，二是金、银通过肌腠渗透吸收，发挥其镇心、安神、定惊作用，提高针刺疗效。此外，石决明、生石膏、珍珠母、牡蛎等含介贝、矿石类药，含钙成分，有类似现代医学抗过敏作用，故而用于皮肤疾患，每取佳效；牡蛎、乌贼骨有制酸、敛肌，常用于治胃痛；雄黄、胡粉、硼砂、硫黄等药广泛运用于疡科。

（二）善用药对

1. 生熟药对

张元素谓药"熟升生降"，生药多主降，熟药多主升，因炮制改变或新增药物功用，生熟药同时入药，可相辅为用。常用生熟对药，如生熟地黄、生熟大黄、生熟枣仁、生制首乌、生熟诃子、生炒莱菔子、生炒蒲黄、生炒麦芽等。

2. 同株药对

同一植物因入药部位不同，其功用各异，常常并用，各取其长，有"殊途同归"之妙。如麻黄与麻黄根、榔片与大腹皮、苏叶与苏梗、制首乌与夜交藤、银花与银花藤、桑叶与桑白皮、橘核与陈皮、益母草与茺蔚子、枸杞子与地骨皮等。

3. 协效药对

历代本草，同"名"者颇多。药能同"名"，或入药部位相同，或有相同或相近的功用，其所治病证或部位亦应有相近或相同之处，故常常配对，协同增强疗效。此类常用药对有白术与苍术、白芍与赤芍、白丑与黑丑、白前与前胡、知母与贝母、大蓟与小蓟、茯苓与土茯苓、丹皮与地骨皮、仙茅与仙灵脾、补骨脂与骨碎补、石决明与草决明、麦门冬与天门冬、炒麦芽与炒谷芽等。

4. 经方药对

历代经典方剂，简便效验，为历代医家喜用。常用小方对药，如左金丸之黄连、吴茱萸，交泰丸之黄连、肉桂，栀豉汤之山栀、淡豆豉，良附丸之良姜、香附子，失笑散之蒲黄、五灵脂，金铃子散之川楝子、玄胡索，枳术丸之枳实、白术，二至丸之女贞子、旱莲草。其药味少，主治明确，疗效确切。

5. 其他药对

临证当辨病、辨证、对症入药，精典配对，往往如将如相，承担主治之重任。

辨病用药。如癌肿用鳖甲与莪术、冬凌草与葎草。肺痨，用葎草与百部。黄疸，用茵陈与田基黄。瘿瘤，用黄药子与海藻。肤病、膜病，用地肤子与白鲜皮。疮疡，用紫草、紫花地丁。痹证，用豨莶草与海桐皮。鼻疾，用苍耳子与辛夷。目疾，用石决明、草决明。风疾，用羌独活与防风。眩晕、头痛，用法夏、天麻、羌独活。

辨证用药。如气郁，用佛手与郁金。湿郁，用苏叶与藿香、苍术与厚朴。湿热，用草薢与六月雪、金钱草与田基黄。痰证，用胆星与大贝、石菖蒲与远志。痰瘀，用石菖蒲与郁金。阴亏，用白薇与玉竹、石斛与玉竹。气阴亏虚，用北沙参、二冬、五味子，或黄芪、百合、苡仁。肾虚，用生熟地与枣皮，或巴戟、续断、狗脊。

对症用药。如纳差，用益智仁与木瓜。呃逆，用丁香与柿蒂。便秘，用紫菀与草决明。寒热错杂，用柴胡与葛根、柴胡与黄芩、黄连与桂枝。便血，用槐花与地榆。尿血，用大小蓟与石韦。咳嗽，用紫菀、款冬花、百部。

经验药组。刘老行医五十余载，有很多独到的经验药组，临床疗效颇佳。如清热，用葛根、黄连与黄芩。止咳，用紫菀、冬花与百部。气阴亏虚，用北沙参、二冬、五味子，或黄芪、百合、苡仁。肾虚，用生熟地与枣皮 或巴戟、续断、狗脊。

第一章

一、药对的历史渊源

所谓的对药又称药对。何时起源，目前并没有统一的说法。从历史唯物主义和辩证唯物主义的观点出发，自汉以前就已经积累了宝贵而丰富的经验。《中药概论》曰："药物从单味到复合，从复合而成为一个方剂，这是一个发展过程。"而从文字记载立论，最早见于《内经》半夏秫米汤治疗胃不和则卧不安之症状。而药对首创当属东汉时期张仲景的《伤寒杂病论》，历经后世的逐步完善发展成为一门专著。

据历史考证，关于药对的专著目前记载的有《雷公药对》、《徐之才雷公药对》、《新广药对》等书。而《雷公药对》一书，在《汉书·艺文志》中并没有记载，而在梁《七录》中，所记载的《本经集注》陶弘景序中言："至于桐（桐君）、雷（雷公），乃著在编简，……。"《制药总诀》陶氏序中又言："其后雷公、桐君，更增《本草》，二家《药对》，广其主治，繁其类族。"可惜早已亡佚，目下所能见者，仅存五首："立冬之日，菊、卷柏先生，为阳起石、桑螵蛸使。凡十物使，主二百草为之长。""立春之日，木兰、射干先生，为柴胡、半夏使。主头痛四五十节。""夏至之日，豕首、茱萸先生，为牡蛎、乌喙使。主四肢三十二节。""立秋之日，白芷、防风先生，为细辛、蜀漆使。主胸背二十四节。"《徐之才雷公药对》，新唐志二卷已亡佚。掌禹锡谓：《药对》，北齐尚书令西阳王徐之才撰。以众药名品，君臣佐使，性毒相反，及所主疾病，分类而记载之。凡二卷，旧本草多引以为据，其言治病用药最详。《新广药对》，仅仅于宋朝《崇文总目辑释》卷三载有《新广药对》三卷，宋令祺撰。

药对理论的形成源于《神农本草经》，虽未直接提出药对之名，但已有阴阳配合、子母兄弟，并提出"七情和合"，从而奠定了药对的理论基础。其序例谓："药有七情……有单行者，有相须者，有相使者，有相畏者，有相恶者，有相反者，有相杀者。凡此七情，合和视之，当用相须、相使者良，勿用相恶、相反者；若有毒宜制，可用相畏、相杀者。"同时指出，药有君臣佐使、四气五味等。后世对中药配伍理论的进一步认识和发展，又不断地丰富了药对的内容。

随着近代科学技术的进一步发展和临床实践经验的积累和丰富，现代医家对药对的研究更加关注，在中医药持续发展的今天，采用现代的科学技术对药对进行深入的研究、现代临床药对的应用实践与基于药对的创新中药的研发等，都将有利地推动药对的发展，推动中医药的发展。

二、药对的临床意义

中医药作为我国传统医学的总称，有着几千年的发展历史，早在原始社会时期，我们的祖先就发现药物并用于治疗疾病，但在早期治病中，只是单纯的使用单味中药，而经过多年的不断发展和实践，慢慢认识到几味药配合使用效果更佳，在此基础上形成了方剂，是中医治疗疾病的优势和特色，而药对就是历代医家在长期医疗实践中不断总结的结晶。

1. 药对是联接单味药与复方的纽带

药对是由两味中药配伍而成，因此与单味中药之间有着密切的关系。随着单味药物的使用，其应用范围也在不断增加，所以说单味中药是药对产生的基础。对于病情比较简单，选用一味针对性较强的药物即能获得疗效，而若病情较重，单味药有限，难以全面兼顾病情，故常需要药物的配伍，这种配合使用一方面以组成的单味中药的药性和功用为基础，另一方面又表现出药物通过配伍产生的有别于单味使用的特殊整体效用。

2. 药对是方剂配伍规律研究的基础和着手点

因为药物的不断配伍使用才使得方剂学不断发展，如果能够合理的掌握药对的配伍使用，就能够领悟方剂的组合规律。药对配伍简单，容易探讨配伍的效应和规律，且药对配合组合的结构特点、配伍效应及其物质基础等研究亦是方剂配伍研究的基本单元和重要支撑，对于揭示方剂的配伍规律及其科学内涵具有重要的引导价值。药对的配伍不是简单的药物作用相加，而是通过药物之间错综复杂的作用发挥综合功效。许多方剂的主要功效很可能是由一个或几个药对来承担，其他药物很可能只是起到辅助作用，尽管这些药对的作用并不能完全涵盖该方的所有作用，但通过把握药对有利于方剂配伍规律的研究。

3. 药对的研究为创新中药提供了思路和有效途径

近年来，药对的研究已逐渐深入，不管是理论特点、活性成分还是药理机制都取得显著的效果。而目前的研究模式与单味药研究近似，不能很好地与中药的配伍理论相对应，因此药对的研究模式必然要实现从局部到整体的过渡，才能切合中医遣方用药的思维改变。但药对不是一成不变的，也不是每一首方剂都使用一个药对，因此认真学习药对的组成配伍方式及其临床应用具有重要的现实意义，对于增进药物的作用和疗效，扩大药物的治疗范围，奠定方剂构成的基础，使之更好地成为沟通中药和方剂的桥梁。

三、药对的配伍规律

药对是古今医药学家长期医疗实践的经验总结和精华所在，针对一定证候特点所采取相应治法为前提，结合药味的性能和功用选择性地将两药进行组合配对，是复方最小的组成单位。其组成虽然简单，但配伍符合中医"七情和合"理论，体现了中药四气五味、升降浮沉、归经、有毒无毒等中药药性理论，和相须、相使、相畏、相杀、相恶、相反等七情相合的组合原理，从而成为中医遣方用药的特色之一。但药对的组成是有理论、有依据的，也必然有其自身的规律性，而这内在规律必然要通过其组成方式反应出来。

所谓药对，简单地说就是两味中药的配伍使用，它是中药配伍的最小单位，但不是两味药物的简单叠加，也不是任意组合的，它是历代医家用药经验的科学提炼和智慧结晶，是遵循中医基本理论法则组方的最基本、最明确的一种形式。药对以中医药基本理论为依据，可源于经典方剂的核心配伍，并用于方剂的随证加减，也可以是对新知识、新经验的提炼，并可根据病机、治法理论组成新的方剂，从临床实践可以看出，医生遣方用药除少数用单方外，绝大多数都是将药物进行配合使用，较之单味药疗效更佳，所以后世才有七方分类，充分体现了药物配伍的功效。但药对配伍也有其内在的组合规律，前人将两味中药配合使用产生的不同效应和反应，归纳为"七情和合"。其中相须、相使、相畏、相杀是有利的，可经常使用；相反、相恶是不利的，一般作为配伍禁忌，原则上是不能配伍使用的。随着中医药理论的不断发展，药对配伍理论虽起源于药性七情，但配伍应用已超出了七情的范畴，拓展并注入了新的内涵，为提高临床疗效而发挥其独特作用。

药对配伍使用，增效减毒是其配伍的最终体现。两味中药以性能功效为基础，选择性地进行组合配对，配伍后其性能主治发生了变化，可能形成新的功效方向，或促进原有作用以增强疗效，或配伍后相得益彰间接辅助某一功能发挥，或同用后相互兼治以适用复杂病症等，从而发挥协同增效或配伍减毒的作用。

由此可见，药对的组成方式存在着多样性的特点，有时甚至是交叉存在的。药对的配伍及与其他药物的配伍，不是药物功效的简单相加，而是通过药物之间错综复杂的作用，发挥综合功效，扩大了药物原有的临床应用范围。中医药研究已成为世界性课题，其中难题之一就是中医复方实质的研究，其治病本质难以确定，为此，从药对入手，既可把单味药研究提高到新的台阶，又能为方剂复方研究奠定基础，目前药对的研究，在理论探讨临床应用方面较多，实验研究也多集中对某一药对化学成分药理作用研究，对于药对在复方中的作用机理涉及较少，而药对在临床中多入复方使用。

第二章 生熟药对

一、生地黄 熟地黄

【药物功效】

生地黄为玄参科多年生草本植物地黄的块根。味甘、苦、寒。归心、肝、胃、肾经。具有清热凉血，止血，养阴生津之功效。本品主要化学成分是环烯醚萜、单萜及其苷类，尚含苯甲酸、苯乙酸等多种有机酸，以及多种糖类、甾醇、氨基酸等。

熟地黄为玄参科多年生草本植物地黄的根茎，经加工蒸晒而成。味甘，微温。归肝、心、肾经。具有补阴血、益肾精的功效。本品主要化学成分含梓醇、地黄素、甘露醇、维生素 A 类物质，以及含量较高的单糖及多种氨基酸。

【配伍功效】

生地黄苦寒清热，甘寒质润，入心肝血分，既善清营血热而治热入营血及血热出血证，又能养阴润燥生津，治热病口渴、消渴及肠燥便秘。熟地黄味苦化甘，性凉变温，专入肝脏补血，因肝苦急，用甘缓之，兼主温胆，益心血，补肾水，与生地黄相比较，清泻之力虽然减弱，但滋补之功反而增强，具有补血滋阴、益精填髓的作用。二者相互配伍，能够补中有清、滋而不腻，常用于治疗水亏火胜之中风、衄血、心烦惊悸等证。如《外科枢要》曰："两者配伍组方的东垣圣愈汤可治疗脾胃亏损，脓水不止；或金疮出血，心烦不安，睡眠不宁，五心烦热，饮食少思等。"

【药理作用】

1. 生地黄

（1）地黄能对抗连续服用地塞米松后血浆皮质酮浓度的下降。

（2）地黄水提取物不仅具有明显的降压、调节免疫作用，同时还具有显著的抗炎、镇静、降血糖以及保肝等作用。奚香君等观察到地黄煎在提高免疫力方面有较好的疗效。

（3）地黄乙醇提取物能缩短凝血时间。李娴等研究指出生地黄炭能够明显缩短小鼠出血时间和凝血时间，说明生地黄炭具有一定的止血作用。

（4）地黄流浸膏有强心、利尿作用，还有抗癌、抗辐射、抑制真菌等作用。郭慧君等发现六味地黄丸和二冬膏对乌拉坦诱发性肿瘤小鼠的肿瘤发生情况和抗肿瘤免疫功能有影响，二者均能够通过提高小鼠抗肿瘤免疫功能和减少炎症因子产生来延缓乌拉坦诱发肺肿瘤的发生发展。

2. 熟地黄

（1）对造血系统的作用：熟地黄50%乙醇提取物能够促进放血或缺铁性贫血模型大鼠红细胞新生。熟地黄水煎液能促进失血性贫血小鼠红细胞、血红蛋白的恢复。

（2）对糖脂代谢的影响：熟地黄具有较强的降血糖作用。地黄梓醇能够降低四氧嘧啶致糖尿病模型小鼠血糖，降低糖耐量和血脂。

（3）对中枢神经系统的作用：传统的中医药理论认为该品具有补精生髓的作用，但现代研究证明该品还能够提高记忆力。有研究指出该品的水煎液能够减少东莨菪碱导致造成的学习记忆障碍模型小鼠发生跳台错误的次数亦能增加跳台触电潜伏期、水迷宫撤平台后小鼠跨越平台的次数。

（4）对免疫系统的影响：现代药理证实，熟地黄具有较强的提高免疫作用。采用地黄低聚糖灌胃，能够增加正常、CY免疫抑制及荷瘤小鼠溶血的空斑数，进而增加荷瘤小鼠的淋巴细胞数目。

（5）此外，熟地黄还可以抗衰老、抗氧化、增强机体非特异性抵抗力等作用。

【药对配方】

（1）明代·薛己《外科枢要》之"东垣圣愈汤"。
（2）明代·张介宾《景岳全书》之"元戎地黄散"。
（3）明代·张介宾《景岳全书》之"一阴煎"。
（4）金代·李东垣《兰室秘藏》之"当归六黄汤"。
（5）明代·周之干《慎斋遗书》之"百合固金汤"。

【药对用量】

刘老将生地与熟地配伍使用时，其用量比例关系通常为1:1，常用剂量为生地20g和熟地20g。东垣圣愈汤中生、熟地黄用量都是9g，其用量比例关系通常为1:1；元戎地黄散中生、熟地黄用量都是6g，其用量比例关系通常为1:1；一阴煎中生地黄6g，熟地黄9g，其用量比例关系通常为1:1.5。

【临证运用】

生、熟地黄进行配伍，能够补中有清且滋而不腻，可用来治疗水亏火胜之中风、衄血、心烦惊悸等证。用于治疗阴虚火扰之盗汗（见于甲状腺功能亢进、糖尿病及更年期综合征）和肺肾阴亏（见于肺结核、慢性支气管炎、支气管扩张咯血、慢性咽喉炎、自发性气胸等）。

（1）治衄血往来久不愈，生地黄、熟地黄与地骨皮配伍应用。元戎地黄散：生地黄、熟地黄、地骨皮、枸杞子，治疗衄血往来经久不愈。

（2）治火之甚者，生地黄、熟地黄与芍药配伍应用。如加减一阴煎：生地黄、熟地黄、芍药、麦冬、知母、地骨皮、炙甘草，治疗火热较甚之病人。

（3）治疗脾胃亏损，脓水不止；或金疮出血，心烦不安，睡眠不宁，五心烦热，饮食少思等。如东垣圣愈汤：地黄、熟地黄、川芎、人参、当归。

（4）治疗阴虚火扰之盗汗，证见发热，盗汗，面赤心烦，口干唇燥，大便干结，小便黄赤等。如当归地黄汤：当归、生地黄、熟地黄、黄芩、黄柏、黄连及黄芪。

（5）治疗肺肾阴亏，虚火上炎证，证见咳嗽气喘，痰中带血，咽喉燥痛，头晕目眩，午后潮热等。如百合固金汤：生地黄、熟地黄、当归、白芍、甘草、桔梗、玄参、贝母、麦冬、百合。

（6）此外，二者配伍还用于妇人产后津伤血亏之口渴、失眠、大便秘结；对于肝肾不足，精亏血少而兼血热之月经过多、崩漏、心悸失眠、眩晕者亦可选用二者配伍使用。

【毒副作用】

《本草纲目》：无毒。生、熟地黄配对使用，性质黏腻，有碍消化，凡气滞多痰、脘腹胀痛，食少便溏者忌服。在常规剂量内水煎服不会不舒服。长期服用也没有明显副作用。作为配伍药，没有必要大剂量使用。

【参考文献】

崔瑛，沈云辉，侯士良，等．熟地黄对记忆障碍模型小鼠记忆力影响的实验研究 ［J］．河南中医学院学报，2003，18（5）：32-34.

郭慧君，朱金华，刘春花，等．不同滋阴中药对小鼠诱发性肺肿瘤发生及抗肿瘤免疫功能的影响 ［J］．中国实验方剂学杂志，2012，18（13）：226-229.

贺玉琢．熟地黄50%乙醇提取物对血流动态的影响 ［J］．外医学中医中药分2005，27（1）：40.

黄霞，庆慧，王惠森，等．熟地水煎剂及其提取物对小鼠外周血血象影响的比较研究 ［J］．中成药，2002，24（2）：111-113.

李娴，卫向龙，石延榜，等．煅生地黄炭对小鼠出、凝血时间的影响 ［J］．中华中医药学刊，2012，30（5）：984-986.

刘福君，赵修南，聂伟，等．地黄低聚糖增强小鼠免疫功能的作用 ［J］．中国药理学通报，1998，14（1）：90.

奚香君，张永宁，袁丽超，等．香菇多糖、地黄煎影响小鼠免疫及内分泌功能的比较研究 ［J］．辽宁中医药大学学报，2013，15（2）：50-52.

赵素容，卢充伟，陈金龙，等．地黄梓醇降糖作用的实验研究 ［J］．时珍国医国药，2009，20（1）：171-172.

二、生大黄 熟大黄

【药物功效】

大黄为蓼科多年生草本植物掌叶大黄的根及根茎。味苦、寒。归大肠、脾、胃、肝、心经。具有泻下攻积，泻火解毒，凉血止血，活血祛瘀，清泻湿热之功效。本品主要化学成分是大黄酚、大黄素、芦荟大黄素等蒽醌类衍生物，又含大黄鞣质及没食子酸、儿茶酚等。

熟大黄为蓼科多年生草本植物掌叶大黄的干燥根及根茎以蒸或者炖法炮制而成。味甘、苦、寒。归心、肝、胃、肾经。本品能够缓解生大黄苦寒泻下作用，使腹痛之副作用得以减轻，并能增强活血祛瘀之效。本品主要化学成分是蒽醌类、鞣质类、二苯乙烯苷类以及多糖类。

【配伍功效】

《本草经疏》曰："大黄气味大苦大寒，性禀直遂，长于下通。"具有较强的泻下通便作用，常用于大便秘结者，由于本品性寒，尤用于热结便秘之证。治疗胃肠积滞，湿热泻痢，如《神农本草经》谓本品能"荡涤肠胃，推陈致新"。大黄苦寒降泄，善能泻下荡涤肠胃积滞，治肠胃湿热积滞，痢疾初起，腹痛里急后重。《神农本草经》谓本品具有"荡涤肠胃，推陈致新"之功效。大黄味苦性寒，具有降泄之功，能够泻肠胃积滞，对肠胃的温热积滞，腹痛的里急后重具有明显的功效。《医学衷中参西录》曰："大黄，味苦，气香，性凉，能入血分破一切淤血，为其气香，故兼入气分，少用之亦能调气，治气郁作疼。其力沉而不浮，以攻决为用，下一切癥瘕积聚，能开心下热痰以愈疯狂，降肠胃热实以通燥结，其香窜透窍之力，又兼利小便。性虽趋下，而又善清在上之热，故目疼齿疼，用之皆为要药。"此外，还可以治疗血热出血证，目赤，咽喉肿痛，牙龈肿痛，痈肿疔疮，水火烫伤，瘀血诸证及湿热黄疸及淋证。

【药理作用】

1. 生大黄

（1）对血液和造血系统的作用：大黄具有止血的作用，能够促进血小板的黏附和聚集，有利于血栓形成，增加血小板数和纤维蛋白原含量，凝血时间缩短，使受伤局部的血管收缩。

（2）大黄能够改善血液的流变性及可降低血脂，能够提高血浆渗透压，使组织血液向血管内转移，以补充因大失血导致的血量丢失。降低血液黏度，有利于解除微循环障碍。刘青云试验证明大黄蛰虫丸能明显抑制大鼠的实验性血栓形成和血小板聚集功能，缩短"血瘀"模型大鼠的红细胞电泳时间。

（3）泻下作用：大黄大苦大寒，有泄热通腑、荡涤肠胃积滞的作用。李峰等指出大黄可以通过抑制水通道蛋白-4基因的转录和翻译，从而实现对血-脑屏障的破坏作用，提出大黄对结肠水通道蛋白的调节可能是其泻下作用。

（4）对泌尿系统的研究表明：大黄还具有利尿、改善肾功能以及抗前列腺癌的作用。余南才等研究发现大黄的水提取物能显著降低大鼠血清BUN水平，对鼠尿量有明显持续增加的作用。也有研究表明，大黄素对前列腺癌细胞也有较好的抗肿瘤作用。

（5）大黄对中枢神经系统作用：具有解热，抗炎等作用，

（6）大黄鞣质具有收敛作用。

（7）服用小剂量大黄粉剂可促进胃液分泌有健胃助消化作用。

（8）大黄还具有止血、利尿、利胆、保肝、降压、降血脂作用。

2. 熟大黄

（1）熟大黄能够使泻下作用缓和，又能排除肠内积滞作用。

（2）熟大黄能够抑制血小板的凝集，达到稀释血液的目的。

（3）熟大黄具有降血脂的作用。

（4）熟大黄能够促进胆汁分泌、胆囊收缩，增加胆汁中胆红素和胆汁酸的含量，解除胆管括约肌痉挛，增强十二指肠和胆管舒张。

（5）熟大黄具有抑菌作用，尤其对金黄色葡萄球菌和绿脓杆菌最强。

（6）熟大黄能够抑制胰酶的活性。

（7）熟大黄具有解热、镇痛、抗炎等作用。

【药对配方】

清代·凌奂《饲鹤亭集方》之"九制大黄丸"。

【药对用量】

刘老将生大黄与熟大黄配伍使用时，其用量比例关系通常为1∶1，常用剂量为生大黄6g和熟大黄6g。《饲鹤亭集方》中生、熟大黄用量都是6g，其用量比例关系通常为1∶1。

【临证运用】

大黄用于胃肠积滞，大便秘结，适用多种胃肠积滞之证；大黄既可以泻火解毒，又能导热下行可用于治疗里热证；大黄凉血止血，导热下行，用于治疗出血证；大黄亦有较好的活血祛瘀作用，能够治疗瘀血证；大黄还有清泻湿热的作用，用于治疗湿热黄疸和淋证。

（1）治疗肠梗阻：生地黄研末，老幼减半，用开水冲服或胃管注入。

（2）治疗急性胆囊炎、胆绞痛、急性胰腺炎、阑尾脓肿。

（3）治疗上消化道出血、胃炎、消化性溃疡、急性阑尾炎、肠炎、中毒性肠麻痹、肠道应激综合征以及肠伤寒等。

（4）治疗外科手术后腹胀、急性肝炎、肾衰竭及尿毒症、高脂血症及肥胖症。

（5）治疗各种出血症、扁桃体炎、腮腺炎、乳腺炎等病证。

【毒副作用】

大黄生药一般毒性较低，但服用过量也可中毒，对于脾胃虚弱者应慎用。对于孕妇及妇女的月经期，哺乳期亦应谨慎使用。

【参考文献】

刘青云，彭代根．大黄蛰虫丸对大鼠血液流变性的影响［J］．安徽中医学院学报，1991，10（2）：58-60.

余南才，孙翠花．大黄注射液制备及其动物实验与临床作用［J］．时珍国医国药，2000，11（2）：122.

赵一俊，邓刚，马立彬，等．大黄素前列腺癌抗肿瘤作用机制研究进展［J］．医学研究杂志，2013，42（1）：17-19.

朱友光．中药大黄止血作用的研究进展［J］．临床和实验医学杂志，2008，7（1）：138-139.

庄江能．大黄的主要成分及其临床药理研究进展［J］．西南军医，2009，11（5）：931-932.

三、酸枣仁　熟枣仁

【药物功效】

枣仁为鼠李科落叶或小乔木植物酸枣的成熟种子。味甘、酸、平。归心、肝、胆经。具有养心益肝，宁心安神，敛汗，生津之功效。本品主要化学成分含皂苷，其组成为酸枣仁皂苷 A 及 B 等，含有萜类化合物白桦脂醇、白桦脂酸及黄酮类化合物。此外，富含脂肪油和多种氨基酸、维生素 C、多糖及植物甾醇。

熟枣仁为鼠李科落叶或小乔木植物酸枣的成熟种子以蒸或者炖法炮制而成。本品主要化学成分含皂苷，其组成为酸枣仁皂苷 A 及 B 等，含有萜类化合物白桦脂醇、白桦脂酸及黄酮类化合物。此外，富含脂肪油和多种氨基酸、维生素 C、多糖及植物甾醇。

【配伍功效】

酸枣仁长于安神，又可补养心肝之阴血，为养心安神之要药；味酸能敛，又具有收敛止汗之效。炒枣仁则补肝宁心安神，收敛津液，以补肝体为用。二药配对，清补合用，宁心安神力增强。《本草逢原》云："酸枣仁，熟则收敛精液，故疗胆虚不得眠，烦渴虚汗之证；生则导虚热，故疗胆热好眠神昏倦怠之证。"《本草纲目》云："酸枣实味酸性收，故主肝病，寒热结气，久泻，脐下满痛之证。其仁甘而润，故熟用疗胆虚不得眠，烦渴虚汗之证；生用疗胆热好眠，皆足厥阴，助阴气。"《本草汇言》曰："酸枣仁，均补五脏，如心气不足，惊悸怔忡，神明失守，或腠理不密、自汗、盗汗；肺气不足，气短神疲，干咳无痰；肝气不足，筋骨拳挛，爪甲枯折；振悸恐畏、虚烦不寐等证，是皆五脏偏失之病，得酸枣仁之酸甘而温，安平血气，敛而能运者也。"

【药理作用】

1. 酸枣仁

（1）对中枢神经系统的作用：临床及药理实验均证明酸枣仁具有明显的镇静、催眠及抗惊厥的作用。邵继红临床研究表明酸枣仁合剂对中老年失眠症是一种有效的预防及治疗方法，体现出针对性强、时间短、无毒副作用等作用特点。除此之外，还可以增强学习记忆力。张红石等采用水迷宫法、避暗法及跳台法，对酸枣仁加锌合剂能否对睡眠剥夺小鼠的学习记忆能力产生影响，实验结果表明酸枣仁加锌合剂对小鼠睡眠剥夺引起的学习记忆能力下降有一定的改善作用，能维持小鼠已获得的学习记忆能力。

（2）酸枣仁有效成分皂苷类、黄酮苷类、水及醇提取物还分别具有镇静、催眠及抗心律失常作用，并且具有协同巴比妥类药物的中枢抑制作用。

（3）酸枣仁还具有抗抑郁的作用。赵启铎等在研究小鼠强迫游泳及小鼠悬尾试验时，根据研究的具体时间，分析后得出总脂肪油、总皂苷及总黄酮类成分是酸枣仁发挥抗抑郁药效的主要有效组分。此外，酸枣仁还具有抗焦虑作用。刘海凤等研究表明，酸枣仁汤加减联合黛力新，能显著缓解患者的焦虑症状，且无明显的不良反应。

（4）酸枣仁水及醇提取物还具有抗惊厥、镇痛、降体温及降压作用。

（5）酸枣仁还具有降血脂、抗缺氧、抗肿瘤、抑制血小板聚集、减轻灼伤局部水肿、兴奋子宫及增强免疫功能等作用。

2. 熟枣仁

对中枢神经系统的作用：临床及药理实验均证明熟酸枣仁亦有镇静和催眠的作用。

【药对配方】

酸枣仁养肝，宁心，安神，敛汗。治虚烦不眠，惊悸怔忡，烦渴，虚汗。《别录》："主烦心不得眠，脐上下痛，血转久泄，虚汗烦渴，补中，益肝气，坚筋骨，助阴气，令人肥健。"《本草再新》："平肝理气，润肺养阴，温中利湿，敛气止汗，益志定呵，聪耳明目。"《本经》："主心腹寒热，邪结气聚，四肢酸疼，湿痹。"《本草汇言》："敛气安神，荣筋养髓，和胃运脾。"

【药对用量】

刘老将酸枣仁与熟枣仁配伍使用时，其用量比例关系通常为1：1，常用剂量为酸枣仁20g和熟枣仁20g。

【临证运用】

酸枣仁长于清肝宁心安神，疏利肝胆血脉，以清虚热为用；炒枣仁则补肝宁心安神，收敛津液，以补肝体为用。两者配伍使用，可以治疗一般神经衰弱患者，如刘惠民用酸枣仁、炒枣仁、枸杞子、橘络、五味子；还可以治疗失眠，酸、炒枣仁和甘草一起配伍具有一定的镇静安眠的短期疗效。

此外，酸枣仁还具有以下应用：

（1）用于心悸失眠：本品味甘，入心、肝经，能养心阴、益肝血而有安神之效。

（2）用于自汗、盗汗：本品味酸能敛而有收敛止汗功效，常用于治疗体虚自汗、盗汗等多汗证。

（3）用于津伤口渴：酸枣仁味酸，能够收敛，故有敛阴生津止渴之功，用于治疗热病伤津、口渴咽干者。

（4）用于骨蒸劳热：本品性味甘平，善补阴液，能养阴退蒸，可以用于骨蒸劳热、心烦不得眠者（如更年期综合征）。

（5）用于治疗遗精、胃肠疾病引起的疼痛以及皮肤瘙痒症。

【毒副作用】

生、熟枣仁作用相同，均无明显毒副作用。酸枣仁及其提取物口服时毒性很小，但胃肠道外给药时毒性显著增加。煎服酸枣仁偶可发生过敏反应。

【参考文献】

刘海凤，谷丛欣．酸枣仁汤加减联合黛力新治疗广泛性焦虑症［J］．长春中医药大学学报，2014，30（5）：895-897.

邵继红．酸枣仁合剂对中老年失眠症的防治研究［J］．陕西中医，2001，22（2）：87-88.

张红石，崔淼．酸枣仁加锌合剂对睡眠剥夺小鼠综合学习记忆能力的影响［J］．长春
　中医药大学学报，2014，30（5）：782-784.
赵启铎，舒乐新．均匀设计法优选酸枣仁抗抑郁有效组分配伍研究［J］．中国药业，
　2014，23（16）：22-24.

四、生首乌　制首乌

【药物功效】

生首乌为蓼科多年生缠绕藤本植物何首乌的块根。味甘、苦、平。归心、肝、大
肠经。具有解毒，消痈，截疟，润肠通便之功效。本品主要含蒽醌类化合物，主要有
大黄酚、大黄素，其次为大黄酸、大黄素甲醚、大黄酚蒽酮等，此外还含有卵磷脂、
粗脂肪、淀粉等。

制首乌为蓼科多年生缠绕藤本植物何首乌的块根蒸制而成。味甘、涩、微温。归
心、肝、肾经。具有补肝肾，益精血，乌须发，强筋骨之功效。本品主要含蒽醌类化
合物，主要有大黄酚、大黄素，其次为大黄酸、大黄素甲醚、大黄酚蒽酮等，此外还
含有卵磷脂、粗脂肪、淀粉等。

【配伍功效】

制首乌甘温偏于滋补，生首乌苦平偏于清泻，故补益精血用制首乌，截疟、润肠、
解毒宜用生首乌。何首乌，始载于《日华子本草》，记载曰："久服令人有子，治腹脏
宿疾，一切冷气及肠风。"《何首乌传》记载："主治五痔，腰膝之病，冷气心痛，积
年劳瘦，痰癖，风虚败劣，长筋力，益精髓，壮气，驻颜，黑发，延年，妇人恶血萎
黄，产后诸疾，赤白带下，毒气入腹，就痢不止。"《本草纲目》："此物气温味苦涩，
苦补肾，温补肝，能够收敛精气，所以能养血益肝，固精益肾，健筋骨，乌髭发，为
滋补良药。"《本草求真》："何首乌……独冯兆张辩论甚晰，其言首乌苦涩微温，阴不
甚滞，阳不甚燥，得天地中和之气。熟地、首乌，虽俱补阴，然地黄蒸虽至黑，则专
入甚而滋天一真水矣，其兼补肝肾者，因滋肾而旁及也。首乌入通于肝，为阴中之阳
药，故专入肝经，以为益血祛风之用，其兼补肾者，亦因补肝而兼及也。一为峻补先
天真阴之药，故其功可立救孤阳亢烈之为；一系调补后天营血之需，以为常服，长养
精神，却病调元之饵。"

【药理作用】

1. 何首乌

（1）何首乌水煎液或醇提取物能降低实验动物血脂，抑制动脉内膜斑块形成和脂
质沉积。何首乌对家兔、大鼠等多种高脂动物模型有明显降脂作用。研究表明，该品
还具有降低老龄大鼠血液黏滞度的作用，进而预防动脉粥样硬化的形成和发展。

（2）何首乌能增强离体蛙心肌的收缩力，对疲劳心脏的强心作用显著。何首乌能
够降低心率，增加冠脉血流量，对因垂体后叶素导致发生的家兔心肌缺血有一定的保
护作用。据研究显示，20％何首乌注射液对离体蛙心有减慢心率的作用，与剂量增加

呈负相关。

（3）何首乌通过增强网状内皮细胞吞噬能力和 T 细胞作用，而有增强免疫功能。何首乌能够增加胸腺重量和延缓胸腺萎缩退化。据报道，服用何首乌水煎浓缩液喂饲小白鼠，观察 7 个月，与同龄小数相比较，饲喂何首乌的实验组其胸腺重量较大，说明何首乌能够延缓胸腺萎缩退化。

（4）何首乌能够提高老年小鼠血、肝、大脑组织中的超氧化歧化酶的含量，加速体内超氧化基的清除，明显延缓性成熟后小鼠胸腺的萎缩，具有延缓衰老的作用。何首乌能够增强老年大鼠 DNA 损伤的修复能力。钱汝红等报道结果指出首乌能够明显提高老年大鼠 PRDS 水平。

（5）何首乌具有保肝作用：该品所含二苯烯的有效成分能够对过氧化玉米油导致大鼠脂肪肝和肝功能受损、肝脏过氧化脂质含量上升、血清谷丙转氨酶及谷草转氨酶的升高起到抑制作用，使血清游离脂肪酸发生下降。除此之外，该品还能够增加肝糖元的作用，从而发挥对肝脏的保护作用。

2. 制首乌

（1）制首乌具有抗衰老及调节免疫的作用：南宗焕研究了不同的蒸制首乌方法对亚急性衰老大鼠在抗衰老作用方面的影响，发现蒸制不同时间黑豆汁制首乌能不同程度地提高血清及组织超氧化物歧化酶的活性，增加胸腺、脾脏重量。另外，制首乌还具有调节机体免疫功能。张志远等研究结果显示，该品中有效成分多糖类具有兴奋免疫的作用，可促进腹腔巨噬细胞功能，促进溶血素、溶血栓、溶血空斑形成，促进淋巴细胞转化。

（2）制首乌对心脑血管的作用：魏雪梅等发现总苷类能抑制胶原纤维的降解，使动脉粥样硬化斑块稳定性增强，从而防止了动脉粥样硬化斑块发生破裂的可能性。

（3）制首乌还具有抗菌抗炎作用：徐正哲等研究指出，黑豆汁制各组与生理盐水组在二甲苯与巴豆油导致小鼠耳壳肿胀度方面，前者更加有效，与蒸制时间呈正相关。

（4）除此之外，制首乌还具有保肝作用，抗癌、抗诱变作用，降血脂及抗动脉粥样硬化作用以及神经保护作用。杨小燕对该该品多糖类是否对痴呆模型小鼠的学习记忆能力及脑内酶活性产生影响，实验结果表明，该品多糖成分能够提高痴呆模型小鼠的学习记忆能力，降低脑内脂褐质含量及单胺氧化酶活性，提高脑内超氧化酶活性及海马部位一氧化氮合酶活性。

【药对配方】

清代·徐大椿《医略六书》之"何首乌散"。

【药对用量】

刘老将何首乌与制首乌配伍使用时，其用量比例关系通常为 1∶1，常用剂量为何首乌 20g 和制首乌 20g。何首乌散中何首乌、制首乌用量都是 5 两，其用量比例关系通常为 1∶1。

【临证运用】

首乌味苦、甘、涩，性微温。归肝肾经，具有养血滋阴，润肠通便，截虐以及祛风解毒的作用。主要用于血虚头昏目眩，心悸，失眠，肝肾阴虚之腰膝酸软，须发早白，耳鸣、遗精，肠燥便秘，久虐体虚，风疹瘙痒，疮痈，瘰疬以及痔疮。

（1）首乌能够治疗疟疾：养营化气，用于治疗疟久寒热夜甚，大便闭结，脉涩者，如何首乌散（《医略六书》）：首乌、制首乌、归身、青皮、陈皮、甘草、生姜、大枣，用于治疗久虐伤营，邪得深入而寒热夜甚，血耗津枯，大便秘结不通者。

（2）首乌能够治理高脂血症：首乌片能够补肝肾，强筋骨，乌须发。用于肝肾两虚所致的头晕目花，耳鸣，腰酸肢麻，须发早白。

（3）首乌能够治疗高血压：首乌冲剂能够治疗早期肾脏损害血瘀型高血压患者。

（4）首乌能够治疗白发、脱发：选用制首乌和熟地黄配伍使用对白发有效率达90%。用赤首乌浸泡，配合生姜片擦患部对脱发有疗效。

（5）首乌能够治疗神经衰弱：用20%首乌注射液及首乌片对神经衰弱失眠患者有较好的疗效。

（6）首乌能够治疗精神分裂症：常选用何首乌、夜交藤以及红枣制备成煎剂，对精神分裂患者疗效确切。

（7）首乌能够治疗小儿遗尿症以及神经性尿频：针对小儿遗尿症常选用首乌以及五倍子研末调膏；对小儿神经性遗尿则选用何首乌水煎频服。

（8）首乌能够治疗喘咳：用于平喘、止咳以及祛痰。如首乌喘息灵：何首乌、甘草、马兜铃、五味子、知母等，对急、慢性支气管炎，支气管哮喘具有作用。

【毒副作用】

何首乌的毒性与其炮制关系密切，制首乌毒性甚小，何首乌则有一定毒性。大便溏泻，有湿痰者不宜用，生用有致泻作用。

【参考文献】

南宗焕．不同蒸制时间制首乌对亚急性衰老大鼠抗衰老作用的影响［D］．延边大学，2006.

沈道修．何首乌炮制的药理研究［J］．中成药研究，1982，(1)：21.

王浴生，主编．中药药理与作用．北京：人民卫生出版社，1983：533-537.

魏雪梅，李丽英，靳文军，等．何首乌总苷对载脂蛋白E基因缺陷小鼠动脉粥样硬化斑块稳定性的影响［J］．河北中医药学报，2009，24（3）：34-35.

徐正哲，陈正爱．不同蒸制时间何首乌对小鼠急性炎症的影响［J］．时珍国医国药，2006，17（7）：1170-1171.

杨小燕．制首乌多糖对痴呆模型小鼠学习记忆能力及脑内酶活性的影响［J］．药学进展，2005，29（12）：557-559.

张志远，苗明三，顾丽亚．制首乌多糖对小鼠免疫功能的影响［J］．中医研究，2008，21（6）：18-19.

郑兵，刘恩如，白书阁，等．何首乌对老龄大鼠血浆过氧化脂质及血液流变学的影响［J］．老年学杂志，1990，10（5）：306-307.

周锦鹏，徐凤仙，王宏杰，等．补肾中药对老年大鼠胸腺作用的光镜和电镜的观察［J］．上海中医药杂志，1994，(4)：43-45.

五、生诃子　熟诃子

【药物功效】

诃子为使君子科多年生乔本植物诃子或绒毛诃子的成熟果实。本品味苦、酸、涩、平，归肺、大肠经。具有涩肠止泻，敛肺止咳，利咽开音之效。本品化学成分含鞣质20%～40%，主要为诃子酸、诃黎勒酸以及原诃子酸，此外尚含诃子素、鞣酸酶、番泻苷 A 等。

熟诃子为使君子科多年生乔本植物诃子或绒毛诃子的成熟果实以蒸或者炖法炮制而成。熟诃子味酸涩、温，归肺、胃、大肠经。具有敛肺，涩肠，下气，利咽之功效。诃子经麸煨炮制后，莽草酸、没食子酸和鞣花酸含量具有明显增加。

【配伍功效】

诃子酸苦涩，补敛肺气，止泻收脱，其用半生半煨者，生以上行肺，煨以下敛大肠。《本草纲目》曰："诃子，同乌梅、五倍子用，则收敛；同橘皮、厚朴用，则下气；同人参用，则补肺治咳嗽。东垣云，嗽药不用者，非矣，但咳嗽未久者不可骤用尔。稽含《草本状》言作饮久服，令鬓发白者变黑，亦取其涩也。"《本草衍义补遗》谓："诃子下气，以其味苦而性急喜降，《经》曰，肺苦急，急食苦以泻之，调降而下走也。气实者宜之，若气虚者，似难轻服。""随风子，治肺气因火上极，遂郁遏胀满，盖其味酸苦，有收敛降火之功也。"《药品化义》曰："诃子能降能收，兼得其善，盖金空则鸣，肺气为火邪郁遏，以致吼喘咳嗽，或至声哑，用此降火敛肺，则肺窍无壅塞，声音清亮矣。取其涩可去脱，若久泻久痢，则实邪去元气脱，用此同健脾之药，固涩大肠，泻痢自止。但若能泄气，真气太虚者，宜少用之。"《本经逢原》："诃子，苦涩降敛，生用清金止嗽，煨熟固脾止泻，古方取若以化。痰涎，涩以固滑泻也。殊不知降敛之性，虽云涩能固脱，终非甘温益脾之比。然此仅可施之于久嗽喘乏，真气未艾者，庶有劫持截之能。"

【药理作用】

1. 诃子

（1）诃子所含鞣质有收敛止泻作用，诃子素对平滑肌有罂粟碱样的解痉作用。庞锦江等研究结果表明，诃子对乙酰胆碱和氰化钾所诱发产生的气管平滑肌的收缩没有特别作用，但熟诃子对乙酰胆碱所诱发的气管平滑肌收缩则具有明显的抑制作用。

（2）诃子具有抗菌作用：诃子水煎剂对痢疾杆菌、铜绿假单胞菌、白喉杆菌、金黄色葡萄球菌、大肠杆菌等具有抑制作用。诃子果实提取物在体外具有较好的抗伤寒的杆菌作用，具有一定浓度盐酸的乙醇提取物还具有更强的抗菌及抗真菌的作用。

（3）诃子具有强心作用：研究表明诃子树皮提取物能够治疗常见的心血管疾病。诃子树皮提取物能减轻胆固醇诱导的家兔动脉硬化，连续 16 周给饲以胆固醇的家兔口服此提取物，可使其血液、肝及动脉中胆固醇含量降低，离体实验同样显示，诃子树皮的乙酸乙酯和正丁醇提取物有同样的强心作用。

（4）诃子具有抗氧化作用：诃子果实对活性氧有清除作用，其中醇提取物的作用优于水提取物。有研究指出诃子果实的不同溶剂提取物均具有较强的抗氧化作用，致其抗氧化活性由大到小的提取溶剂分别为：乙酸乙酯>95%乙醇>60%乙醇>水>正己烷，而乙酸乙酯的抗氧化能力作用排在首位。

（5）诃子还具有抗癌和抗 HIV 作用：2002 年，Ahn 等从诃子果实提取物中分离到没食子酸、没食子酸糖苷等 4 个化合物，发现它们对 HIV-1 整合酶具有抑制活性，其结构中没食子酰部分对于整个化合物的活性起重要作用。

（6）诃子还具有解毒作用：诃子具有较强的解毒功效，既能解邪气聚于脏腑的内源性毒症，也可以解除因食物中毒、药物中毒等外源性毒症。诃子对乌头碱引起的心肌细胞内钙离子增多有恢复作用，并有一定剂量的依赖关系。

（7）此外，诃子还具有抗过敏作用。

2. 熟诃子

（1）熟诃子具有治疗久咳失音的作用。

（2）诃子经煨后，涩肠止泻作用较生诃子效优。

（3）熟诃子也具有治疗久泻，久痢，脱肛，便血，崩漏，带下，遗精，尿频等多方面的作用。

【药对配方】

（1）金代·刘完素《保命集》之"诃子散"。

（2）金代·刘完素《宣明论》之"诃子汤"。

【药对用量】

刘老将诃子与熟诃子配伍使用时，其用量比例关系通常为 1∶1，常用剂量为诃子 20g 和熟诃子 20g。诃子散中生、熟诃子用量都是 15g，其用量比例关系通常为 1∶1；诃子汤中生、熟诃子用量都是各 2g，其用量比例关系通常为 1∶1。

【临证运用】

因本品酸涩性收，其性偏凉，适用于治疗久咳失音；酸涩入于肺经，能敛肺气，止咳嗽，可以治疗肺虚咳嗽（如大叶性肺炎）；本品酸涩又入于阳明，能涩大肠，止下血，治疗风火交迫之肠风下血（如菌痢）；诃子苦酸涩善恩能够涩肠止泻，涩肠固脱，又可以用于治疗久泻、久痢及脱肛。除此之外，本品还可以用于治疗肝肾亏虚之崩漏、带下、小便失禁等证。

（1）治疗久病滑泄不禁，气虚欲脱。如诃子散（《保命集》）：诃子、熟诃子、木香、黄连、甘草等，如是外邪未已，非本方所宜。

（2）治疗失者不能言语。如诃子汤（《宣明论》）：诃子、熟诃子、桔梗、甘草等共奏治失音失语以及久咳语声不出。

（3）用于治疗肺虚咳嗽，如大叶性肺炎取用诃子、瓜蒌、百部水煎服，6~11 天炎症可得到吸收。

（4）治疗肠风下血：如菌痢，可用 20% 诃子液作保留灌肠，同时口服诃子肠溶胶囊。

（5）治疗白喉带菌者，可通过内服10%诃子水煎液，局部亦可用水煎液含漱，或用蒸过的诃子含咽。

（6）治疗急性湿疹，常用诃子打烂，取药液蘸药液湿敷患处。

（7）诃子还可以用来治疗内痔。以诃子为主制成注射液，注射于内痔黏膜下层，以达到使痔硬化萎缩。

【毒副作用】

《本草纲目》："无毒。作为配伍药，没有必要大剂量使用。在使用时，如有外邪未解、内有实热火邪者慎用。"

【参考文献】

庞锦江，郑天珍，张小郁，等．生、炙诃子对气管平滑肌收缩活动的影响［J］．中药材，2001，10（2）：331-335.

汤以佳．诃子果实的强心作用［J］．国外医药（植物药分册），1991，（5）：52.

姚健，郑江，蒋栋能．诃子抗内毒素活性组分的分离及活性评价［J］．第三军医大学学报，2005，（23）．

张庆荣，田红．诃子药理活性研究进展［J］．国外医药（植物药分册），2004，（6）：2.

Ahn M J, Kim C Y, Lee J s, et al. Inhibition of HIV-1 integrase bygalloyl glucoses from Terminalia chebula and flavonol glycoside gallats from Euphorbia pekinensi［J］. planta Med, 2002, 68（5）：457-459.

六、生、炒莱菔子

【药物功效】

生、炒莱菔子为临床常用的作用于肺经、胃经的药对。

莱菔子又名萝卜籽，为十字花科植物萝卜的成熟种子。入脾、胃、肺经，功效消食除胀、降气化痰。主要用于治疗：饮食停滞、脘腹胀痛、大便秘结、积滞泻痢、痰壅喘咳等。炒莱菔子为莱菔子的炮制品，具体方法：莱菔子除去杂质，洗净，干燥，置预热炒制容器内，加热，炒至鼓起，（判断炒熟与否主要看：是否有爆裂声、外表色泽是否加深，是否有香气逸出），取出晾凉。用时捣碎即可。

【配伍功效】

清金丸（《医学集成》）治喘急痰促，将萝卜籽经过处理后用姜汁泡，每服30丸，每日3服，方中莱菔子祛痰降气。《方脉正宗》中治痢疾有积，后重不通：莱菔子15g，白芍药9g，大黄3g，木香1.5g。水煎服。方中莱菔子消食去胀，祛痰降气。《仁斋直指方》治小儿盘肠气痛：萝卜子，炒黄，研末，每服1.5g，乳香汤送下。方中莱菔子消食去胀，祛痰降气。

【药理作用】

（1）抑菌作用：现代药理研究证明：莱菔子有广泛的抗菌作用，其中对葡萄球菌和大肠杆菌抑制作用明显。

（2）解毒：莱菔子提取物莱菔素具有一定的解毒作用。于体外与细菌外毒素混合后有明显的解毒作用，对破伤风、白喉均有一定的疗效。

（3）降压：莱菔子水提物具有明显的降压作用。

（4）对胃肠运动的作用：莱菔子生品，和经炒、炙的炮制品均有刺进胃肠道运动作用。

（5）治老年便秘："借以消食顺气，转不伤气，因其能多进饮食，气分自得其养也"。

（6）炒莱菔子化痰定喘作用强：《内经》云："聚于胃，关于肺。"脾胃功能失常，饮食湿浊聚于胃而成痰。而肺之痰，每由肺脏受邪，清肃失司所致。用莱菔子消食化痰、下气定喘，使仓廪无浊聚，求其本也。用莱菔子，有痰则断其源；无痰则调节脾胃之气机，升降有度，邪自难存。

（7）生用探吐痰涎：莱菔子炒用，降多于升；生用，则升多于降，能涌吐痰涎。《日华子本草》谓本品生用"水研服，吐风痰"。如咳嗽痰涎壅盛，或因痰浊上蒙清窍而头重昏眩者，皆可用生莱菔子30g研末调服，探吐之，邪去而正安。然而对吐法之应用，必须体质壮健，正气未衰者宜之。

（8）其他作用：抗炎、镇咳、祛痰作用，可治疗气管炎，对人体血清胆固醇升高、防止冠状动脉粥样硬化，也可能有一定作用。

【药对配方】

（1）《本草纲目》曰："莱菔子之功，长于利气。生能升，熟能降，升则吐风痰，散风寒，发疮疹；降则定痰喘咳嗽，调下痢后重，止内痛，皆是利气之效。"

（2）《医学衷中参西录》曰："莱菔子，化气之品，配以参、芪、术诸药佐之，可食顺而不伤。"

（3）《医林纂要》曰："涌吐痰应生用，炽消痰应熟用。"

【药对用量】

刘老将二药配伍使用时，其用量比例关系通常为1∶1，常用剂量为生莱菔子10g、炒莱菔子10g。临床运用时，可适量增减用量，具体用量依据临床实际情况而调整。

【临证运用】

（1）治疗痰厥。生莱菔子15~30g研末冲服。

（2）治疗食积。炒莱菔子20g、山楂10g、神曲15g，水煎服，日1剂。

（3）治咳嗽气逆痰痞，三子养亲汤，紫苏子、白芥子、莱菔子各9~15g，日1剂，微炒，水煎服用。

（4）治食积，可用山楂15g，茯苓20g，炒莱菔子、神曲各9g，日1剂，水煎服用。

（5）治气鼓胀，方用炒莱菔子10g、车前子10g、大腹皮15g、炒枳壳10g，日1剂，水煎服用。

（6）治痢疾，可用炒莱菔子15g，白芍9g，大黄、木香各3g，日1剂，水煎服用。

（7）治牙疼：萝卜籽二七粒，去赤皮，细研。以人乳和，左边牙痛，即于右鼻中点少许，如右边牙疼，即于左鼻中点之。

【毒副作用】

无毒。《本草纲目》说萝卜"生吃升气，熟吃降气"，"生吃可止渴消胀气，熟吃可化瘀助消化"。本品不宜与人参同用；莱菔子辛散耗气，故气虚无食积、痰滞者慎用。

【参考文献】

高学敏. 中药学 ［M］. 北京：中国中医药出版，2008，56-425.

七、生、炒蒲黄

【药物功效】

生、炒蒲黄为临床常用的药对。

本品为香蒲科植物水浊香蒲、东方香蒲、或同属植物的干燥花粉。夏季采收蒲棒上部的黄色雄花序，晒干后碾轧，筛取花粉。剪取雄花后，晒干，成为带有雄花的花粉，即为草蒲黄。本品为黄色粉末。体轻，放水中则飘浮水面。手捻有滑腻感，易附着手指上。甘，平，归肝、心包经。其主要功效为：凉血止血，活血消瘀。长苞香蒲的花粉含异鼠李素的甙、廿五烷、挥发油及脂肪油约10%。脂肪油含游离的棕榈酸和硬脂酸约30%，谷甾醇约13%，此外尚含棕榈酸、硬脂酸及油酸的甘油酯、α-香蒲甾醇。宽叶香蒲的花粉含水分16%，粗蛋白18.9%，粗淀粉13.31%，糖6.47%，粗脂肪1.16%，灰分3.7%。糖中有葡萄糖、果糖、木糖、阿拉伯糖占97%，松二糖等双糖类约1.5%，低聚糖约0.5%。又含异鼠李素的甙，脂肪油约10%，谷甾醇约13%。东方香蒲花粉的成分大致同宽叶香蒲。

【配伍功效】

（1）配山楂，消导开胃力增，常用于消化不良，饮食停滞所致腹满，嗳气及不思饮食等证。

（2）配神曲，一偏于消食走胃，一偏于消胀运脾，脾胃同治，表里互补，常用治食积不消，脘腹胀闷，回乳等。

（3）配干姜，一偏于开胃消食，一长于温中散寒，合则温胃消食力增，常用于脾胃虚寒，饮食不化。

（4）配谷芽，两者均有运脾宽中和胃消积之功，相须为用，麦芽力猛，消食力强，偏消面食之积，谷芽力缓，和养功胜，偏消米食之积，合而治食积不消，脘腹胀满，吐泻及不思饮食等证。

（5）配鸡内金，启脾之力倍增，以生发胃气，舒调肝气，开胃口，增食欲。

【药理作用】

（1）对子宫的作用：蒲黄使产后子宫收缩力加强或紧张性增加。

（2）对循环系统的作用：蒲黄煎剂及乙醇浸液大剂量可使猫、犬血压下降，其降压作用可被阿托品所阻断。蒲黄醇提溶液对蟾蜍离体心脏低浓度可增加收缩力，高浓度则抑制之。大剂量蒲黄提取物对犬心肺装置影响不大，对家兔耳血管稍有扩张作用。

（3）对肠道的作用：蒲黄提取物有解痉作用。

（4）凝血作用：蒲黄粉外用对犬动脉出血有止血作用。

（5）抗结核作用：高浓度（1∶100）蒲黄煎剂在试管内能抑制结核菌的生长，对豚鼠实验性结核病具有某些疗效。

【药对配方】

（1）治妇人月候过多，血伤漏下不止：蒲黄三两（微炒），龙骨二两半。艾叶一两。上三味，捣罗为末，炼蜜和丸，梧桐子大。每服二十丸，煎米饮下，艾汤下亦得，日再。（《圣济总录》蒲黄丸）

（2）治产后血瘀不下：蒲黄三两。水三升，煎取一升，顿服。（《梅师集验方》）

（3）治产后恶露不绝，干荷叶（炙）、牡丹皮、延胡索、生干地黄、甘草（炙）各三分，蒲黄（生）二两。上为粗末。每服二钱，水一盏，入蜜少许，同煎至七分，去滓温服，不拘时候。（《局方》蒲黄散）

（4）治产后腹痛：炒蒲黄、五灵脂各等分。为末，先用酽醋，调二钱，熬成膏，入水一盏，煎七分，食前热服。（《局方》失笑散）

（5）催生：蒲黄、地龙、陈橘皮等分。各为末，如经日不产，各抄一钱匕，新汲水调服。（《证类本草》）

（6）治坠伤扑损，瘀血在内，烦闷者：蒲黄末，空心温酒服三钱。（《塞上方》）

（7）治吐血、唾血：蒲黄一两。捣为散，每服三钱，温酒或冷水调。（《简要济众方》）

（8）治肺热衄血：蒲黄、青黛各一钱。新汲水服之。或去青黛，入油发灰等分，生地黄汁调下。（《简便单方》）

（9）治鼻衄经久不止：蒲黄二、三两，石榴花一两（末）。上药，和研为散，每服以新汲水调下一钱。（《圣惠方》）

（10）治膀胱热，小便血不止：蒲黄（微炒）二两，郁金（锉）三两。上二味，捣罗为散，每服一钱匕，粟米饮调下，空心晚食前服。（《圣济总录》蒲黄散）

（11）治卒下血：甘草、干姜、蒲黄各一分。三物下筛，酒服方寸匕，日三。（《僧深集方》蒲黄散）

（12）治舌胀满口，不能出声：蒲黄频掺。（《本事方》）

（13）治小儿重舌，口中生疮，涎出：蒲黄一分，露蜂房一分（微炙），白鱼一钱。上药，都研令匀。用少许酒调，敷重舌、口中疮上，日三用之。（《圣惠方》蒲黄散）

（14）治中耳炎：蒲黄末，吹之入耳中。（《圣惠方》）

（15）治耳中出血：炒蒲黄，吹入耳中。（《简便单方》）

（16）治脱肛：蒲黄。与猪油混合后涂于肛周。（《千金方》）

（17）治阴中生疮：蒲黄二两，桐皮二两，甘草二两。混合后涂于阴周。（《令李方》蒲黄散）

（18）治男子阴囊湿痒：蒲黄末敷之。（《千金方》）

【药对用量】

刘老将二药配伍使用时，其用量比例关系通常为 1∶1，临床运用时，可适量增减用量，具体用量依据临床实际情况而调整。

【临证运用】

（1）用于咯血、衄血、吐血、便血、尿血、崩漏及创伤出血等证：蒲黄长于涩敛，止血功能较佳，对各种出血病证均可应用。炒炭收涩止血；生用则一药多效，止血而兼能行血化瘀，有止血而不留瘀的特点。可单味应用，也可配合仙鹤草、旱莲草、侧柏叶等同用，用于创伤出血。

（2）用于心腹疼痛，产后瘀痛，痛经等证：本品生用能活血祛瘀，可用于上述诸种瘀血阻滞之症。常配合五灵脂同用，即失笑散。此外，本品生用还能利尿，常用于血淋涩痛。可配冬葵子、生地同用，即蒲黄散。

【毒副作用】

因其止血活血，孕妇慎服，本品无毒。《本草衍义》："虚人少用。"《品汇精要》："妊娠期慎用。"《本草经疏》："发热，无瘀血者慎用。"

【参考文献】

王庆其，内经选读［M］．北京：中国中医药出版社，2007，29.
周学胜，中医基础理论图标解［M］．北京：人民卫生出版社，2000，211-213.

八、生、炒麦芽

【药物功效】

生、炒麦芽为临床常用的作用于胃经的药对。

麦芽别名大麦芽。为禾本科植物大麦的发芽颖果。全国各地普遍栽培。药性甘、平，入脾、胃经，主要功效为消食化积，回乳。炒麦芽，系将麦芽除去杂质，洗净，干燥，置预热炒制容器内，加热，炒至鼓起（有爆裂声，外表色泽加深，内部黄色，并有香气逸出时）取出晾凉，用时捣碎即可。麦芽长于健胃，通乳。用于脾虚食少，消化不良，乳房胀满，乳汁郁积；炒麦芽偏于行气消食，回乳，用于脾运不佳，便溏日久，妇女欲断乳汁；焦麦芽专于消食导滞，用于食积吞酸，脘腹闷胀。主要含 α 及 β-淀粉酶，催化酶，过氧化异构酶等。另含大麦芽碱，大麦芽胍碱 A、B，腺嘌呤胆碱，蛋白质，氨基酸，维生素 D、维生素 E，细胞色素 C。尚含麦芽毒，即白栝楼碱。

【配伍功效】

（1）配山楂，消导开胃力增，常用于消化不良，饮食停滞所致腹满、嗳气及不思饮食等证。

（2）配神曲，一偏于消食走胃，一偏于消胀运脾，脾胃同治，表里互补，常用治食积不消，脘腹胀闷，回乳等。

（3）配干姜，一偏于开胃消食，一长于温中散寒，合则温胃消食力增，常用于脾胃虚寒，饮食不化。

（4）配谷芽，两者均有运脾宽中和胃消积之功，相须为用，麦芽力猛，消食力强，偏消面食之积，谷芽力缓，和养功胜，偏消米食之积，合而治食积不消，脘腹胀满，吐泻及不思饮食等证。

（5）配鸡内金，启脾之力倍增，以生发胃气，舒调肝气，开胃口，增食欲。

【药理作用】

（1）助消化作用：因其化学提取物富含各种淀粉酶，故其有很好的助消化作用。麦芽煎剂对胃酸与胃蛋白酶的分泌似有轻度促进作用。

（2）降血糖作用：麦芽浸剂口服可使家兔与正常人血糖降低。大多在 7 小时后才恢复。

（3）抗真菌作用：本品所含的大麦碱 A 和 B 有抗真菌活性。

（4）抑制催乳素释放：这可能与妇女服用生麦芽汤回乳作用有关，可使乳溢消失或缓解，对有垂体催乳素瘤器质性病变的闭经——乳溢综合征无效。

（5）其他作用：本品所含的大麦碱其药理作用类似麻黄碱。1.0mg/kg 剂量能增强豚鼠子宫的紧张和运动，且随剂量的增加而增加。对新斯的明引起的猫支气管痉挛，可使之扩张，有效剂量为 0.5 ~ 1.0mg/kg，但对正常猫的作用很小。还有对放射性的防护作用。

【药对配方】

（1）《医学衷中参西录》：麦芽，入脾胃经，可消食化积，与人参，白术，黄芪合同，可以补脾益气，消食化积。

（2）《本草正》：麦芽，可开胃适用于文病体虚食欲差者。

（3）《本草述》：谷、麦二芽俱能开发胃气，宣五谷味。

【药对用量】

刘老将二药配伍使用时，其用量比例关系通常为 1：1，常用剂量为生麦芽 10g、炒麦芽 10g。临床运用时，可适量增减用量，具体用量依据临床实际情况而调整。

【临证运用】

（1）化积散：功能消食滞，化痞积，治小儿宿食不化，积滞痞块，面色萎黄，不思饮食，腹大膨胀。（《北京市中药成方选集》）

（2）化滞调中汤：治积滞胀满。（《证治准绳·类方》）

（3）消谷丸：治脾虚不能消化水谷，胸膈痞闷，腹胁膨胀，日久不愈，食减嗜卧，日无味者。（《杂病源流犀烛·内伤外感门》）

【毒副作用】

本品毒性小，但大量摄入时，可能引起中毒，因其中含微量麦芽毒素。《食性本草》："久食消肾，不可多食。"《汤液本草》："豆蔻、缩砂、木瓜、芍药、五味子、乌梅为之使。"《本草经疏》："无积滞，脾胃虚者不宜用。"《本草正》："妇有胎妊者不宜多服"。《药品化义》："凡痰火哮喘及孕妇，切不可用。"

【参考文献】

高学敏．中药学［M］．北京：中国中医药出版社．

王庆其．内经选读［M］．北京：中国中医药出版社，2007，29.

周仲英．中医内科学［M］．北京：中国中医药出版社，2007，446-450.

第三章 同株药对

一、麻黄 麻黄根

【药物功效】

麻黄、麻黄根为临床治疗咳喘的同株药对。

麻黄为麻黄科植物草麻黄、中麻黄或木贼麻黄的干燥的草质茎。其性温，味辛、微苦，有宣肺、散寒、平喘、利水之功。其中所含的化学成分主要为有机酸、多糖、挥发油以及多种生物碱、黄酮、黄烷等。

麻黄根为麻黄科植物草麻黄或中麻黄的干燥根或根茎。味甘、涩，性平。归心、肺经。具固表止汗之功效。其主要成分为麻黄碱、阿魏酰组胺、麻黄根素、麻黄双酮、酪氨酸甜菜碱等。

【配伍功效】

麻黄辛温解表，具有散寒通滞、调和血脉、发越郁阳、通阳化气之功效，《本经》曰："主中风、伤寒头痛、温疟。发表出汗、去邪热气，止咳逆上气，除寒热，破症坚积聚"；麻黄根干涩收敛，为敛汗固表效药，常用于治疗体虚自汗、盗汗等。《本草经疏》曰："专主中风，伤寒头痛，温疟，发表出汗。若邪气者，盖以冈寒湿之外邪，客于阳分皮毛之间，则理闭拒，荣卫气血不能行，故谓之实，此药轻者，故能去其壅实，使邪从表散也。"《本草正义》曰："麻黄发汗，而其根专于止汗，昔人每谓为物理之奇异。不知麻黄轻扬，故走表而发汗，其根则深入土中，自不能同其升发之性。况苗则轻扬，根则重坠，一升一降，理有固然。然正唯其同是一本，则轻扬走表之性犹存，所以能从表分而收其散越、敛其轻浮，以还归于里。是固根荄收束之本性，则不特不能发汗，而并能使外发之汗敛而不出，此则麻黄根所以有止汗之功力，投之辄效者也。"故二药合用，一发散一收敛，麻黄得其根相助，平喘而无过汗之虑，麻黄根得麻黄相辅，收敛而无恋邪之弊端。

【药理作用】

1. 麻黄

（1）麻黄碱对支气管平滑肌有松弛作用。

（2）麻黄水溶提取物口服或腹腔注射有明显的镇咳作用。

（3）麻黄碱能显著增加小鼠的冠状动脉血流量、心肌收缩力和心率。

（4）麻黄挥发油对人工发热的兔有解热作用，并且对正常小鼠体温有降温作用。

（5）麻黄中麻黄碱具有兴奋中枢神经的作用，其兴奋作用强于肾上腺素，且较大量能兴奋大脑皮层，引起失眠，不安等症状。

2. 麻黄根

（1）麻黄根中所含的大环精胺类生物碱和黄酮类成分具有降压作用。

（2）麻黄根碱 B 对自发性高血压大鼠降低心率的作用呈现量效关系。

（3）酪氨酸甜菜碱对大鼠有升高血压的作用，且它对大鼠血压升高的作用与麻黄碱相似。

（4）历代本草认为麻黄根行于表分，功专敛汗，临床上常用于治疗自汗、盗汗等证。

（5）麻黄根提取物还具有兴奋呼吸、抑制离体蛙心、扩张蛙后肢血管等作用。

【药对配方】

（1）东汉·张仲景《伤寒论》之"三拗汤"。

（2）清代·祁坤《外科大成》之"麻黄宣肺散"。

【药对用量】

刘老将麻黄与麻黄根配伍使用时，其用量比例关系通常为 1∶2，常用剂量为麻黄 10g 和麻黄根 20g。三拗汤、麻黄宣肺散。若小儿用药则减半使用。

【临证运用】

用于外感风寒所致之身热无汗（感冒）；肺失宣降所引起的咳嗽气喘（咳嗽）；肺胃热盛所致之酒皶鼻（酒糟鼻）。

（1）外感风寒，无汗，身热，麻黄与桂枝伍用，可治外感风寒之恶寒发热、无汗而喘。葛根汤：葛根、麻黄、桂枝、甘草、生姜，治外感风寒表实之无汗恶风、项背强或自下利；麻黄附子细辛汤：麻黄、附子、细辛，治素体阳虚，外感风寒，无汗恶寒，发热。

（2）肺失宣降，咳嗽，气喘，麻黄、麻黄根与甘草伍用，可治疗外感风邪，肺失宣肃之咳嗽、无汗而喘。小青龙汤：麻黄、芍药、细辛、炙甘草、干姜、桂枝、五味子、半夏，可治外寒里饮之恶寒发热、头身疼痛、无汗、喘咳、痰涎清稀而量多、胸痞或干呕或痰饮喘咳、不得平卧或身体疼重、头面四肢浮肿；三拗汤：麻黄、麻黄根、杏仁、甘草，可治外感风寒、肺气不宣之鼻塞声重、语言不出或伤风受寒之头痛目眩、四肢拘急、咳嗽痰多、胸闷气促、无汗、口不渴等症。

（3）微喘、恶寒，可与桂枝、赤芍等药配伍，如《医方类聚》之桂枝麻黄汤：桂枝、麻黄、赤芍药、杏仁，可治阳明中风之头痛口苦、腹满微喘、发热恶寒等症。

（4）身热无汗，二便秘涩，可与大黄、防风等药配伍，如《宣明论方》之防风通圣散：防风、大黄、芒硝、荆芥、麻黄、栀子、芍药、连翘、甘草、桔梗、川芎、当归、石膏、滑石、薄荷、茯苓、白术。治疗表里俱实之憎寒壮热无汗，口苦咽干，二便秘涩为宜。

（5）祁坤经验，二药随证配伍可以宣散结合，对因肺胃热盛所致酒皶鼻有特效。

（6）肺胃虚寒所致咳嗽痰盛，用之亦有较好疗效，对兼有伤阴者尤为适宜。

（7）咳嗽、痰盛。可与半夏、细辛、杏仁等同用，如《圣济总录》之肺寒汤：款冬花，紫菀，甘草，桂枝，麻黄，干姜，五味子，杏仁，半夏，细辛。治肾肺胃虚寒所致咳嗽痰盛。

（8）咽喉肿痛，咳嗽气逆。方如麻杏石甘汤（《伤寒论》）：麻黄、杏仁、石膏、甘草，治身热不解，咳逆气急。

（9）酒皶鼻。方如 麻黄宣肺散（《外科大成》）：麻黄、麻黄根、生酒，治因肺热受风或气血热盛生风所致之酒皶鼻。

【毒副作用】

体虚自汗、盗汗、虚喘及阴虚阳亢者禁服。麻黄发寒力较强，故虚汗者及虚喘者应慎用。麻黄用量也不宜过大，若使用过量，则会引起头痛、眩晕、心悸、多汗、口渴、震颤、肌无力、烦燥焦虑、失眠等一系列不良反应。而且，麻黄兴奋中枢神经，多汗、失眠者慎用。《本草经疏》曰："表虚自汗、阴虚盗汗；肺虚有热，多痰咳嗽以致鼻塞；疮疱热甚，不因寒邪所郁而自倒靥；虚人伤风、气虚发喘、阴虚火炎，以致眩晕头痛；南方中风瘫痪，及平日阳虚腠理不密之人皆禁用。"

【参考文献】

韩冰．麻黄与麻黄根［J］．大众卫生报．2015，6（6）：1.
景玉森．麻黄在中医诊治中的配伍解析［J］．中国处方药．2014，12（11）：108.
李海蓉，吴修符．麻黄功用浅探［J］．山西中医．2006，22（2）：46-47.
陆燕萍，刘佳丽，巩晓宇，等．麻黄药理作用及含量测定的研究进展［J］．中国医药导报．2013，24（8）：38-40.
吴和珍，陆毅，艾伦强，等．麻黄根化学成分与药理作用研究进展［J］．亚太传统医药．2008，11（11）：11-12.

二、槟榔　大腹皮

【药物功效】

槟榔、大腹皮为临床治疗气滞水壅的同株药对。

槟榔为棕榈科植物槟榔的干燥成熟种子。其味苦、辛、性温，归胃、大肠经，有杀虫，消积，行气，利水，截疟的功效。主要含槟榔碱、槟榔次碱、槟榔油、多酚物质、芸苔素内酯、对羟基苯甲酸酯类等多种成分。

大腹皮为槟榔的果实的干燥果皮，性温，味辛。归脾、胃、小肠及大肠经。具有行气宽中，行水消肿的功效。主要成分为生物碱、槟榔碱、槟榔油、槟榔次碱、α-儿茶素等。

【配伍功效】

槟榔辛散苦泄，入胃肠经，善行胃肠之气，消积导滞，兼能缓泻通便。常与木香、青皮、大黄等同用，治疗食积气滞、腹胀便秘等证，如木香槟榔丸（《儒门事亲》）；与木香、黄连、芍药等同用，可治湿热泻痢，如芍药汤（《素问病机气宜保命集》）。正如《本草纲目》云："治泻痢后重，心腹诸痛，大小便气秘，痰气喘息。疗诸疟，御瘴疠。"槟榔还可用治水肿，脚气肿痛。本品既能利水，又能行气，气行则助水运。常与商陆、泽泻、木通等同用，治疗水肿实证，二便不利，如疏凿饮子（《济生方》）；与木瓜、吴茱萸、陈皮等配伍，用治寒湿脚气肿痛，如鸡鸣散（《证治准绳》）。《药性论》曰："宣利五脏六腑壅滞，破坚满气，下水肿，治心痛，风血积聚。"除此之外，还有杀虫，截疟之功，《名医别录》载："主消谷，逐水，除痰癖，杀三虫伏尸，疗寸白。"大腹皮辛能行散，主入脾胃经，能行气导滞，为宽中利气之捷药。常用于治疗湿阻气滞，脘腹胀闷，大便不爽，水肿胀满，脚气浮肿，小便不利等。《本草纲目》曰："降逆气，消肌肤中水气浮肿，脚气壅逆，瘴疟痞满，胎气恶阻胀闷。"《本草经疏》亦曰："方龙谭曰，主一切冷热之气上攻心腹，消上下水肿之气四体虚浮，大肠壅滞之气二便不利，开关膈痰饮之气阻塞不通，能疏通下泄，为畅达脏腑之剂。故二药伍用，辛散相合，相须为用，利水行气，消积导滞。

【药理作用】

1. 槟榔

（1）槟榔碱是槟榔的有效驱虫成分，对猪肉、牛肉绦虫有较强的致瘫痪作用，对棘球蚴虫有杀伤作用，氢溴酸槟榔碱有排蛲虫效果。

（2）槟榔碱具有兴奋 M 胆碱受体与 N 胆碱受体的作用。

（3）槟榔粗提取物、乙酸乙酯萃取物和水溶出物三种组分在小白鼠体内都具有明显的抗氧化活性作用。

（4）槟榔提取物具有优良的抗菌作用，能够杀灭金黄色葡萄球菌及大肠杆菌等细菌。

（5）发现槟榔乙醇提取物具有潜在的抗过敏能力。

（6）槟榔水提液通过增强收缩振幅对功能性消化不良模型大鼠胃平滑肌表现出显著的促收缩作用。

（7）槟榔乙醇提取物在 4～80mg/kg 范围内，具有显著的抗抑郁作用。

（8）槟榔提取物能够通过降低血清 TC 及 TG 浓度而起到调节血脂的作用。

（9）槟榔碱对小鼠骨髓细胞的 DNA 有一定的损伤作用，具有一定的遗传毒性。

2. 大腹皮

（1）大腹皮可导致大鼠胃的电节律失常。

（2）大腹皮水溶提取物对胃肠动力有促进作用。

（3）大腹皮能增加胆碱能神经的含量、减少氮能神经的含量。

（4）大腹皮具有兴奋胃肠道平滑肌、促进纤维蛋白溶解的作用。

（5）大腹皮对肠道内毒素移位中 SP、INOS 有抑制作用。

从以上药理作用看，该药对去积消肿作用与二者促进胃肠动力与兴奋受体等的药理作用有关。

【药对配方】

（1）明代·朱橚《普济方》之"三棱莪术汤"。

（2）宋代·张涣《幼幼新书》之"大腹子汤"。

（3）明代·丹波元简《观聚方要补》之"厚朴槟榔汤"。

（4）宋代·严用和《重订严氏济生方》之"疏凿饮子"。

（5）明代·龚信纂《古今医鉴》之"加减胃苓汤"。

【药对用量】

刘老将槟榔与大腹皮配伍使用时，其用量比例关系通常为 1:2，常用剂量为槟榔 10g 和大腹皮 20g。三棱莪术汤、大腹子汤。若小儿用药则减半使用。

【临证运用】

用于小儿乳食无度，饮食不节，壅滞中焦，损伤脾胃，不能消磨水谷形成积滞（疳积）；饮食留滞所致的冷热不调，痰逆痞闷，心腹刺痛，喘满膨胀，泄利羸困，不思饮食之癥癖（腹部包块）；腹大胀满，绷急难忍，呼吸不利，或呼多吸少，皮色苍黄之肿胀（水肿）；湿浊壅结，水邪侵肺，水湿壅盛泛溢表里所致全身水肿，二便不利，故呼吸喘，口渴（急性肾炎水肿）；血蛊、气鼓（肝炎、肝硬化腹水）；小肠膀胱偏坠，奔豚气，胃胀，心气疼痛（神经官能症、冠心病）；脚气，肺胀咳嗽，吐血鼻衄，肠风下血（便血）；五淋腰疼，妇人赤白带下，癥瘕血块。水湿壅盛，泛溢表里之喘粗气急，大小便不利；黄胖病（钩虫寄生）等。

（1）用于形体消瘦，饮食异常，面黄发枯，精神萎靡之腹胀疳积，可用槟榔、大腹皮与三棱、莪术等配伍。三棱莪术汤：青皮、三棱、莪术、北柴胡、半夏、大腹皮、秦艽、净香附、陈皮、紫苏、青木香、枳壳、槟榔、甘草，治外脾胃虚损之疳积。

（2）水、瘀、食、气互阻，胸膈饱闷，腹大胀满，癥瘕积聚，呕吐作痛。大腹皮、槟榔与枳壳配伍治疗癥瘕。大腹子汤：大腹皮，槟榔，枳壳，芍药，人参，知母，陈皮，甘遂治癥癖腹满，小便不利。

（3）小儿水肿，五皮饮：陈皮、桑皮、生姜皮、大腹皮、茯苓皮、云白术、白槟榔，治素外邪入侵，水湿潴留之小儿水肿。茯苓导水汤：泽泻、赤茯苓、白术、麦门冬、紫苏、木瓜、槟榔、陈皮、砂仁、木香、大腹皮，治产后浮肿，喘嗽，小便不利。厚朴槟榔汤：厚朴、槟榔、半夏、陈皮、泽泻、附子、木瓜、木香、甘草、大腹皮、珠参，治疗脾胃不和所致之肿胀。

（4）血蛊、气鼓，可与贯众、莪术等药配伍，如经验万病无忧散：槟榔、雷丸、贯众、大腹皮、京三棱、蓬莪术、鹤虱、木香、甘草、大黄、粉霜、牵牛，可治沉重气块，水肿，血蛊。

（5）心腹胀痛，可用槟榔、大腹皮与香附、藿香等药配伍，如利生丸：茅苍术、乌药、香附、藿香、陈皮、砂仁、草果、归身、枳壳、白茯苓、木通、鸡心、槟榔、粉甘草。治疗心腹胀痛，风痰喘嗽，膈食呕酸，赤白痢疾，疟疾为宜。

（6）喘粗气急，大小便不利，可用槟榔、大腹皮与茯苓等药配伍，如疏凿饮子：槟榔、大腹皮、茯苓皮、椒目、赤小豆、秦艽、羌活、泽泻、生姜，可治水湿内停之浮肿，喘息，口渴，小便不利，大便秘结。

（7）虫积之黄胖病，可用槟榔、大腹皮与陈皮等药配伍，如加减胃苓汤：苍术、陈皮、厚朴、甘草、猪苓、泽泻、白术、赤茯苓、神曲、山楂、砂仁、香附、槟榔、木瓜、大腹皮、藿香、半夏、萝卜子、三棱、莪术、青皮，可治虫积之黄胖，饮食无味，四肢无力，行步倦怠。

【毒副作用】

气虚下陷者禁服。槟榔降气,行水之力较强,《用药心法》曰:"槟榔,苦以破滞,辛以散邪,专破滞气下行。"槟榔还有极强的杀虫作用,《本草约言》曰:"槟榔,入胸腹破滞气而不停,入肠胃逐痰癖而直下,能调诸药下行,逐水攻脚气。……一云能杀寸白虫,非杀虫也,以其性下坠,能逐虫下行也。"但槟榔不能久服。《本草蒙筌》曰:"槟榔,久服则损真气,多服则泄至高之气,较诸枳壳、青皮,此尤甚也。"故脾肺气虚,气虚下陷者勿用。《本草纲目》云:"用其内粗者耗气。"故用量过大可能伤及中气。《本草衍义》云:"惟虚胀禁用,以其能泄真气也。"因此,本品正气亏虚所致的虚胀不宜应用。

【参考文献】

韩腾飞,高昂,巩江,等.大腹皮药学研究概况 [J].安徽农业科学 [J].2011,39 (14):8382-8384.

温剑,张亚宁.中药槟榔加工使用与毒副作用研究 [J].中国现代中药.2014,7 (7):604-607.

张橡楠.槟榔化学成分和药理作用研究进展 [J].生物医药.2012,28 (7):9-10.

张渝渝,杨大坚,张毅.槟榔的化学及药理研究概况 [J].重庆中草药研究,2014,1 (6):37-41.

朱金照,张捷,冷恩仁,等.中药大腹皮提取液促进胃动力的机制探讨 [J].海峡药学.2001,13 (1):20-22.

三、苏叶 苏梗

【药物功效】

苏叶、苏梗为临床治疗气滞水壅的同株药对。

苏叶为唇形科植物紫苏的叶。味辛,性温,归肺、脾经,有解表散寒,行气宽中的作用。主要含1-柠檬烯、α-蒎烯、精氨酸、枯酸、矢车菊素、3-5-β-D-葡萄糖甙、异白苏烯酮。

紫苏梗为唇形科紫苏属植物紫苏的干燥茎。性温,味辛,气味芳香,归肺、脾、胃经。具有理气宽中、止痛、安胎等功效。主要成分含异戊基-3-呋喃甲酮、紫苏醛、α-及β-蒎烯、d-柠檬烯、1-芳樟醇、莰烯、薄荷酮、紫苏醇、二氢紫苏醇及丁香酚。

【配伍功效】

苏叶甘涩,入脾胃经,善宽中行气,解表散寒。《滇南本草》:"发汗,解伤风头痛,消痰,定吼喘。"苏梗辛温芳香,善理气宽中、止痛、安胎。《日华子本草》曰:"补中益气。治心腹胀满,正霍乱转筋,开胃下食。"两药配伍,如《长沙药解》:"苏叶辛散之性,善破凝寒而下冲逆,扩胸腹而消胀满,故能治胸中瘀结之证而通经达脉,发散风寒,双解中外之药也。(紫苏)致新推陈之宣剂,轻剂也。故主气下者,可使之宣发,气上者,可使之宣摄。叶则偏于宣散,茎则偏于宣通,子则兼而有之,而性稍缓。"故二药伍用,行气宽中,理气健脾。

【药理作用】

1. 苏叶

（1）紫苏叶内服或外敷均有止血之功。
（2）紫苏叶的水煎剂中紫苏醛、柠檬醛对金黄色葡萄球菌有抑制作用。
（3）紫苏中所含的紫苏醛与豆巢醇具有协同作用，有镇静的活性。
（4）紫苏醛在低浓度的情况下仍有较强的抑制活性，能抑制肿瘤细胞的生长。
（5）紫苏的提取液中分离出活性成分咖啡酸，迷迭香酸（RA）具有抗肾小球膜细胞增殖作用。
（6）紫苏提取物对小鼠搔痒动作呈剂量依赖性抑制作用。

2. 苏梗

（1）苏梗中迷迭香酸与咖啡酸对肾小球膜细胞增殖有较强的抑制性。
（2）苏梗煎剂对发热的家兔有微弱的解热作用。
（3）苏梗提取物能够促进胃肠蠕动以及消化液的分泌。
（4）紫苏梗能使小鼠子宫内膜明显增厚，也能促进子宫内膜腺体的增长。
从以上药理作用看，该药对行气宽中作用与二减少支气管分泌、增进胃肠蠕动等的药理作用有关。

【药对配方】

（1）宋代·朱佐《朱氏集验方》之"流气饮子"。
（2）清代·徐大椿《医略六书》之"菊花汤"。
（3）明代·朱橚《普济方》"定喘丸"。
（4）明代·王大德《青囊秘传》"肥儿糕"。

【药对用量】

刘老将苏叶与苏梗配伍使用时，其用量比例关系通常为1:2，常用剂量为苏叶10g和苏梗20g。流气饮子、定喘丸。若小儿用药则减半使用。

【临证运用】

诸般气疾之肩背胁肋，走注疼痛、痞胀呕喘，浮肿脚气。妇人怀妊，因虚所致冲任不固，胎失所系，胎动不安者。肺虚气亏，劳伤久嗽，喘咳痰盛。因食积气滞，腹胀泄泻，虚劳赢怯。小儿诸疾。

（1）诸般气疾可用苏叶、苏梗与黄芪、当归药等配伍。如流气饮子：黄芪、桂心、苦梗、白芍药、甘草、当归、陈皮、大腹皮、桑白皮、紫苏叶、紫苏梗、大黄、木通，理气和血，化湿畅中。治肝郁气滞，血虚气弱，湿浊内阻，致发眩晕，脘腹痞满，呕恶气逆者。

（2）因虚所致冲任不固，胎失所系，怀妊二月，脉微滑者。用制苏叶、苏梗与当归、阿胶等配伍，如调经紫苏汤：苏叶、白芍、当归、阿胶、人参、丹参、炙甘草、苏梗、大枣，以培养血气以养胎气、荣经脉，固冲任、补阴益血。

怀妊四月，脉滑疾者，用苏叶、苏梗与菊花、白芍等药配伍，如菊花汤：菊花、苏叶、白芍、当归、阿胶、人参、麦冬、炙草、苏梗、大枣，疏血气以通血脉，疏热补虚以养胎息，扶元气以长胎元，无不热解经荣而胎元日长矣。

（3）肺虚气亏，劳伤久嗽，喘咳痰盛，常用定喘丸：苏梗、白芥子、苏子、桑皮、苏叶、百合、杏仁、莱菔子、橘皮、天冬、川贝母、知母、法半夏、紫菀、麦冬、生地、冬花、白术、当归、首乌、阿胶、茯苓、黄芪，理肺补气，止嗽定喘，治肺虚气亏之咳喘。

（4）食积气滞之腹胀泄泻可用苏叶、苏梗与麦芽、山楂等药配伍，如肥儿糕：苏叶、苏梗、霜桑叶、茅术、广湘黄、楂炭、麦芽、红茶叶、砂糖，养元气，健胃肠，进饮食，主治腹胀泄泻，虚劳羸怯。

（5）小儿随其心性，不可触逆。凡有所爱之物，不可强直取之，心神所好，若不遂欲，心气解散，神逐物迁，不食不言，神昏如醉，四肢垂，状如中恶，可用苏叶、苏梗与沉香等药配伍，如沉香顺气散：沉香、茯神、紫苏、苏梗、人参、甘草，治小儿物忤逆触。

【毒副作用】

本品行散之力较强，功效略有不同，当注意使用。《本草汇言》云："紫苏，散寒气、清肺气，宽中气，安胎气，下结气，花痰气，乃治气之神药也。"《长沙药解》："苏叶辛散之性，善破凝寒而下冲逆，护胸腹而消胀满，故能治胸中瘀结之证而通经达脉，发散风寒，双解中外之药也。"今人恒以茎、叶、子三者分主个证。盖此物产地不同，形状亦别，多叶者其茎亦细，而茎秆大者，则叶又少，故分析辨治，尤为精切。《本草乘雅半偈》曰："（紫苏）致新推陈之宣剂，轻剂也。故主气下者，可使之宣发，气上者，可使之宣摄。叶则偏于宣散，茎则偏于宣通，子则兼而有之，而性稍缓。"此今人选药之密，已与宋金元明不同，不可谓非药物学之进境者。"《本草汇言》："紫苏，散寒气，清肺气，宽中气，安胎气，下结气，花痰气，乃治气之神药也。一物有三用焉：如伤风伤寒，头疼骨痛，恶寒发热，肢节不利，或脚气疝气，邪郁在表者，苏叶可以散邪而解表；气郁结而中满痞塞，胸膈不利，或胎气上逼，腹胁胀痛者，苏梗可以顺气而宽中；设或上气喘逆，苏子可以定喘而下气。痰火奔迫，苏子可以降火而清痰，三者所用不同，法当详之。"

【参考文献】

陈吉芳. 紫苏不同部位的功效及临床应用. 第六次临床中药学学术年会论文集. 2013，24（8）：351-355.

全香花，綦秀芬，刘洪玲. 紫苏叶的药理作用及临床应用概况 [J]. 中医药信息. 2003，20（2）：21-22.

任永欣. 紫苏叶的现代药理及应用研究进展 [J]. 四川生理科学杂志. 2002，24（2）：51-53.

宋明明，尚志春，付晓雪，等. 紫苏梗的化学成分研究 [J]. 中国药房. 2014，31（9）：2947-2948.

于漱琦，马尧，田永清，等. 紫苏化学成分研究进展 [J]. 特产研究. 2001，3（9）：11-14.

四、制首乌 夜交藤

【药物功效】

制首乌、夜交藤为临床治疗阴血不足的同株药对。

何首乌又名野苗、交藤、交茎、夜合、地精、桃柳藤、赤葛、九真藤、芮草、蛇草、陈知白、马肝石、九真藤、疮帚等。属蓼科植物,制首乌为何首乌与黑豆的炮制加工品,制成品为不规则皱缩状的块片。味苦、甘、涩,性温平,归肝、心、肾经,有补益精血,养肝安神,强筋骨,固肾乌须的作用。主要含蒽醌类化合物、大黄素、大黄酚、大黄素甲醚、大黄酸、大黄酚蒽酮、芪类化合物、白藜芦醇、云杉新甙、四羟基芪-2-O-D-葡萄糖甙、四羟基芪-2-O-葡萄糖甙、没食子酸酯、四羟基芪-2-O-葡萄糖甙-3-O-没食子酸酯、没食子酸、右旋儿茶精、右旋表儿茶精、大黄酚、大黄素等。

夜交藤是蓼科植物何首乌的干燥藤茎。味苦、甘、涩,性微温,归肝、肾经。具有养心,安神,通络,祛风的功效。主要成分含大黄素甲醚、大黄素、β-谷甾醇、对羟基苯甲醛、大黄素-8-甲醚、ω-羟基大黄素、大黄素甲醚-8-O-β-D-吡喃葡萄糖苷、大黄素-8-O-β-D-吡喃葡萄糖苷、2,3,5,4-四羟基反式苯乙烯-2-O-β-D-吡喃葡萄糖苷等。

【配伍功效】

制首乌甘涩,入肺肠经,善补肝肾,益精血,乌须发,强筋骨,化浊降脂。《药品化义》曰:"益肝,敛血,滋阴。治腰膝软弱,筋骨酸痛,截虚疟,止肾泻,除崩漏,解带下。"常与当归、人参等同用,治疗气血俱虚,肾精不足,《何首乌录》曰:"主五痔,腰腹中宿疾冷气,长筋益精,能食,益气力,长肤,延年。"《日华子本草》:"味甘久服令人有子,治腹藏宿疾,一切冷气及肠风。"夜交藤味甘,入心经,滋心阴,养心神,故治失眠。《本草正义》:"治夜少安寐。""夜交藤,濒潮止称茎叶治风疮疥癣,作浴汤甚效,今以治夜少安寐,盖取其能引阳入阴耳。然不寐之源,亦非一端,苟不知从病源上着想,而唯以此为普通用品,则亦无效。但止堪供佐使之助,因是调和阴阳者,故亦有利无害。"《本草纲目》:"风疮疥癣作痒,煎汤洗浴。"《本草再新》:"补中气,行经络,通血脉,治劳伤。"故二药伍用,滋补相合,相须为用,滋阴养血、宁心安神。

【药理作用】

1. 制首乌

(1)制首乌能延缓 D-半乳糖所致的大鼠衰老。

(2)制首乌中多糖成分可促进腹腔巨噬细胞的吞噬功能以及淋巴细胞的转化。

(3)制首乌提取物具有增强机体固有免疫及特异性免疫的功能。

(4)制首乌水煎液能改善造血障碍动物外周血象,具有修复造血功能障碍的作用。

(5)制首乌中何首乌总苷能抑制胶原纤维降解,防止动脉粥样硬化斑块破裂,对心源性猝死有预防作用。

（6）酒制何首乌提取物对糖尿病模型小鼠具有明显的降糖作用。

（7）制首乌煎液能减轻肝组织纤维化程度，减少腹水发生，有一定的保肝作用。

2. 夜交藤

（1）夜交藤对金葡萄、卡他萘瑟氏球菌、流感杆菌及大肠杆菌有抑制作用，对呼吸道感染有治疗作用。

（2）夜交藤中二苯乙烯苷能抑制过氧化脂质在肝脏中沉积，防止肝脏过氧化脂质含量升高，具有保肝作用。

（3）夜交藤提取液可明显提高大鼠血清中高密度脂蛋白，降低低密度脂蛋白，具有明显降血脂与抗动脉粥样硬化作用。

从以上药理作用看，该药对养血安神作用与二者能促进肝脏蛋白活力等的药理作用有关。

【药对配方】

（1）清代·凌奂《饲鹤亭藏书志》之"桑麻丸"。

（2）清代·费伯雄《医醇剩义》之"甲乙归藏汤"。

（3）宋代·陈言《三因极一病证方论》"补肝汤"。

【药对用量】

刘老将制首乌与夜交藤配伍使用时，其用量比例关系通常为1:2，常用剂量为制首乌10g和夜交藤20g。桑麻丸、补肝汤。若小儿用药则减半使用。

【临证运用】

肝阴不足，眼目昏花；并治久嗽不愈，肌肤甲错，麻痹不仁；七情内伤，气血乖乱，伤及冲任，经水不调之带下；肝血不足，或肝虚脾弱引起的头晕眼花急躁易怒等证；心神不宁之失眠，梦多，头昏，头胀。肝阳偏亢，肝风上扰，头痛眩晕，失眠抽搐，半身不遂（高血压）。

（1）肝阴不足之眼目昏花，治久嗽不愈，肌肤甲错，麻痹不仁可用制首乌、夜交藤与桑叶、党参药等配伍。如桑麻丸：制首乌、党参、桑叶、黑芝麻、女贞子、白蒺、滁菊、杞子、熟地、当归、牛膝、茯苓、麦冬、五味子、蒙花、望月砂、蝉衣、石决明、草决明、治外肝阴不足之眼目昏花，久咳不愈兼肌肤甲错，麻木不仁。

（2）七情内伤，气血乖乱或经水不调以致带脉失司，伤及冲任之月经不调，带下。用制首乌、夜交藤与玄参、阿胶等配伍，如调经止带丸：元参、白芍、杜仲、茯神、十大功劳子、阿胶、牡蛎、生地、制首乌、乌贼骨、白螺壳、归身炭、广橘白、茜根炭、淡芩、川柏皮炭、冬术、白薇、川贝、柏子仁、制香附、知母，以补血调经，清热利湿。

（3）肝血不足，肝虚脾弱所致头晕眼花急躁易怒，常用补肝汤：冬桑叶、炒枸杞、小胡麻、望月砂、制首乌、石决明、黄菊花、稽豆皮，治肝脾虚弱之头晕眼花，脉涩细，左目痛，泪热翳膜等证。

（4）心神不宁之失眠可用制首乌、夜交藤与茯神、龙齿等药配伍，如安眠汤：夜交藤、合欢花、炒枣仁、龙齿、茯神、麦冬、石斛、珍珠母、白芍、夏枯草、朱砂、琥珀，治疗失眠，梦多，头昏，头胀。

（5）肝阳偏亢，肝风上扰，可用天麻钩藤饮：天麻、钩藤、黄芩、杜仲、石决明、益母草、川牛膝、桑寄生、朱茯神、夜交藤，以平肝降逆，镇静精神，降压缓痛，清热化痰，平肝潜阳，治疗头痛眩晕，失眠抽搐，半身不遂。

【毒副作用】

大便溏泄及湿痰较重者不宜用。本品滋补之力较强。《本草正义》："专入肝肾，补养真阴，且味固甚厚，稍兼苦涩，性则温和，皆与下焦封藏之理符合，故能填益精气，具有阴阳平秘作用，非如地黄之偏于阴凝可比。"本品还具有消散之功，《开宝本草》曰："主瘰疬，消痈肿，疗头面疮，五痔，止心痛，黑髭鬓，悦颜色亦，治妇人产后及带下诸疾。气血太和，则风虚、痈肿、瘰疬诸疾可知（除）矣。"《本草再新》载夜交藤"可补中气，行经络，通血脉，治劳伤。"《本草正义》："夜交藤，濒湖止称茎叶治风疮疥癣，作浴汤甚效，今以治夜少安寐，盖取其能引阳入阴耳，然不寐之源，亦非一端，苟不知从病源上着想，而唯以此为普通用品，则亦无效。但止堪供佐使之助，因是调和阴阳者，故亦有利无害。"故本品不宜久服。

【参考文献】

高淑红，苏珍枝．肖学凤制首乌化学成分及药理作用研究进展［J］．山西中医学院学报．2012，（13）2：74-77.

李洪兵．何首乌的现代药理学研究综述［J］．云南中医中药杂志．2012，（33）6：72-75.

苏焕群．何首乌药理研究进展［J］．中药材．1993，（16）2：35-37.

王付荣，周洪雷．何首乌及夜交藤化学成分及药理作用的研究进展［J］．江西中医学院学报．2007，（19）10：98-100.

薛咏梅等．夜交藤的研究与开发进展［J］．云南中医学院学报．2008，（31）2：64-67.

五、银花　银花藤

【药物功效】

银花、银花藤为临床常用治疗风热痈肿的同株药对。

银花为忍冬科植物忍冬、红腺忍冬、山银花（毛蕊忍冬）或毛花柱忍冬的干燥花蕾或带初开的花。性甘寒气芳香，归肺、心、胃经。有清热解毒，凉散风热的作用。主要含挥发油、葡萄糖苷、半乳糖苷、金丝桃苷及有机酸类。

银花藤为忍冬科植物忍冬的干燥茎枝。味甘，性寒。归肺、胃经。具有清热解毒，疏风通络的功效。本品含有葡萄糖苷、木犀草素等黄酮类物质。

【配伍功效】

银花清热解毒，散痈消肿，为治一切内痈外痈之要药。《本草纲目》："一切风湿气，及诸肿毒、痈疽疥癣、杨梅诸恶疮，散热解毒。"本品甘寒，芳香疏散，善散肺经热邪，透热达表，常与连翘、薄荷、牛蒡子等同用，治疗外感风热或温病初起，身热头痛，咽痛口渴，《本草拾遗》："主热毒、血痢、水痢、浓煎服之。"银花藤清热，解毒，通络。银花藤解毒作用不及金银花，但有清热疏风，通络止痛的作用能治温病发热，热毒血痢。《滇南本草》："宽中下气，消痰，祛风热，清咽喉热痛。"《本草纲目》："风疮疥癣作痒，煎汤洗浴。"《本草再新》："治心虚火旺，补气宽中，咳嗽，痈痿。"故二药伍用，芳香疏散，清热解毒，疏风通络。

【药理作用】

1. 银花

（1）银花具有广谱抗菌作用，能够明显抑制金葡萄球菌及痢疾杆菌等细菌的生长。
（2）银花煎剂能促进白细胞的吞噬作用。
（3）银花有明显的抗炎及解热作用。
（4）银花水溶物具有一定降低胆固醇作用。
（5）银花提取物能延缓呼吸道病毒对细胞的病变作用，能显著减轻肺脏病变。
（6）银花大量口服对实验性胃溃疡有预防作用。

2. 银花藤

（1）银花藤对多种致病菌如金黄色葡萄球菌、溶血性链球菌、大肠杆菌、痢疾杆菌、霍乱弧菌、伤寒杆菌、副伤寒杆菌等均有一定抑制作用。
（2）银花藤能抑制大鼠角叉菜胶性脚肿。
（3）银花藤有明显抗渗出和抗增生的作用。
从以上药理作用看，该药对清热解毒作用与二者杀菌抗炎等的药理作用有关。

【药对配方】

（1）清代·顾世澄《疡医大全》之"立消散"。
（2）清代·费伯雄《医醇剩义》之"疏风清脑饮"。
（3）宋代·陈言《玉案》之"神功饮"。
（4）清代·龚居中《外科活人定本》之"神应万效膏"。
（5）明代·虞抟《医学正传》之"苏方木散"。

【药对用量】

刘老将制银花与银花藤配伍使用时，其用量比例关系通常为1∶2，常用剂量为银花10g 和银花藤20g。立消散、疏风清脑饮。若小儿用药则减半使用。

【临证运用】

人大腿根缝结肿疮毒之便毒（性病性淋巴肉芽肿）；风气肿毒诸病；肝气郁结型妇人乳内核，红肿破溃；伏瘟初起，恶寒发热，项强筋急，头脑疼痛剧烈；火毒凝结上攻，生于百会穴者；感触暴厉风毒之疠风（麻风病）；小儿发热，痰涎壅盛，惊悸不安，咳嗽气促；烫火伤，毒火攻里。

（1）痈肿疮毒之便毒，可用银花、银花藤配伍。如银花饮：银花、银花藤治对口、发背、鱼口、便毒及一切无名肿毒。
（2）风气肿毒诸病。用银花、银花藤与射干、防风等配伍，如神应万效膏：香附子、石楠藤、草乌、乌药、苦参、五加皮、白蒺藜、枳壳、槟榔、独活、京三棱、白鲜皮、羌活、牛膝、川芎、凤尾草、海桐皮、桔梗、防风、莪术、青风藤、血见愁、归尾、大黄、玄参、蒲公英、雷公藤、黄芩、连翘、丹参、皂角刺、苍耳子、苍术、乌头、松节、黄药子、羊蹄根、茄根、荸荠、白及、土牛膝、忍冬藤、天花粉、桑白皮、白蔹、威灵仙、天南星、延胡索、芫花、射干、紫背天葵、红芽大戟、金银花、穿山甲、官桂、杏仁、桃仁，以疏散风热，解毒消肿。

（3）肝气郁结型妇人乳内核，常用神功饮：忍冬藤、蒲公英、甘草节、金银花、瓜蒌，治妇人乳内一核，初起如钱，不作疼痒，三五年成边红肿，溃时无脓，惟流清水，形如岩穴之凹者。

（4）心神不宁之失眠可用制首乌、夜交藤与茯神、龙齿等药配伍，如安眠汤：夜交藤、合欢花、炒枣仁、龙齿、茯神、麦冬、石斛、珍珠母、白芍、夏枯草、朱砂、琥珀，治疗失眠，梦多，头昏，头胀。

（5）伏瘟初起，可用疏风清脑饮：杭菊花、荷叶、淡豆豉、川藁本、苏荷叶、丹皮、玄参、晚蚕砂、钩藤、鲜银花藤、葱白，主治伏瘟初起，恶寒发热，项强筋急，头脑疼痛剧烈，口微渴，舌尖红者。

（6）火毒凝结，可用银花、银花藤与藁本、地骨皮等药配伍，如立消散：龙胆草、藁本、西牛黄、白芷、地骨皮、雄黄、金银花、银花藤，主治火毒凝结上攻，生于百会穴之百会疽。

（7）外感风邪之疬风，可用银花、银花藤与蒲公英、墨旱莲等药配伍。如百花膏：透骨草、忍冬藤、蒲公英、鹤虱草、九龙藤、野天麻、旱莲草、半枝莲、地杨梅、豨莶草、苍耳草、紫地丁、地锦草、旱辣蓼、大小青、薄荷叶、灵芝草、鱼腥草、见肿消、血见愁、淡竹叶、南天竹、枸杞、头橘树头、枳（木具）叶、五加叶、接骨木、石楠头、地蜈蚣、篇蓄草、马齿苋、野芥菜、蛇床叶、长青草、慎火草、太湖葱，治疗暴厉风毒之现眉落、目损、鼻崩、唇反、足底穿等。

【毒副作用】

脾胃虚寒及气虚疮疡脓清者忌用。本品宣散力较强。《本经逢原》云："金银花，解毒去脓，泻中有补，痈疽溃后之圣药。但气虚脓清，食少便泻者勿用。痘疮倒陷不起，用此根长流水煎浴，以痘光壮为效，此即水杨汤变法。"《本草纲目》曰："治一切风湿气及诸肿毒，痈疽疥癣，杨梅恶疮，散热解毒。"《滇南本草》："宽中下气，消痰，祛风热，清咽喉热痛。"银花还有祛风解毒之功《本草通玄》："金银花，主胀满下痢，消痈散毒，补虚疗风，世人但知其消毒之功，昧其胀利风虚之用，余于诸症中用之，屡屡见效。"银花藤功效与银花类似，但有所区别，《本草纲目》云："忍冬茎叶及花功用皆同。昔人称其治风、除胀、解痢为要药，而后世不复知用，后世称其消肿、散毒、治疮为要药，而昔人并未言及，乃知古今之理，万变不同，未可一辙论也。"本品配伍时应注意用量比例。

【参考文献】

黄宝山. 壮药银花藤临证举隅［J］. 医学文选.1991, 5（1）：60-61.

滕红丽. 金银花药材的综合研究分析［J］. 中药材.2007, 6（30）：744-747.

徐晖. 金银花药理作用研究进展 [J]. 湖南中医杂志. 2013, 9（29）: 148-149.

庄丽, 张超, 阿里穆斯. 金银花的药理作用与临床应用研究进展 [J]. 辽宁中医杂志. 2013, 2（40）: 378-380.

六、桑叶　桑白皮

【药物功效】

桑叶、桑白皮为临床常用清肺润燥的同株药对。

桑叶为桑科植物桑的干燥叶。味甘、苦, 性寒。归肺、肝经。具有疏散风热, 清肺润燥, 清肝明目之功效。本品叶主要成分有甾体及三萜类化合物、黄酮及其苷类、香豆精及其苷类、挥发油、氨基酸及小肽、生物碱、有机酸及其他化合物。

桑白皮为桑科植物桑的干燥根皮。味甘, 性寒。归肺经。具有泻肺平喘, 利水消肿之功效。桑属植物的根皮主要含黄酮类化合物、香豆素类、呋喃衍生物-多糖类、甾体和萜类、挥发油等多种成分。

【配伍功效】

桑叶轻清疏散, 清热去风, 清肺止咳; 桑白皮辛散苦降, 泻肺平喘, 利水消肿。桑白皮以降气平喘为主, 桑叶以宣肺平喘为要。《本草经疏》:"甘所以益血, 寒所以凉血, 甘寒相会, 故下气而益阴, 是以能主阴虚寒热及因内热出汗。其性兼燥, 故又能除脚气水肿, 利大小肠, 除风。经霜则兼渭肃, 故又能明目而止渴。发者血之余也, 益血故又能长发, 凉血故又止吐血。合痈口, 罨穿掌, 疗汤火, 皆清凉补血之功也。"李杲认为:"桑白皮, 甘以固元气之不足而补虚, 辛以泻肺气之有余而止嗽。又桑白皮泻肺, 然性不纯良, 不宜多用。"二药伍用, 一宣一降, 宣降合法, 共奏疏风解表、清热泻肺、止咳平喘之功效, 用于治疗风热郁表袭肺所致之发热、咳喘、痰黄者。"

【药理作用】

1. 桑叶

（1）桑叶中含有独特的 DNJ 生物碱, 具有降血糖作用。

（2）桑叶能够改善肝功能、降血脂、降血压。

（3）桑叶通过多种途径可起到延缓衰老的作用。

（4）桑叶能调节肠道功能, 起到保护肠黏膜和减肥的作用。

（5）桑叶可抑制毛细血管通透性的增加, 起到利水作用。

（6）桑叶中含有的两种黄酮具有抗肿瘤作用。

（7）桑叶能够抑制血栓形成。

2. 桑白皮

（1）桑白皮甲醇提取物有镇痛、抗炎和免疫调控作用。

（2）桑白皮丙醇提取物能够镇咳、祛痰、平喘。

（3）桑白皮 75% 乙醇提取物有抗血小板聚集作用。

（4）桑白皮具有扩血管作用。

（5）桑白皮水煎剂能起到利尿作用。

（6）桑白皮乙醇提取液有降血糖作用。

（7）桑白皮75%乙醇提取物能明显缓解小鼠胃溃疡和小肠性腹泻。

从以上药理作用看，该药对清肺止咳平喘作用与二药的镇咳、抗炎等药理作用有关。

【药对配方】

现代·《辽宁中草药新医疗法展览会资料选编》之"双桑降压汤"。

【药对用量】

刘老将桑叶与桑白皮配伍使用时，其用量比例关系通常为1∶1，常用剂量为桑叶20g和桑白皮20g。若小儿用药则减半使用。

【临证运用】

（1）桑叶能散风热而泄肺热，与菊花、银花、薄荷、前胡、桔梗等配合应用，可治疗外感风热、头痛咳嗽。与菊花、决明子、车前子合用，治疗肝火上炎所致的目赤肿痛。与滋养肝肾的女贞子、枸杞子、黑芝麻等同用，治疗肝阴不足，眼目昏花。

（2）邵长荣经验，二药随证配伍可以治疗各型哮喘、慢支。取得了平喘、化痰、止咳和扶正固本的较好效果。

（3）黄文东经验，二药随证配伍清肺可以治疗寒包火、风热及燥热咳嗽，宣肺与清肺同用，即《内经》所谓"火郁发之"之意。

本药对清肺热，疏风热，施今墨常用以治疗急性支气管炎、毛细支气管炎、支气管扩张感染、支气管哮喘有感染时及肺脓疡等，凡肺热咳嗽而又见表证者，咳嗽痰黏色黄、胸闷不畅、恶风发热等，用之有效。

【毒副作用】

桑叶《日华子本草》："暖，无毒。"《纲目》："味苦甘，寒，有小毒。"桑白皮肺虚无火，小便多及风寒咳嗽忌服。《本草经集注》："续断、桂心、麻子为之使。"《得配本草》："肺虚，小便利者禁用。"两药配伍，无需大剂量使用，注意用药禁忌即可。

【参考文献】

吴志平，谈建中，顾振纶，等. 中药桑白及化学成分及药理活性研究进展［J］. 中国野生植物资源，2004，23（5）：10-12，16.

张丽洁，张志. 桑叶的药理作用及临床应用［J］. 中国当代医药，2010，29：80-81.

张明发，沈雅琴. 桑白皮的药理研究进展［J］. 上海医药，2006，04：164-167.

七、橘核　陈皮

【药物功效】

橘核、陈皮为临床常用理气健脾的同株药对。

橘核为芸香科植物橘及其栽培变种的干燥成熟种子。味苦，性平。归肝、肾经。

具有理气，散结，止痛之功效。橘核中含有多种油脂脂肪酸，主要有亚油酸、油酸、硬脂酸、棕榈酸、肉豆蔻酸、花生酸等，还含有柠檬苦素及其类似物、蛋白质及矿物元素。

陈皮为芸香科植物橘及其栽培变种的干燥成熟果皮。味苦、辛，性温。归肺、脾经。具有理气健脾，燥湿化痰之功效。陈皮化学成分主要有黄酮类化合物如黄酮、黄烷酮橙皮苷、新橙皮苷等，挥发油类如γ-松油烯、柠檬烯、α-蒎烯和β-月桔烯等，生物碱辛弗林、N-甲基酪胺，还含有柠檬苦素、多种微量元素及营养物质、多酚类、果胶、肌醇、麝香草酚和β-谷甾醇。福橘果皮含挥发油，其中主要为柠檬烯。温州蜜橘果皮亦含挥发油，油中含异丙烯基甲苯、δ-榄香烯、α-玷巴烯、α-葎草烯、β-葎草烯、β-倍半水芹烯、乙酸-α-葎草烯醇酯和甜香味极佳的乙酸孟二烯-1，8-醇-10-酯。果皮中另含橙皮苷、胡萝卜素、隐黄素、维生素C、维生素B1和果胶。各种橘皮均含挥发油，且多含黄酮苷（如橙皮苷）等成分。

【配伍功效】

橘核理气，止痛。治疝气，睾丸肿痛，乳痈，腰痛，膀胱气痛。理气健脾，燥湿化痰，用于胸脘胀满，食少吐泻，咳嗽痰多。《本草经疏》："橘核，出《日华子》，其味苦温而下气，所以能入肾与膀胱，除因寒所生之病也，疝气方中多用之。"《本草汇言》："橘核，疏肝、散逆气、下寒疝之药也。"《医学启源》："橘皮能益气，加青皮减半，去滞气，推陈致新。若补脾胃，不去白，若理胸中滞气，去包。《主治秘要》云，苦辛益气，利肺，有甘草则补肺，无则泻肺。"《日用本草》："橘皮，能散能泻，能温能补，能消膈气，化痰涎，和脾止嗽，通五淋。中酒呕吐恶心，煎饮之效。"《纲目》："橘皮，苦能泻能燥，辛能散，温能和。其治百病，总是取其理气燥湿之功，同补药则补，同泻药则泻，同升药则升，同降药则降。脾乃元气之母，肺乃摄气之钥，故橘皮为二经气分之药，但随所配而补泻升降也。洁古张氏云，陈皮、枳壳，利其气而痰自下，盖此义也。同杏仁治大肠气闷，同桃仁治大肠血闷，皆取其通滞也。按方勺《泊宅编》云，橘皮宽膈降气、消痰饮极有殊功。他药贵新，唯此贵陈。"故二药伍用，相互促进，相须为用，理气健脾，散结止痛益彰。

【药理作用】

1. 橘核

（1）橘核具有镇痛作用，其有效成分为柠檬果素。
（2）橘核中的柠檬苦素类物质具有抗癌活性。
（3）橘核提取物可抵抗病毒、寄生虫、微生物引起的感染。

2. 陈皮

（1）陈皮中的黄酮类化合物有清除氧自由基，抗氧化的能力。
（2）陈皮中的多甲氧基类黄酮成分对肿瘤有明显的抑制作用。
（3）橙皮苷有避孕效果，且副作用小。
（4）陈皮能延长果蝇寿命，效果优于人参皂苷。

（5）橙皮苷对糖尿病引起的神经系统和肾脏方面的并发症有预防作用，效果与氨基胍相似。

（6）陈皮挥发油有一定的抗过敏、镇咳、平喘和抗炎作用。

（7）柠檬苦素类化合物具有抗癌、抗杂、抗病毒、镇静催眠、降低胆固醇、防止动脉粥样硬化、抗疟虫等作用。

（8）陈皮中的辛弗林升压作用明显，且作用迅速、消除快。

【药对配方】

（1）清代·顾世澄《疡医大全》之"消疝丸"、"昆仑丸"。

（2）清代·顾世澄《疡医大全》（《活人录》）之"双补分消丸"。

（3）明代·龚信《古今医鉴》之"加减通气散"。

（4）清代·陈歧《医学传灯》之"橘练补中汤"。

（5）明代·孙文胤《丹台玉案》之"二陈双核饮"、"一醉散"。

（6）明代·武之望《济阳纲目》引朱丹溪方"加减二陈汤"。

【药对用量】

刘老将橘核与陈皮配伍使用时，其用量比例关系通常为2：1，常用剂量为橘核20g和陈皮10g。

【临证运用】

1. 疝气《石室秘录》：孙真君传治疝方。

用沙参一两，橘核一钱，肉桂一钱，柴胡一钱，白芍五钱，陈皮五分，吴茱萸五分，水煎服。一剂即定痛，二剂即痊愈。疝气一症，大约皆肝木之病，予所以治其肝，自随手而奏功也。

2. 徐小圃经验，二药随证配伍疏肝和中调气，可以治疗各型腹痛。

（1）腹痛案：寒滞互阻，腹痛呕恶，神倦嗜卧，舌白，脉濡数。治以温中，恐其变迁。制川乌9g（先煎），淡干姜3g，川厚朴3g，白豆蔻壳4.5g，砂仁壳4.5g，姜半夏9g，橘皮橘核（各）4.5g，台乌药9g，炒建曲9g，炙鸡内金9g，广藿梗9g，陈艾叶9g。

（2）水肿案：风湿相搏，水邪泛滥，遍体浮肿，咳呛痰鸣，气急，便黏溺少，舌无苔，不渴，脉濡数。姑与辛开淡渗，恐其滋变。川桂木9g，生麻黄1.8g，葶苈子9g（包），带皮茯苓12g，橘皮、橘核（各）4.5g，大腹皮12g，五加皮9g，生姜皮4.5g，冬瓜皮9g，肉桂1.8g（后下），陈葫芦9g。

（3）肠痈案：一诊，慢性肠痈，痛则呕吐，腑气艰行，舌白中剥，脉濡缓。治以祛瘀行气。肉桂心1.8g（后下），牡丹皮9g，延胡索9g，当归尾9g，京三棱9g，蓬莪术9g，淮牛膝9g，京赤芍9g，橘皮、橘核（各）4.5g，生米仁12g，桃仁9g。另：冬瓜仁60g煎汤代水。

二诊，肠痈已不作痛，腑气已行，舌化，脉濡缓，再宗前法。肉桂心1.8g（后下），牡丹皮9g，当归尾9g，京三棱9g，蓬莪术9g，淮牛膝9g，京赤芍9g，橘皮、橘核（各）4.5g，败酱草12g。另：生米仁60g，冬瓜仁60g煎汤代水。

三诊，肠痈已不作痛，知饥，多汗，舌白，脉濡缓。气阳下虚，治宜两顾。黄附片 9g（先煎），肉桂心 1.8g（后下），活磁石 30g（先煎），生牡蛎 30g（先煎），白豆蔻花 4.5g，砂仁壳 4.5g，橘络、橘核（各）4.5g，仙半夏 9g，仙灵脾 9g，陈蒲葵 30g（包）。另：生米仁、熟米仁（各）60g，生谷芽、熟谷芽（各）60g 煎汤代水。

【毒副作用】

橘核《本草纲目》："苦，平，无毒。"陈皮《本草别录》："无毒。"在常规剂量内水煎服不会不舒服。长期服用也没有明显副作用。

【参考文献】

万福根，邓仁华，黄贵平，等．中药橘核和研究进展［J］．中国药业，2011，17：76-77.

白燕，李晓玉，吴兆宇，等．陈皮的化学成分及药理作用研究［A］．中国药学会．2013 年中国药学大会暨第十三届中国药师周论文集［C］．中国药学会：2013：4.

八、益母草　茺蔚子

【药物功效】

益母草、茺蔚子为临床常用活血调经的同株药对。

益母草为唇形科植物益母草的新鲜或干燥地上部分。味苦、辛，性微寒。归肝、心包经。具有活血调经，利尿消肿之功效。细叶益母草含益母草碱、水苏碱、益母草定、益母草宁等多种生物碱、苯甲酸、多量氯化钾、月桂酸、亚麻酸、油酸、甾醇、维生素 A、芸香甙等黄酮类。又含精氨酸、4-胍基-1-丁醇、4-胍基–丁酸、水苏糖。

茺蔚子为唇形科植物益母草的干燥成熟果实。味辛、苦，性微寒。归心包、肝经。具有活血调经，清肝明目之功效。茺蔚子含有益母草宁。含油 37.02%。茺蔚子油中油酸占 63.75%，亚麻酸占 21.13%。茺蔚子含维生素 A 类物质。

【配伍功效】

益母草活血调经，疏散旁达，主治妇人诸瘀血证，故有益母之名；茺蔚子为益母之子，活血调经之功与益母草相类，但质沉重坠下降，偏于下血祛瘀。《本草纲目》："益母草之根、茎、花、叶、实，并皆入药，可同用。若治手足厥阴血分风热，明目益精，调妇人经脉，则单用茺蔚子为良，若治肿毒疮疡，消水行血，妇人胎产诸病，则宜并用为良。盖其根、茎、花、叶专于行，而其子则行中有补故也。"《本草纲目》："茺蔚子，白花者入气分，紫花者入血分。治妇女经脉不调，胎产一切血气诸病，妙品也。而医方鲜知用，时珍常以之同四物、香附诸药治人，获效甚多。盖包络生血，肝藏血，此物能活血补阴，故能明目、益精、调经，治女人诸病也。"朱震亨云："茺蔚子，活血行气，有补阴之功，故名益母。凡胎前产后所恃者，血气也。胎前无滞，产后无虚，以其行中有补也。"两药相须为用，活血行血而不破血，为妇女调经之要药。

【药理作用】

1. 益母草

（1）益母草对子宫有明显的兴奋作用，细叶益母草对小鼠妊娠依赖性乳腺瘤（PDMT）和由之引发的乳腺癌的发生有促进作用。

（2）益母草对心血管系统有保护作用。

（3）益母草能抑制血小板聚焦作用，降低血液及血浆黏度，预防和抑制微小血管血栓形成。

（4）益母草具有提高机体免疫力的作用。

（5）益母草能够治疗急慢性肾炎水肿，对肾脏有保护作用。

（6）益母草对皮肤真菌有一定抑制的作用。

2. 茺蔚子

（1）茺蔚子总碱有收缩子宫的作用。

（2）茺蔚子醇提液有降压作用。

（3）茺蔚子黄酮能够调节血脂。

（4）茺蔚子油具有抗氧化作用。

从以上药理作用看，该药对活血调经作用与二药的兴奋子宫、抗血栓等药理作用有关。

【药对配方】

（1）清代·程国彭《医学心悟》之"益母胜金丹"、"辛字号方"。

（2）民国·谢利恒《谢利恒家用良方》之"调经丸"。

（3）《北京市中药成方选集》之"定坤丹"。

（4）《竹林女科证治》之"坤浓资生丸"。

（5）《本草纲目》卷十五引《产宝宝》之"济阴返魂丹"。

（6）《产科心法》上集之"女服益母胜金丹"。

（7）《大生要旨》卷一之"坤厚资生丸"。

（8）《中国药典》一部之"痛络丸"。

【药对用量】

刘老将益母草与茺蔚子配伍使用时，其用量比例关系通常为1∶1，常用剂量为益母草20g和茺蔚子20g。若小儿用药则减半使用。

【临证运用】

（1）活血调经：益母草能祛瘀生新，行血而不伤新血，和血而不留瘀滞。所含益母草碱对子宫有兴奋作用，使子宫肌等紧张度增强，收缩频率加。瘀血所致之月经失调、痛经或产后瘀滞腹痛者，单用本品煎服或加砂糖熬膏服用。或常配伍当归、赤芍、艾叶、川芎、牛膝、地黄、丹参、香附等以活血调经。

益母草苦泻辛散，善入血分，并能活血化瘀而通经，为妇人经产血瘀之药，故有益母之名。黄宫绣在《本草求真》中云："行血，祛瘀，调经解毒，为胎前、产后要剂。"本品能化瘀，凉血，止血，对于气血瘀阻之崩漏下血，常与当归、熟地黄、白芍、川芎等同用，如《成方切用》之"益母四物汤"。

（2）祛瘀消肿：益母草性滑利善走，能清血热，解血毒，能抑制血小板聚集及血栓形成，活血化瘀最佳。凡跌打损伤之瘀血作痛，可配伍三七、延胡索、桃仁、红花、续断以活血祛淤，疗伤止痛。

（3）癥瘕积聚：益母草通行血脉，散瘀消肿，对于妇人腹有癥瘕，可配伍牡丹皮、丹参、莪术、拳参等药物同用。

（4）疮痈肿毒，皮肤痒疹：益母草苦寒，能清解血毒，对疮痈肿毒，皮肤痒疹，可单用外敷，亦可配伍川黄柏、蒲公英、苦参、龙葵等药物同用。

（5）利水消肿：益母草活血化瘀，又能通利水道。其煎剂有降血压和较强的利水退肿作用。特别是对于尿感染、糜蛋白尿具有独特疗效。凡血阻，水湿内停所致浮肿，小便不利，或急性肾炎水肿，尿血，高血压，尿蛋白等诸证，可单用煎水服用，以鲜品为佳；或配伍白茅根、车前草、茯苓、桑根皮、鹿衔草等应用。对于血热及瘀滞所致之血淋，可配伍车前子、石苇、川木通、泽兰等同用。

（6）治子宫脱垂：茺蔚子五钱，枳壳四钱。水煎服。（《湖南药物志》）

国医大师颜正华教授常用茺蔚子、益母草治疗月经病肝郁证。益母草活血行气调经，茺蔚子既可调经、又可补肾以治腰酸。

【毒副作用】

益母草毒性很低。《纲目》："味辛微苦，无毒。"《本草正》："血热、血滞及胎产难湿者宜之；着血气素虚兼寒，及滑陷不固者，皆非所宜。"孕妇及血虚无瘀者慎用。

由于其毒性低，而作用强度不及麦角制剂，故临床应用时可适当增加剂量。茺蔚子如1次服用在30g以上，可在4~6小时内发生中毒现象，如全身无力，下肢不能活动，周身酸痛，胸闷；重者有出汗，并呈虚脱状态。

【参考文献】

高文义，李银清，蔡广知，等.茺蔚子降血压活性成分筛选的实验研究［J］.长春中医药大学学报，2008，02：142-143.

郭鹏，高颖，张静泽，等.益母草的药理学研究进展［J］.武警医学院学报，2008，17（1）：83-84.

潘思源，常英，魏路雪.茺蔚子总碱和水苏碱收缩离体小鼠子宫的比较［J］.中草药，1998，10：687-688.

宋宇，孙立伟，申野.茺蔚子黄酮对高脂血症小鼠血脂的影响［J］.中国老年学杂志，2011，23：4616-4617.

九、枸杞子　地骨皮

【药物功效】

枸杞子、地骨皮为临床常用补肾的同株药对。

枸杞子为茄科植物宁夏枸杞的干燥成熟果实。味甘，性平。归肝、肾经。具有滋补肝肾，益精明目之功效。枸杞中含有枸杞子多糖（LBP），19 种氨基酸，包括氨基乙磺酸（牛磺酸），含有微量元素锌、铁、铜、锗、锰、镁、钙、钾、锌等，维生素，硫胺素、核黄素、烟酸烟酰胺，超氧化物歧化酶（SOD）、甘氨酸甜菜碱、颠茄碱、天仙子胺、亚油酸、亚麻酸及峰花酸，多种醇类，硝酸盐和草酸钙，岩蓝茄酮，L-1，2-去氢香附酮，1，2-脱氢-2-莎卓酮，茄歪惕酮等挥发性成分。

地骨皮为茄科植物枸杞或宁夏枸杞的干燥根皮。味甘，性寒。归肺、肝、肾经。具有凉血除蒸，清肺降火之功效。地骨皮含地骨皮甲素、地骨皮乙素、二氢咖啡酰基酰胺、咖啡酰基酰胺、戊烷并吡咯烷型生物碱、甜菜碱、胆碱-1，2，3，4，7-五羟基-6-氮杂双环［3，3，D］辛烷、1，4，7，8-四羟基-6-氮杂双环［3，3，0］辛烷、14 个打碗花精类生物碱亚麻酸、亚麻酸、亚麻酸、蜂花酸、肉桂酸、棕榈酸、硬脂酸、油酸、香草酸、9-羟基-10，12-十八碳二烯酸，9-羟基-10，12，15-十八碳三烯酸及肽类、蒽醌类、木脂素类、甾醇类、黄酮类等。

【配伍功效】

枸杞子又名枸杞果、血杞子，具有滋肾、润肺、补肝、明目的功效。《本草纲目》记载："枸杞，补精气诸不足，明目安神，令人长寿，久服，坚筋骨，轻身不老。"地骨皮又名杞根、地节。具有清热、凉血的功效，常用于治疗虚劳潮热盗汗、肺热咳喘、吐血、衄血、血淋、消渴、痈肿、恶疮等证。《本草纲目》记载："枸杞根乃地骨，甘淡而寒，下焦肝肾虚热者宜之。"《医学衷中参西录》："地骨皮即枸杞根上之皮也。其根下行直达黄泉，禀地之阴气最浓，是以性凉长于退热。为其力优于下行有收敛之力，是以治有汗骨蒸，能止吐血、衄血，更能下清肾热，通利二便，并治二便因热下血。且其收敛下行之力，能使上焦浮游之热因之清肃，而肺为热伤作嗽者，服之可愈。是以诸家本草，多谓其能治嗽也。惟肺有风邪作嗽者忌用，以其性能敛也。"《本草新编》："枸杞子，味甘、苦，气微温，无毒。甘肃者佳。入肾、肝二经。明耳目，安神，耐寒暑，延寿，添精固髓，健骨强筋。滋阴不致阴衰，兴阳常使阳举。更止消渴，尤补劳伤。地骨皮，即枸杞之根也。性甚寒凉，入少阴肾脏，并入手少阳三焦。解传尸有汗肌热骨蒸，疗在表无汗风湿风痹，去五内邪热，利大、小二便，强阴强筋，凉血凉骨。二药同是一本所出，而温寒各异，治疗亦殊者，何也？盖枸杞秉阴阳之气而生。亲于地者，得阴之气；亲于天者，得阳之气也。得阳气者益阳，得阴气者益阴，又何疑乎？惟是阳之中又益阴，而阴之中不益阳者，天能兼地，地不能包天，故枸杞子益阳而兼益阴，地骨益阴而不能益阳也。然而，二物均非君药，可为裨裨之将。枸杞佐阳药以兴阳，地骨皮佐阴药以平阴也。"

【药理作用】

1. 枸杞子

（1）枸杞子对免疫功能具有调节作用。

（2）枸杞水煎剂具有抗氧化及抗衰老作用。

（3）枸杞子液明显降低血中血清总胆固醇、甘油三酯、低密度脂蛋白胆固醇，起到降血脂作用。

（4）枸杞多糖能够保护肝功能。

（5）枸杞多糖具有降血糖作用。

（6）枸杞具有良好的抗肿瘤作用。

（7）枸杞子具有明显的抗诱变作用。

（8）枸杞子中的转化酶抑制剂，可用于治疗高血压。

（9）枸杞子浸出液对多种细菌有较强的抑菌作用，具有对铅免疫毒性的拮抗作用。

（10）枸杞还具有抗辐射作用。

2. 地骨皮

（1）地骨皮中的牛磺酸能有效降低血糖。

（2）地骨皮具有解热镇痛的作用。

（3）地骨皮水提液对超氧自由基有清除作用。

（4）地骨皮乙醇提取物对常见细菌、真均有抑制作用。

（5）地骨皮水煎剂对免疫功能具有双相调节作用。

（6）地骨皮还具有调节成骨样细胞、调血脂、降血压、改善睡眠质量及潜在的抗生育作用。

【药对配方】

（1）明代·龚廷贤《万病回春》之"延龄固本丹"。

（2）宋代·陈直《寿亲养老新书》之"不老丸"。

（3）《活人方》之"集灵膏"。

（4）明代·沈之问《解围元薮》之"羌活愈风汤"。

（5）宋代·太医院编《圣济总录》之"枸杞丸"。

（6）清代·顾世澄《疡医大全》之"育神夜光丸"。

（7）明代·李时珍《本草纲目》卷三十六引《保寿堂方》"地仙丹"。

（8）明代·张介宾《景岳全书》之（《元戎》）"地黄散"。

【药对用量】

刘老将枸杞子与地骨皮配伍使用时，其用量比例关系通常为1∶1，常用剂量为枸杞子20g和地骨皮20g。

【临证运用】

（1）虚劳之肾阴虚，有潮热、口干、咽痛、脉数为阴虚而火旺，左归丸去鹿角胶、山茱萸，加知母、黄柏、地骨皮滋阴泻火。

（2）《本草纲目》：精神病（心气不足，精神恍惚，语言错妄，怔悸烦郁，忧悉惨戚，喜怒多风扇，健忘少睡，夜多异梦，狂不知人）。用预知子（去皮）、白茯苓、枸杞子石草蒲、茯神、柏子仁、人胡、地骨皮、远志、山药、黄精（蒸熟）、朱砂（水飞），等分为末，加炼蜜和成丸子，发芡子大。每嚼服一丸，人参汤送人。

（3）《疡医大全》：黑翳如珠外障 按此证皆因肾虚肝热，子母俱亏，其病感受，大抵与前证相仿。睛珠疼痛，泪出难睁，羞明怕日，乌珠上边生黑翳，突起如黑豆，育神夜光丸（人参、生地、熟地、天门冬、麦门冬、钗斛、牛膝、当归、枳壳、枸杞子、地骨皮、菟丝子、菊花、远志炼蜜为丸，白汤下）。

（4）《竹林女科证治》：妇人瘦弱不孕，妇人瘦弱，多由血少不能受孕，宜常服大补丸。大补丸：天冬（去心）、麦冬（去心）、石菖蒲、茯苓、人参、益智仁、枸杞子、地骨皮、远志肉（各等分）为末，蜜丸桐子大。空心酒下三十丸。

（5）《古今医统大全》：生地黄饮子：治诸见血无寒。吐血、衄血，下血、溺血，皆属热。生地黄、熟地黄、枸杞子、地骨皮、黄芩、芍药、天门冬、黄甘草（各等分）上咀，每服七钱，水二盏，煎八分，去渣，食远服。如脉微，身凉，恶风者，加桂五分。吐血者，多如此。

（6）中风，《医门法律》：愈风汤：初觉风动，服此不致倒仆，此乃治未病之圣药也。又治中风证，内邪已除，外邪已尽，当服此药以行导诸经。久服大风悉去，纵有微邪，只从此药加减治之。然治病之法，不可失于通塞，或一气之微汗，或一旬之通利，如此乃常服之药也，久则清浊自分，荣卫自和矣。羌活、甘草、防风、当归、蔓荆子、川芎、细辛、黄芪、枳壳、人参、麻黄、白芷、甘菊、薄荷 枸杞子、知母、地骨皮、独活、秦艽、黄芩、芍药、苍术、生地黄（各四两），肉桂（一两），上咀，每服一两，水二盏，生姜三片，空心煎服，临卧煎渣服。空心一服，吞下二丹丸，谓之重剂，临卧三服，吞下四白丹丸，谓之轻剂。假令一气之微汗，用愈风汤三两，加麻黄一两，作四服，加姜空心服。以粥投之，得微汗则住。如一旬之通利，用愈风汤三两，加大黄一两，亦作四剂。如前临卧服，得利为度，此药常服之。

【毒副作用】

《别录》言枸杞子："微寒，无毒。"《食疗本草》："寒，无毒。"

地骨皮毒性较小，《别录》："大寒，无毒。"《医学入门》："忌铁。"《本草汇言》："虚劳火旺而脾胃薄弱，食少泄泻者宜减之。"《本草正》："假热者勿用。"常规剂量内水煎服无明显毒副作用。

【参考文献】

宁娜，韩建军．地骨皮的化学成分与药理作用［J］．现代药物与临床，2010，03：172-176.

周晶，李光华．枸杞的化学成分与药理作用研究综述［J］．辽宁中医药大学学报，2009，06：93-95.

第四章 协效药对

一、白术 苍术

【药物功效】

白术与苍术为临床常用的健脾燥湿的药对。

白术为菊科植物白术的干燥根茎。味甘，苦，性温，归脾、胃经，具有益气健脾，燥湿利水，止汗，安胎之功效。本品含挥发油1.4%左右，油中主要成分含苍术酮，苍术醇，白术内酯A、B及糖类（主要为甘露糖、果糖）等，另含氧香豆素类、糖类及树脂等。

苍术为菊科植物茅苍术或北苍术的干燥根茎。味辛，苦，性温，归脾、胃、肝经，具有燥湿健脾，祛风散寒，明目之功效。茅苍术根茎含挥发油5%～9%，根茎含糠醛、乙酰氧基苍术酮3β-羟基苍术酮，白术内脂等。油中主要成分为茅术醇、β-桉油醇、苍术素、苍术醇；北苍术根茎含挥发油3%～5%，油中主要成分含β-桉叶醇和苍术呋喃烃苍术醇、苍术酮、苍术素等。

【配伍功效】

白术味甘，功偏补脾，燥湿不及苍术，故补脾不足，治疗脾虚证多用白术，且白术又能固表止汗、益气安胎；苍术味辛，功偏运脾，为运脾要药，燥湿过于白术，故运脾泻有余，治疗湿盛的实证多用苍术，且苍术又能祛风湿、发汗、明目。《神农本草经》称"术"，列为上品，但没有白术和苍术之分，至南北朝时期，陶弘景在《本经集注》中提出：术有两种，白术叶大有毛而作桠，根甜而少膏，可做丸散用，赤术叶细而无桠，根小苦而有膏，可做煎剂。宋《本草衍义》曰："苍术其长如大小指，肥实，皮色黑，气味辛辣……。白术粗壮，色微褐，气味微辛不辣。"清《本草崇源》谓："凡欲补脾用白术，运脾则用苍术，欲补运相兼，则相兼而用，如补多运少，则白术多而苍术少；运多补少，则苍术多而白术少；品虽有二，实则一也。"

【药理作用】

1. 白术

（1）抗衰老作用。
（2）对腹膜孔调控作用。
（3）对胃肠运动的作用。
（4）对脾淋巴细胞调节作用。
（5）对子宫平滑肌作用。

（6）抑制肿瘤生长及白色念球菌在体内的感染。

2. 苍术

（1）苍术所含的挥发油有祛风健胃作用。

（2）苍术提取物及挥发油对中枢神经有抑制作用。

（3）苍术苷有降血糖作用，能够降低肌糖原和肝糖原，同时抑制糖原的生成使耗氧量降低。

（4）苍术有明显的抑菌消毒作用。

（5）苍术的有效成分 β-桉叶醇有很强的抑制 $Na^+ - K^+ - ATP$ 酶活性作用，有利尿作用。

（6）苍术丙酮提取物具有抗缺氧作用。

（7）苍术乙酸乙酯提取物具有抗炎作用。

（8）苍术中含有的 β-桉叶醇和苍术醇，有镇痛作用。

（9）苍术根茎乙醇提取物的正丁醇萃取物具有抗心律失常的作用。

从以上药理作用看，该药对健脾燥湿作用与二药的抗炎、健胃等药理作用有关。

【药对配方】

（1）清代·傅山《傅青主女科》之"完带汤"。

（2）金代·李杲《脾胃论》之"半夏白术天麻汤"。

（3）明代·陈实功《外科正宗》"除湿胃苓汤"。

（4）明代·张时彻《摄生众妙方》"香砂胃苓汤"。

（5）宋代·陈沂《陈素庵妇科补解》"肾着汤"。

【药对用量】

刘老将白术与苍术配伍使用时，其用量比例关系通常为 1：2，常用剂量为白术 10g 和苍术 20g。完带汤、半夏白术天麻汤。中若小儿用药则减半使用。

【临证运用】

用于湿热所引起的带状疱疹（湿盛型缠腰火丹），湿疹（湿疡），牛皮癣（湿寒性白疕）；妇人白带，妊娠胎水肿满；痰厥头痛，阴虚内热，阳痿，泄痢腹痛，湿痰，水肿，黄疸，膨胀（肝硬化腹水），积聚（肝脾肿大、腹腔肿瘤）。

（1）带状疱疹（湿盛型缠腰火丹），湿疹（湿疡），牛皮癣（湿寒性白疕），白术苍术与甘草伍用，可治疗带状疱疹；除湿胃苓汤：防风，苍术，白术，赤茯苓，陈皮，厚朴，猪苓，山栀，木通，泽泻，滑石，甘草，桂枝，治缠腰火丹（俗名蛇串疮）属湿者。

（2）痰厥头痛，咳痰稠粘，头眩烦闷。方如半夏白术天麻汤（《脾胃论》）天麻、半夏、干姜、白术治头痛。用于美尼尔氏综合征见有上述症状者。

（3）带下。方如完带汤（《傅青主女科》）：白术、山药、人参、白芍治患白带终年累月下流白物，甚则臭秽者。

（4）妊娠胎水肿满。方如肾着汤（《陈素庵妇科补解》）：川芎、当归、白芍、黄芩养血和荣以安胎，大腹皮行水除满。

（5）呕吐泄泻，浮肿，小便不利。方如香砂胃苓汤（《摄生众妙方》）：陈皮、茯苓、藿香、砂仁止呕利水消肿。

（6）水肿。方如实脾饮（《回春》）：茯苓、猪苓、陈皮、香附、厚朴利水消肿。

（7）阴虚内热，火病虚损。方如阴虚内热方（《丹溪心法附余》）：当归、白芍、沙参、麦门冬、栀子滋阴清热。

（8）阳痿。方如养真丹（《御药院方》）补骨脂、益智仁、牛膝、肉苁蓉治阴衰消小，痿弱不举。

【毒副作用】

《本草经集注》："防风、地榆为之使。"阴虚内热，气虚多汗者忌服。《药性论》："忌桃、李、雀肉、菘菜、青鱼。"《医学入门》："血虚怯弱及七情气闷者慎用。误服耗气血，燥津液，虚火动而痞闷愈甚。"《本草经疏》："凡病属阴虚血少、精不足，内热骨蒸，口干唇燥，咳嗽吐痰、吐血，鼻衄，咽塞，便秘滞下者，法咸忌之。肝肾有动气者勿服。"《本草正》："内热阴虚，表疏汗出者忌服。"《药品化义》"凡郁结气滞，胀闷积聚，吼喘壅塞，胃痛由火，痈疽多脓，黑瘦人气实作胀，皆宜忌用。"在常规剂量内水煎服不会不舒服。长期服用也没有明显副作用。

【参考文献】

常香云，黄丽．辨析苍术和白术的异同［J］．中国实用医药，2012，（9）：239-239.

郭焕，赵喜兰．白术与苍术的鉴别及应用［J］．中医研究，2009，22（6）：

宿廷敏，王敏娟，阮时宝．白术的化学成分及药理作用研究概述［J］．贵阳学院学报：自然科学版，2008，2（02）：32-35.

赵爱梅．苍术的药理作用研究［J］．光明中医，2009，24（1）：181-182. 23-24.

http：//www.bioon.com.cn/bioondb_Prescription_list.html

二、白芍 赤芍

【药物功效】

白芍、赤芍为临床常用的养肝补血，敛肝止血，治痢，止血药对。

白芍是毛茛科芍药属植物白芍的干燥根茎。味苦、酸，性微寒凉。归肝、脾经。具有养血敛阴，柔肝止痛，平抑肝阳之功效。还能补气益血美白祛斑本品根含芍药甙、牡丹酚、芍药花甙，尚含有苯甲酸约 1.07%、挥发油、脂肪油、树脂、鞣质、糖、淀粉、粘液质、蛋白质、β-谷甾醇和三萜类等。

赤芍为毛茛科植物赤芍的干燥根。味苦，性微寒。归肝经。具有清热凉血，活血祛瘀的功效。本品根含芍药甙，氧化芍药甙，苯甲酰芍药甙，白芍甙，芍药甙无酮，没食子酰芍药甙，β-蒎-10-烯基-β-巢菜甙，芍药新甙，芍药内酯A、B、C，β-谷甾醇，胡萝卜甙。又含右旋儿茶精及挥发油。

【配伍功效】

赤芍、白芍"白补而赤泻、白收而赤散"。赤芍长于凉血逐瘀，归为清热凉血药；白芍长于补血、养阴，归为补虚药。《神农本草经》："芍药腹痛，除血痹，破坚积，寒热，疝瘕，止痛，益气。生中岳川谷"。《名医别录》记载：芍药"通顺血脉，缓中，散恶血，逐贼血，去水气，利膀胱、大小肠，消痈肿。治时行寒热、中恶、腹痛、腰痛"。南北朝时期陶弘景的《本草经集注》"芍药今出白山、蒋山、茅山最好，白而长大，余处亦有而多赤，赤者小利"，又云："白芍，其花纯白，大而美丽，根亦白色，故名"。唐宋时期，孙思邈《千金要方》"凡茯苓、芍药，补药须白者，泻药须赤者"。至金元时期，成无已《注解伤寒论》首次提出"芍药，白补而赤泻，白收而赤散也"。故二药伍用，相互促进，相须为用，养肝补血、止痢止血。

【药理作用】

1. 白芍药理作用

（1）镇痛作用。白芍能够抑制小鼠扭体嘶叫、热板反应，对吗啡抑制扭体反应有协同作用，并能对抗戊四唑所致惊厥。

（2）护肝作用。对黄曲霉素 B_1、四氯化碳、D-半乳糖胺所致肝损伤有明显保护作用。

（3）对心血管系统的作用、白芍具有扩张、冠状动脉、降低血压（d-儿茶精和没食子酸乙酯有抗血栓和抗血小板聚集作用）

（4）解痉作用。对肠管和在位胃运动有抑制作用，显著对抗催产素引起的子宫收缩。

2. 赤芍

（1）赤芍对血液系统的作用。抗凝和抗血栓作用；抑制血小板聚集的作用；对红细胞的作用；抗内毒素的作用。

（2）赤芍对心血管系统的作用。抗动脉粥样硬化的作用；对心脏的作用；对内皮素的作用；对微循环的影响。

（3）赤芍等活血化瘀药具有消退黄疸、抑制血浆中血栓素 B2 产生、促进肝脏水解、抗肝纤维化的作用。

（4）赤芍抗肿瘤作用抑制肿瘤细胞增殖、诱导分化，诱导细胞凋亡。

从以上药理作用看，该药对养肝补血作用与二药的抗凝、抗肝损伤等药理作用有关。

【药对配方】

（1）明代·王三才《医便》之"万灵膏"。

（2）清代·吴尚先《理瀹》之"健脾膏"。

（3）《临证医案医方》之"清热解郁汤"。

（4）《古今名方》之"行气活血汤"。

（5）《局方》卷九（宝庆新增方）之"琥珀泽兰煎"。

【药对用量】

刘老将白芍与赤芍配伍使用时，其用量比例关系通常为1：2，常用剂量为白芍10g和赤芍20g。万灵膏、清热解郁汤。中若小儿用药则减半使用。

【临证运用】

用于气滞、郁热、血瘀型肝炎，肝区痛，有热感，五心烦热，两胁窜痛，肝区脘腹胀满（慢性肝炎、早期肝硬化）；骨断，骨碎（骨折）；痈疽、发背、疔疮、瘰疬、无名肿毒；劳证骨蒸体虚，虚劳骨蒸，潮热盗汗；寻常疣，扁平疣，瘢痕疙瘩，瘙痒证，硬皮病，银屑病。

（1）用于气滞、郁热、血瘀型肝炎，白芍、赤芍与郁金伍用，可治疗肝炎；清热解郁汤：龙胆草，丹皮，生地，白茅根，赤芍，白芍，山栀，郁金治郁热型肝炎；舒肝理气汤：青皮，陈皮，厚朴，香附，赤芍，白芍，柴胡，郁金可以治气滞型肝炎。

（2）痈疽、发背、疔疮、瘰疬、无名肿毒。方如万灵膏《医便》：白芷、苦参、生地、川椒、黄柏治痈疽。

（3）湿痰，水肿，黄疸，臌胀，积聚，小儿慢脾风。方如健脾膏《理瀹》：苍术、白术、羌活、白芷、防风、延胡索、厚朴行气化湿。

（4）劳证骨蒸体虚，虚劳骨蒸，潮热盗汗。方如保真汤《医方类聚》：当归、生地、熟地、天门冬、麦门冬除骨蒸。

（5）寻常疣，扁平疣，瘢痕疙瘩，瘙痒证，硬皮病，银屑病。方如治疣汤《中国皮肤病简编》：熟地、杜仲、丹皮、红花、穿山甲治皮肤肌表血燥血瘀之证。

（6）胎漏。方如琥珀泽兰《局方》：牡丹皮、刘寄奴、石斛、熟干地黄、附子治滑胎。

【毒副作用】

《本草衍义》："血虚寒人，禁此一物。古人有言曰，减芍药以避中寒，诚不可忽。"《本草经集注》："恶石斛、芒硝。畏消石、鳖甲、小蓟。反藜芦。"《本草经疏》："赤芍药破血，故凡一切血虚病，及泄泻，产后恶露已行、少腹痛已止，痈疽已溃，并不宜服。"《本草经疏》："白芍药酸寒，凡中寒腹痛，中寒作泄，腹中冷痛，肠胃中觉冷等证忌之。"《本草正》："若脾气寒而痞满难化者忌用。"《药品化义》："疹子忌之。"《得配本草》："脾气虚寒、下痢纯血、产后三者禁用。"在常规剂量内水煎服不会不舒服。长期服用也没有明显副作用。

【参考文献】

阮金兰，赵钟祥，曾庆忠，等.赤芍化学成分和药理作用的研究进展［J］.中国药理学通报，2003，09（9）：965-970.

王瑞，鲁岚，李颖伟，等.赤芍与白芍的药理作用比较［J］.中国实验方剂学杂志，2010，7（7）：112-114.

徐宗佩，郭伟.白芍的药理作用及临床应用［J］.天津中医药，1997，（1）：46-48.

张建军，李伟，王丽丽，等.赤芍和白芍品种、功效及临床应用述评［J］.中国中药杂志，2013，38（20）：3596-3601.

http：//www.bioon.com.cn/bioondb_Prescription_list.html

三、白丑 黑丑

【药物功效】

白丑、黑丑为临床常用的利水通便、祛痰逐饮、消积杀虫药对。

白丑为植物圆叶牵牛的种子。味苦，性寒，有毒。归肺、肾、大肠经。具有泻水通便，消痰涤饮，杀虫功积的功效。本品种子含有脂肪油、有机酸等。

黑丑为植物圆叶牵牛的种子。性寒，味苦，有毒。具有泻水通便，消痰涤饮，杀虫攻积的功效。本品种子含有牵牛子甙、牵牛子酸 C、D、顺芷酸、尼里酸等。

【配伍功效】

白丑苦寒，泻下逐水，消痰驱蛔；黑丑苦寒，泄水通便、杀虫攻积。《本草正义》："牵牛，善泄湿热，通利水道，亦走大便，故《别录》谓其苦寒，至李东垣，以其兼有辛荄气味遂谓是辛热雄烈。"《汤液本草》："牵牛，以气药引则入气，以大黄引则入血。"《本草纲目》："牵牛治水气在肺，喘满肿胀，下焦郁遏，腰背胀肿，及大肠风秘气秘，卓有殊功，但病在血分及脾胃虚弱而痞满者，则不可取快一时及常服，暗伤元气也。"李杲："牵牛子……《本草》名医续注云，味苦寒能除湿，利小水，治下疰脚气。"故二药伍用，相互促进，相须为用，泻下逐水，杀虫攻积。

【药理作用】

（1）利尿作用。牵牛子甙能够加速菊糖在肾脏的排出，故有利尿作用。

（2）对平滑肌的作用。动物实验表明，牵牛子甙对离体兔肠及离体大鼠子宫有兴奋作用。

（3）泻下作用。牵牛子甙的化学性质与泻根素相似，有强烈的泻下作用。

（4）体外试验表明，黑白二丑对猪蛔有驱虫效果。

从以上药理作用看，该药对泻下逐水作用与二药的利尿、兴奋平滑肌等药理作用有关。

【药对配方】

（1）明代·龚廷贤《寿世保元》之"蟠桃丸"。

（2）清代·孙伟《良朋汇集》之"沉香百消丸"。

（3）明代·孙文胤《玉案》之"二丑夺命丹"。

（4）汉代·蒋示吉《医宗说约》之"珍珠丹"。

（5）清代·吴尚先《理瀹》之"行水膏"。

【药对用量】

刘老将白丑与黑丑配伍使用时，其用量比例关系通常为1：2，常用剂量为白丑10g和黑丑20g。蟠桃丸、二丑夺命丹。中若小儿用药则减半使用。

【临证运用】

用于水、瘀、食、气互阻引起的症瘕、鼓胀（肝炎、肝硬化腹水），呕吐嘈杂，胸膈胀满，酒寒积聚；腹胀便秘、大便脓血；面手足浮肿，肚腹胀满疼痛，上气喘急；

虫积、膨胀；怔忡、黄疸、热淋（泌尿系感染、肾炎）、带下。疟疾、内伤饮食。

（1）水、瘀、食、气互阻，胸膈饱闷，腹大胀满，癥瘕积聚，呕吐作痛。白丑、黑丑与五灵脂、沉香伍用，可治疗癥瘕积聚。四消丸：生黑丑，生白丑，五灵脂，制香附，沉香治癥瘕积聚；沉香百消丸：醋香附米，五灵脂，黑丑，白丑，沉香治癖积成块，癥积攻痛，久成膨胀，腹大坚硬。

（2）腹胀便秘，大便脓血。可与神曲、山楂、麦芽、槟榔等同用，如小儿化食丹：神曲，山楂，麦芽，槟榔，莪术，三棱，白丑，黑丑，大黄治。

由伤食、伤乳引起的腹胀便秘，肚大青筋，或大便脓血。

（3）水肿、腹胀腹痛。方如蟠桃丸：沉香，木香，乳香，琥珀，白丑，黑丑，槟榔治男、妇浑身头面手足浮肿，肚腹胀满疼痛，上气喘急。

（4）胁痛、恶心。方如舒肝调气丸：陈皮，玄胡，黑郁金，菖蒲，五灵脂、枳实，莪术，胆草，丹皮，郁李仁，厚朴花，炒黑丑，生白芍，炒白丑，片姜黄，香附，厚朴，广木香，沉香，蔻仁，青皮，炒莱菔子治两胁胀满，胸中烦闷，呕吐恶心，气逆不顺，倒饱嘈杂，消化不良，大便燥结。

（5）气蛊、血蛊。方如二丑夺命丹：木通，香附，大黄，草果，芫花，槟榔，泽泻，红芽大戟，小牙皂，甘遂，黑丑，白丑，雷丸治气蛊、血蛊，大小便不通，面足浮肿，肚大青筋，痰喘气急，饮食不进。

（6）虫积、鼓胀。方如珍珠丹：皂荚，小槟榔，黑丑，白丑，巴豆肉治鼓胀虫积。

（7）怔忡、黄疸、热淋、带下。方如：行水膏：苍术，生半夏，防己，黄芩，黄柏，苦葶苈，甘遂，红芽大戟，芫花，木通，生白术，龙胆草，羌活，大黄，黑丑头，芒消，黑山栀，桑白皮，泽泻，川芎，当归，赤芍，黄连，川郁金，苦参，知母，商陆，枳实，连翘，槟榔，郁李仁，大腹皮，防风，细辛，杏仁，胆南星，茵陈，白丑治暑湿之邪与水停不散，或为怔忡，干呕而吐，痞满而痛，痰饮水气喘咳，水结胸，阴黄疸，阳水肿满，热胀，小便黄赤，或少腹满急，或尿涩不行，或热淋，大便溏泄，或便秘不通，或肠痔；又肩背沉重肢节疼痛，脚气肿痛，妇人带下，外症湿热凝结成毒，成湿热烂皮。

（8）疟疾。方如遇仙丹：生军，槟榔，三棱，莪术，黑丑，白丑，木香，甘草治疟疾、内伤饮食。

【毒副作用】

临床应用牵牛子，对人有一定毒性，但不大。用量过大可出现神经系统症状及便血，腹痛、呕吐等副作用。孕妇及胃弱气虚者忌服。《本草备要》：若湿热在血分，胃弱气虚人禁用。《品汇精要》：妊娠不可服。《本草衍义补遗》：不胀满，不大便秘者勿用。牵牛子为峻下的药品，少用则通大便，多用则泻下如水，且能利尿，故临床上主要用于腹水肿胀，二便不利及宿食积滞、大便秘结等症。

【参考文献】

刘春生，马泽新. 黑丑和白丑的考证［J］. 中药材，1995，（08）：420-421.
田连起，石延榜，张本山，等. 牵牛子（黑丑、白丑）生熟饮片的紫外谱线组法鉴别研究［J］. 2010，（17）：23-24.

吴家荣. 中药黑白丑的鉴定研究初报［J］. 贵阳中医学院学报，1979，（01）：93-105.
张晶牵牛子药理、毒副作用及临床应用研究探讨［J］. 中外医疗 2009，（12）：176.
http：//www. bioon. com. cn/bioondb_Prescription_list. html

四、白前　前胡

【药物功效】

白前、前胡为临床常用的化痰降气止咳药对。

白前为萝藦科植物柳叶白前的干燥根茎及根。味辛、苦，性微温，归肺经，具有降气，消痰，止咳之功效。本品根茎中含有白前皂甙（白前皂甙式，白前皂甙式 C 单-D-黄花夹竹桃糖甙，白前新皂甙 A 和 B 及白前二糖等。

前胡为伞形科植物白花前胡的干燥根。味苦、辛，性微寒。归肺经。具有降气化痰，散风清热之功效。本品根茎中含紫花前胡甙、紫花前胡素、紫花前胡次素、印枳素、3′-异戊酚- 4′-O-当归酰-3′，4′- 二氢花椒树皮素、伞形花内酯等。

【配伍功效】

白前苦温降气化痰止咳性微温而不燥烈，长于祛痰，降肺气以平咳喘；前胡苦寒降气化痰，散风清热。二药相伍，可调整肺之宣发肃降功能，共奏清热宣肺、降气化痰之功。《本草纲目》：白前，功偏降气，肺气壅实而有痰者宜之。若虚而长哽气者不可用。张仲景治嗽而脉沉者，泽漆汤中亦用之。前胡，为手足太阴、阳明之药，与柴胡纯阳上升，入少阳、厥阴者不同。其功长于下气，故能治痰热喘嗽、痞膈呕逆诸疾，为痰气要药。《名医别录》：白前主胸胁逆气，咳嗽上气。前胡主治痰满胸胁中痞，心腹结气，风头痛，去痰实，下气。《本草通玄》：前胡，为肺肝药也。散风驱热，消痰下气，开胃化食，止呕定喘，除嗽安胎，止小儿夜啼。《本草衍义》：白前，保定肺气，治嗽多用。以温药相佐使，则尤佳。

【药理作用】

1. 白前

皂甙有祛痰作用。

2. 前胡

（1）对心血管的影响。抗心肌缺血及保护心肌的作用；改善心脏功能，扩张血管，降低血压。

（2）抗菌作用。前胡挥发油成分对伤寒沙门菌，大肠杆菌有一定抗菌活性。

（3）抗肿瘤作用。

（4）祛痰作用。前胡提取物能增强小鼠气管排泌酚红，具有祛痰作用。

（5）其他作用。前胡甲素能促进体外培养视网膜神经细胞，有一定的抑制体外高压诱导的视网膜神经细胞凋亡的作用。

从以上药理作用看，该药对降气化痰作用与二药的祛痰等药理作用有关。

【药对配方】

（1）清代·程国彭《医学心悟》之"止嗽散"。

（2）清代·俞根初《重订通俗伤寒论》之"麻黄二陈汤"。

（3）明代·朱橚、滕硕、刘醇《普济方》之"敛肺汤"。

（4）汉代·王佑、陈昭遇、郑奇《圣惠》之"天门冬散"。

（5）东汉·张仲景《金匮》之"泽漆汤"。

【药对用量】

刘老将白前与前胡配伍使用时，其用量比例关系通常为1：2，常用剂量为白前10g和前胡20g。止嗽散、泽漆汤。中若小儿用药则减半使用。

【临证运用】

用于风寒、水饮、肺劳、劳伤所引起的咳嗽，咳喘，胸胁痛，产后伤寒；水饮内结，咳喘浮肿，胸胁痛，脉沉；恶寒发热，痰咳不爽，痰饮涩稀，气促喘闷，夜不能卧；产后伤寒咳嗽，痰壅气短。

（1）诸般咳嗽。止嗽散：桔梗，炙甘草，白前，橘红，百部，紫菀治伤寒咳嗽；羊角丸：蛤蚧，人参，桔梗，知母，紫苏，猪牙皂角，甜葶苈，鳖甲，槟榔、白前，柴胡，汉防己，杏仁，羚羊角，郁李仁，紫菀，猪苓治肺劳嗽久患咯吐脓血，及暴嗽，肺痿羸瘦，涎涕粘。

（2）风虚支满，膀胱虚冷，气上冲肺，气息奔冷，咽喉气闷。方如橘皮丸：海藻，白前，黄橘皮，杏仁，茯苓，芍药，肉桂，人参，白术，吴茱萸，葶苈，昆布，枣肉，桑白皮，苏子。

（3）咳嗽，肺脏壅热，咽喉闭塞，不得睡卧。方如天门冬膏：天门冬（去心），麦门冬（去心），款冬花，贝母（煨微黄），紫菀，白前，生地黄汁，杏仁，白蜜，酥。

（4）伤寒后，上气咳嗽。方如白前丸：白前，贝母（炮，去心），人参，紫菀，款冬花，桑根白皮，葶苈，杏仁。

（5）水饮内结，咳喘浮肿，胸胁痛，脉沉。方如泽漆汤：半夏半升，紫参，泽漆，生姜，白前，甘草，黄芩，人参，桂枝。

（6）久咳。方如止嗽定喘丸：生芍，甘草，橘红，清夏，生石膏，白前，麻黄，干姜，前胡，炒杏仁，五味子，海浮石，桂枝，紫菀，生牡蛎治风寒咳嗽，胸满胁痛，恶寒发热，痰咳不爽，痰饮涩稀，气促喘闷，夜不能卧，喉如水鸡声，逢冷犯嗽，经年不愈。

（7）劳伤咳嗽，精神衰弱，四肢疲倦，肺痨、肺炎等症。方如蛤蚧养肺丸：莲肉，前胡，花粉，戈半夏（炙），条参，白及，瓜仁，天冬，寸冬，川贝母，白前，桔梗，赖氏红，杏仁，桑皮，苏子，白芥子，莱菔子，云苓，山药，薏仁，扁豆，百合，生耆，党参，生草，蛤蚧。

【毒副作用】

《本草经疏》："凡咳逆上气，咳嗽气逆，由于气虚气不归元，而不由于肺气因邪客壅实者，禁用白前。"前胡《本草经集注》："半夏为之使。恶皂荚。畏藜芦。"《本草经疏》："不可施诸气虚血少之病。凡阴虚火炽，煎熬真阴，凝结为痰而发咳喘；真气虚而气不归元，以致胸胁逆满；头痛不因于痰，而因于阴血虚；内热心烦，外现寒热而非外感者，法并禁用。"不可施诸气虚血少之病；凡阴虚火炽，煎熬真阴，凝结为痰而发咳喘；真气虚而气不归元，以致胸胁逆满；头痛不因于痰，而因于阴血虚；内热心烦，外现寒热而非外感者，法并禁用前胡。白前长于降气，肺气壅实而有痰者宜之。若虚而长哽气者不可用。在常规剂量内水煎服不会不舒服。长期服用也没有明显副作用。

【参考文献】

梁爱华，薛宝云．白前与白薇的部分药理作用比较研究［J］．中国中药杂志，1996，（10）：622-625.

孟德玉，毛子成，何兴金，等．药用前胡研究进展［J］．中国野生植物资源，2005，（03）：10-14

吴霞，毕赢，王一涛．前胡化学成分及药理作用的研究进展［J］．食品与药品，2010，12（11）：442-445.

张群，张学华，王蓓．前胡、白前如何区别应用［J］．中医杂志．2009，（11）：599
http：//www.bioon.com.cn/bioondb_Prescription_list.html

五、知母 贝母

【药物功效】

知母、贝母为临床常用的止咳化痰、清热润肺药对。

知母为百合科植物知母的干燥根茎。味苦、甘，性寒。归肺、胃、肾经。具有滋阴降火，润燥滑肠之功效。本品根茎含多种知母皂苷、知母多糖，此外，含芒果苷、异芒果苷、胆碱、尼克酰胺、鞣酸、烟酸及多种金属元素、黏液质、还原糖等。

贝母为百合科植物川贝母的鳞茎。性微寒而味甘苦，入心、肺经。具有止咳化痰、清热散结之功效。本品鳞茎含暗紫贝母鳞茎含生物碱：松贝辛，松贝甲素。还含蔗糖，硬脂酸，棕榈酸，β-谷甾醇。

【配伍功效】

知母甘寒滋阴润燥，苦寒清热泻火。贝母甘寒清热润肺，化痰止咳，开郁、下气、化痰之药。《本草汇言》：贝母，开郁、下气、化痰之药也。润肺消痰，止咳定喘，则虚劳火结之证，贝母专司首剂。故配知母，可以清气滋阴。《医学启源》：知母，《主治秘要》云作利小便之佐使，肾中本药。上头、引经皆酒炒。刮去毛，里白者佳。《长沙药解》：贝母苦寒之性，泄热凉金，降浊消痰，其力非小，然清金而不败胃气，甚可嘉焉。《本经逢原》：知母，《本经》言除邪气肢体浮肿，是指湿热水气而言。故下文云下水，补不足，益气，乃湿热相火有余，烁灼精气之候，故用此清热养阴，邪热去则正气复矣。《本草别说》：能散心胸郁结之气贝母，治心中气不快多愁郁者殊有功。王好古：贝母，乃肺经气分药也，仲景治寒实结胸，外无热证者，三物小陷胸汤主之，白散亦可，以其内有贝母也。成无己云：辛散而苦泄，桔梗、贝母之苦辛，用以下气。

【药理作用】

1. 知母

（1）知母对多种革兰阳性菌和革兰阴性菌均有较强的抗菌作用。

（2）知母对大肠杆菌引起的发热家兔有解热作用。

（3）知母煎剂对应激性溃疡有显著的抑制作用。

（4）知母中的异芒果苷有明显的镇咳、祛痰、强心、利尿作用。

（5）知母皂苷对人肝癌移植裸大鼠有抑制肿瘤生长作用，另对治疗皮肤鳞癌、宫颈癌等有较好疗效。

2. 贝母

（1）对呼吸系统的作用：

①镇咳作用：小鼠氨水引咳法证明，贝母总生物碱及非生碱部分均有镇咳作用。

②祛痰作用：川贝的祛痰效果随剂量加大而增强。其它小鼠服用 30g/kg 川贝母煎剂，药后 60 分钟与药前比较，痛阈降低。

（2）抗溃疡作用：本品含多种生物碱，如川贝母碱，西贝母碱，炉贝碱，松贝碱等。贝母总碱有抗溃疡作用。

（3）抗菌作用：川贝母醇提物对含黄色葡萄球菌和大肠杆菌有明显抑制作用。

（4）其他作用：川贝母碱静脉注射对麻醉猫产生持久的血压下降，伴以短时呼吸抑制，能增强豚鼠离体子宫收缩，抑制离体兔肠，并无扩大瞳孔的作用。对小鼠的最小致死量为 40mg/公斤，死前有痉挛，还引起家兔血糖升高。

从以上药理作用看，该药对清热化痰作用与二药的祛痰、镇咳等药理作用有关。

【药对配方】

（1）清代·丹波元坚《杂病广要》引《统旨》之"清金化痰汤"。

（2）明代·朱橚、滕硕、刘醇《普济方》之"生南星汤"。

（3）明代·朱橚、滕硕、刘醇《普济方》之"桑白皮汤"。

（4）清代·吴尚先《理瀹》之"消石粉散"。

（5）明代·薛己《外科枢要》之"桔梗汤"。

【药对用量】

刘老将贝母与知母配伍使用时，其用量比例关系通常为 1∶2，常用剂量为贝母 10g 和知母 20g。清金化痰汤、桑白皮汤。中若小儿用药则减半使用。

【临证运用】

用于久痰喘嗽，肺痈。久痰喘嗽，胸膈痞闷，饮食少进，面黄肌瘦；咯吐唾衄过血者，及已成未成劳疾，发热盗汗；肺有痈脓，腥气上冲，呕而咳嗽；火毒；心火妄动，逼血沸腾，外受寒凉，结为血瘤。

（1）咳嗽，肺痈。滋阴降火清肺养脾丸：当归，川芎，白芍，生地，熟地，白术，土炒，南知母，黄柏，阿胶，麦冬，天冬，龟版，黄芩，陈皮，大甘草，瓜蒌仁，贝母，五味子治久痰喘嗽，胸膈痞闷，饮食少进，面黄肌瘦，或咯吐唾衄过血者，及已成未成劳疾，发热盗汗。生南星汤：生南星，知母，贝母，生地黄，阿胶，川芎，桑白皮，甘草，防风，射干，桔梗，天门冬，脑荷，杏仁，半夏，紫苏叶，白芷，白及治肺有痈脓，腥气上冲，呕而咳嗽。

（2）咳嗽。方如清金化痰汤：黄芩，山栀，桔梗，麦门冬，桑皮，贝母，知母，瓜蒌仁，橘红，茯苓，甘草治因火者，咽喉干痛，面赤，鼻出热气，其痰嗽而难出，色黄且浓，或带血丝，或出腥臭。

（3）肺痈咳嗽。方如桔梗汤：桔梗，贝母，当归，瓜蒌仁，枳壳，薏苡仁，桑白皮，甘草节，防己，黄耆，五味子，百合，葶苈，地骨皮，知母，杏仁治肺痈咳嗽，胸膈两胁作痛，咽干口燥，烦闷作渴，时出臭浊。

（4）久咳。方如保和汤：知母，贝母，天门冬，麦门冬，款花，天花粉，薏仁，五味子，粉草，兜铃，紫菀，百合，桔梗，阿胶，当归，地黄，紫苏，薄荷治劳证久嗽，肺燥成痿者；咳血、呕血、吐血。

（5）肺虚气粗，鼻扇有痰。方如补肺清肺化痰汤：天冬、麦冬、大生地（炒）、百部、百合、阿胶、川贝母、知母、北沙参、钩藤、枇杷叶、竹茹、马兜铃、栝楼仁。

（6）血瘤。方如芩连二母丸：黄连、黄芩、知母、贝母、川芎、当归、白芍、生地、熟地、蒲黄、羚羊角、地骨皮、甘草治心火妄动，逼血沸腾，外受寒凉，结为血瘤，其患微紫微红，软硬间杂，皮肤隐隐，缠如红丝，皮肤血流禁之不住者。

（7）火毒。方如消石粉散：薄荷，连翘，牛子，荆芥，防风，羌活，独活，天麻，川芎，白芷，细辛，柴胡，升麻，元参，生地，当归，赤芍，蒲黄，郁金，黄芩，黄柏，黑山栀，胆南星，龙胆草，贝母，知母，桔梗，枳壳，丹皮，地骨皮，菊花，桑叶，蓉叶，柏叶，蓖麻仁，木鳖仁，五倍子，龟版，鳖甲。

（8）四时感冒，头疼发热，或兼鼻塞咳嗽者；风温、温症，头疼发热不恶寒而口渴者；热病、温疫、温毒，风热上攻，头面腮颊耳前后肿盛，寒热交作，口干舌燥，或兼咽喉痛者；又风热上攻，赤糜、口疮、喉闭、喉风、喉蛾；热实结胸，热毒发斑，热症衄血、吐血、蓄血、便血、尿血，热淋，热毒下注，热秘，脚风，一切脏腑火症，大人中风热症；小儿惊风痰热，内热；妇人热入血室，血结胸，热结血闭；外症痈毒红肿热痛，毒攻心，作呕不食者。方如：清阳膏。

【毒副作用】

《本草纲目》：无毒。《本草经疏》："阳痿及易举易痿，泄泻脾弱，饮食不消化，胃虚不思食，肾虚溏泄等证，法并禁用"。在常规剂量内水煎服不会不舒服。长期服用也没有明显副作用。《别录》：知母多服令人泄。《医学入门》：凡肺中寒嗽，肾气虚脱，无火症而尺脉微弱者禁用知母。《本经逢原》：外感表证未除、泻痢燥渴忌知母。脾胃虚热人误服，令人作泻减食，故虚损大忌知母。脾胃虚寒及有湿痰者不宜用贝母。《本草经集注》："厚朴、白薇为之使。恶槐花。畏秦艽、矾石、莽草。反乌头。"《本草经疏》："寒湿痰及食积痰火作嗽，湿痰在胃恶心欲吐，痰饮作寒热，脾胃湿痰作眩晕及我厥头痛中恶呕吐，胃寒作泄并禁用。"

【参考文献】

王颖昇，郭宝林，张立军．知母化学成分的药理研究进展［J］．科技导报．2010，28（2）：

110-114

颜晓燕，彭成．川贝母药理作用研究进展［J］．中国药房 2011，31：2963-2964

张永慧，阮汉利，吴继洲．贝母的药理作用研究概况［J］．医学导报 2003，11（11）：
　797-799

朱瑄．贝母的药理研究及临床应用［J］．中国现代药物应用．2010，17（9）：98

http：//www. bioon. com. cn/bioondb_Prescription_list. html

六、大蓟　小蓟

【药物功效】

大蓟与小蓟为临床常用的凉血止血、散瘀解毒消痈协效药对。

大蓟为菊科植物蓟的干燥地上部分。味甘、苦，性凉。归心、肺经。具有凉血止血、散瘀解毒消痈之功效。本品新鲜叶含柳穿鱼甙。地上部分含有 φ-蒲公英甾醇乙酸酯，β-香树脂醇乙酸酯，三十二烷醇，豆甾醇，β-谷甾醇，柳穿鱼素。根含油，内有单紫杉烯，二氢单紫杉烯，四氢单紫杉烯，六氢单紫杉烯等。根中还含蒲公英甾醇乙酸酯，φ-蒲公英甾醇乙酸酯，菊糖等。

小蓟为菊科植物刺儿菜的地上部分。味甘、苦，性凉。归心、肝经。具有凉血止血、散瘀解毒消痈之功效。本品主要成分含生物碱、黄酮、三萜以及简单酚酸。其具有止血活性的主要成分为刺槐素-7-鼠李糖葡萄糖甙、芸香苷、咖啡酸、绿原酸等。

【配伍功效】

大蓟寒凉而入血分，能凉血止血，既能凉血解毒，又能散瘀消肿；小蓟寒凉善清血分之热，清热解毒，散瘀消肿，兼能利尿通淋。《本草述》云："大、小蓟类以为血药，固然。第如桃仁、红花，皆言其行血破滞，而此味则曰止吐血、鼻衄，并女子崩中血下，似乎功在止血也。夫小蓟退热固以止血，而大蓟下气更是止血妙理，盖气之不下者，多由于阴之不降，以致阳亢而不下也，气下则血归经矣，此非气为血先之义欤。夫凉血者多滞，而此乃能行之，又不以降火为行，是从下气以为行也。即小蓟根，在《食疗本草》亦谓其养气，但力劣于大蓟耳。以故行血者无补，而此乃能保之，特大蓟健养之力胜于保血者耳，是所谓不就血以为止者也。"《本草正义》云："二蓟主治，皆以下行导瘀为主。"故二药相伍，相互促进，相须为用，凉血止血，解毒消痈利尿，相得益彰。

【药理作用】

1. 大蓟

（1）大蓟水浸剂、乙醇—水浸出液和乙醇浸出液，应用于狗、猫、兔等均有降低血压的作用。

（2）大蓟能抑制人型有毒结核菌的生长。

（3）大蓟能杀死腹水癌细胞，并对精巢细胞有同样作用，但对唾液腺细胞无损害。

2. 小蓟

（1）小蓟能兴奋心脏、升压、影响肾上腺能受体。

（2）小蓟能使血管收缩达到止血的目的。

（3）小蓟能抗突变。

（4）小蓟对溶血性链球菌、肺炎球菌及白喉杆菌有一定的抑制作用。

从以上药理作用看，该药对止血解毒消痈作用与二药的抗菌、抗癌等药理作用有关。

【药对配方】

元代·葛可久《十药神书》之"十灰散"。

【药对用量】

刘老将大蓟与小蓟配伍使用时，其用量比例关系通常为1：1，常用剂量为大蓟10g和小蓟10g。十灰散。若用于小儿用药则减半使用。

【临证运用】

用于血热妄行所致的出血症，兼可利尿，故擅治尿血。

（1）治卒吐血及大便鲜血：小蓟叶，捣汁，温服。（《梅师集验方》）

（2）治九窍出血：用小蓟一握，捣汁，水半盏和顿服。如无青者，以干蓟末，冷水调三钱匕服。（《卫生易简方》）

（3）治传染性肝炎，肝肿大：鲜小蓟根60g。水煎服。（《常用中草药图谱》）

（4）治青竹蛇咬伤：小蓟配伍徐长卿9g。水煎服。外用鲜根适量，捣烂，敷患处。（《福建药物志》）

（5）治吐血：小蓟、大蓟、侧柏、仙鹤草、焦栀子。水煎服。（《常用中草药图谱》）

（6）治下焦结热，尿血成淋：小蓟根、生地黄、滑石、通草、蒲黄（炒）、山栀仁、淡竹叶、当归、藕节、甘草各等分。上㕮咀，每服半两，水煎，空腹服。（《济生方》小蓟饮子）

（7）治妇人阴痒不止：小蓟，水煮作汤，热洗，日三用之。（《妇人良方》）

（8）治小儿浸淫疮，疼痛不可忍，发寒热：小蓟末，新水调敷，干即易。（《卫生易简方》）

（9）治一切极痛下疳：鲜小蓟、鲜地骨皮各五两。煎浓汁浸之，不三四日即愈。（《医学广笔记》）

（10）治急性肾炎、泌尿系感染、尿疼浮肿：小蓟、生地黄、白茅根。水煎服。（《天津中草药》）

（11）治哮喘时发，发时声如曳锯，头上汗出，口干作渴（热喘）：小蓟、精猪肉。

（12）治崩中下血：小蓟、地黄汁、白术。（《纲目》引《千金要方》）

（13）治妊娠胎坠后出血不止：小蓟、益母草。

（14）治鼻窒、气息不通：小蓟一把。以水三升，煮取一升，分二服。（《千金要方》）

（15）治高血压：小蓟、夏枯草各15g。煎水代茶饮。（《安徽中草药》）

【毒副作用】

（1）《本草纲目》：无毒。

（2）脾胃虚寒而无瘀滞者忌。

（3）《本草品汇精要》："忌犯铁器"。

（4）《本草经疏》："不利于胃弱泄泻及血虚极、脾胃弱不思饮食之证。"

【参考文献】

倪晓霓．大蓟与小蓟的研究现状及展望［J］．时珍国医国药，2005，06：548-549.

七、茯苓 土茯苓

【药物功效】

茯苓与土茯苓为临床常用的渗湿利水，益脾和胃，宁心安神，清热除湿，泄浊解毒，通利关节协效药对。

茯苓为多孔菌科真菌茯苓的干燥菌核。味甘、淡，性平，归心、脾、肾经。具有利水渗湿，健脾，宁心之功效。本品菌核含多种成分：①三萜类：茯苓酸，16α-羟基齿孔酸 3β-羟基-7.9（11），24-羊毛甾三烯-21-酸，茯苓酸甲酯，16α-羟基齿孔酸甲酯，7，9（11）-去氢茯苓酸甲酯，3β，16α-二羟基-7，9（11），24（31）-羊毛甾三烯-21-酸甲酯，多孔菌酸 C 甲酯，3-氢化松苓酸，齿孔酸，去氢齿孔酸，茯苓新酸 A、B、C、D、DM、AM，β 香树醇乙酸（β-羟基-16α-乙酰氧基-7，9（11），24-羊毛甾三烯-21-酸及7，9（11）去氢茯苓酸。②多糖：茯苓聚糖、茯苓次聚及高度（1，3）、（1，6）、分支的 β-D-葡聚糖 H11。其他尚含麦角甾醇，辛酸，十一烷酸，月桂酸，十二碳酸酯，棕榈酸，十二碳烯酸酯，辛酸酸以及无元素。

土茯苓为百合科菝葜属植物土茯苓（光叶菝葜）的块根根状茎。味甘、淡，性平，归肝、胃经。具有解毒，除湿，通利关节之功效。本品根茎中含落新妇甙，黄杞甙，3-O-咖啡酰莽草酸，莽草酸，阿魏酸，β-谷甾醇，葡萄糖。

【配伍功效】

《本草纲目》曰："茯苓气味淡而渗，其性上行，生津液，开腠理，滋水源而下降，利小便，故张洁古谓其属阳，浮而升，言其性也；东垣谓其为阳中之阴，降而下，言其功也。《素问》云，饮食入胃，游溢精气，上输于肺，通调水道，下输膀胱。观此，则知淡渗之药，俱皆上行而后下降，非直下行也。小便多，其源亦异。《素问》云，肺气盛则便数而欠，虚则欠咳小便遗数，心虚则少气遗溺，下焦虚则遗溺，胞遗热于膀胱则遗溺，膀胱不利为癃，不约为遗，厥阴病则遗溺闭癃。所谓肺气盛者，实热也，其人必气壮脉强，宜用茯苓甘淡以渗其热，故曰，小便多者能止也。"《纲目》：土茯苓健脾胃，强筋骨，去风湿，利关节，止泄泻。治拘挛骨痛；恶疮痈肿。解汞粉、银朱毒。二药合用健脾胃，利水渗湿。

【药理作用】

1. 茯苓

(1) 茯苓具有利尿作用。
(2) 茯苓具有抗菌作用。
(3) 茯苓具有抗肿瘤作用。
(4) 茯苓水煎剂皮下注射给药和灌胃给药均可使小鼠血浆皮质酮明显升高。
(5) 茯苓具有镇静作用。

2. 土茯苓

(1) 土茯苓具有抗肿瘤作用。
(2) 土茯苓对棉酚具有解毒作用。

【药对配方】

(1) 东汉·张仲景《伤寒论》之"五苓散"。
(2) 东汉·张仲景《金匮要略》之"苓桂术甘汤"。
(3) 金代·刘完素《素问玄机原病式》之"茯苓汤"。

【药对用量】

刘老将茯苓与土茯苓配伍使用时,其用量比例关系通常为1:1,常用剂量为茯苓20g和土茯苓20g。中若小儿用药则减半使用。

【临证运用】

1. 土茯苓

(1) 预防钩端螺旋体病:土茯苓、鱼腥草、夏枯草、海金沙、车前草、大青、贯众、马兰各3钱。水煎服。
(2) 钩端螺旋体病:土茯苓配甘草,水煎服,每日1剂。
(3) 慢性期布鲁氏菌病:土茯苓、防风、木瓜、没药、当归、金银花。水煎,早晚各服1次,每日1剂。10天为一个疗程。隔5~7天继续服第二个疗程。

2. 茯苓

(1) 治太阳病,发汗后,大汗出,胃中干,烦躁不得眠,脉浮,小便不利,微热消渴者:猪苓十八铢(去皮),泽泻一两六铢,白术十八铢,茯苓十八铢,桂枝半两(去皮)。上五味,捣为散。以白饮和,服方寸匕,日三服。(《伤寒论》五苓散)
(2) 治小便多、滑数不禁:白茯苓(去黑皮)、干山药(去皮,白矾水内湛过,慢火焙干)。上二味,各等分,为细末。稀米饮调服之。(《儒门事亲》)
(3) 治水肿:白水(净)二钱,茯苓三钱,郁李仁(杵)一钱五分。加生姜汁煎。(《不知医必要》茯苓汤)
(4) 治皮水,四肢肿,水气在皮肤中,四肢聂聂动者:防己三两,黄耆三两,桂枝三两,茯苓六两,甘草二两。上五味,以水六升,煮取二升,分温三服。(《金匮要

略》防己茯苓汤）

（5）治心下有痰饮，胸胁支满目眩：茯苓四两，桂枝，白术各三两，甘草二两。上四味，以水六升，煮取三升，分温三服，小便则利。（《金匮要略》苓桂术甘汤）

（6）治卒呕吐，心下痞，膈间有水，眩悸者：半夏一升，生姜半斤，茯苓三两（一法四两）。上三味，以水七升煮取一升五合，分温再服，（《金匮要略》小半夏加茯苓汤）

（7）治飧泄洞利不止：白茯苓一两，南木香半两（纸裹炮）。上二味，为细末，煎紫苏木瓜汤调下二钱匕。（《百一选方》）

（8）治湿泻：白术一两，茯苓（去皮）七钱半。上细切，水煎一两，食前服。（《原病式》茯苓汤）

（9）治胃反吐而渴，欲饮水者：茯苓半斤，泽泻四两，甘草二两，桂枝二两，白术三两，生姜四两。上六味，以水一斗，煮取三升，纳泽泻再煮取二升半，温服八合，日三服（《金匮要略》茯苓泽泻汤）

（10）治丈夫元阳虚惫，精气不固，余沥常流，小便白浊，梦寐频泄，及妇人血海久冷，白带、白漏、白淫，下部常湿，小便如米泔，或无子息（不育）：黄蜡四两，白茯苓四两（去皮、作块，用猪苓一分，同于瓷器内煮二十余沸，出，日干，不用猪苓）。上以茯苓为末，熔黄蜡为丸，如弹子大。空心细嚼，满口生津，徐徐咽服，以小便清为度。（《局方》威喜丸）

【毒副作用】

土茯苓：肝肾阴虚者慎服。

茯苓：阴虚而无湿热、虚寒滑精、气虚下陷者慎服。羧甲基茯苓多糖毒性低，给小鼠皮下注射的半数致死量为 3.13g/kg。对犬的急性、亚急性毒性试验未见到明显的毒性反应。但大剂量（人常用量的 500 倍）给药后的开始 2 周，小鼠体重有明显抑制，可使末梢血中白细胞总数增加，GPT 亦轻度增加。

【参考文献】

国家中医药管理局《中华本草》编委会．中华本草［M］．上海；上海科学技术出版社，1999.

八、牡丹皮 地骨皮

【药物功效】

牡丹皮、地骨皮为临床常用的清热凉血、除蒸协效药对。

牡丹皮为毛茛科植物牡丹的干燥根皮。味苦、辛，性微寒。归心、肝、肾经。具有清热凉血，活血祛瘀之功效。本品含牡丹酚、牡丹酚甙、牡丹酚原甙、牡丹酚新甙。亦含芍药甙、氧化芍药甙、苯甲酰芍药甙、苯甲酰氧化芍药甙、没食子酸等。此外，尚含挥发油、植物甾醇、苯甲酸、蔗糖、葡萄糖等。

地骨皮为茄科植物枸杞或宁夏枸杞的干燥根皮。味甘，性寒。归肺、肝、肾经。具有凉血除蒸，清肺降火之功效。本品含桂皮酸和多量酚类物质、甜菜碱．尚分离得柯碱 A、枸杞素 A、枸杞素 B、β-谷甾醇、亚油酸、亚麻酸、卅一酸等.

【配伍功效】

丹皮性寒，味苦而兼辛，善透泄血中伏热，凉血而除无汗之骨蒸；地骨皮性寒，味甘而淡，善清阴中虚热，益阴而退有汗之骨蒸，二药合用，可加强退热除蒸作用，故凡阴虚血热所致的午后潮热、两颧发红、手足心热、骨蒸烦躁等，无论有汗无汗，皆可用之。李杲：四物汤内加地骨皮、牡丹皮，治妇人骨蒸最妙。地骨皮治足少阴、手少阳有汗而骨蒸者。《本草纲目》："牡丹皮，治手足少阴、厥阴四经血分伏火。盖伏火即阴火也，阴火即相火也，古方惟以此治相火，故仲景肾气丸用之。枸杞根乃地骨，甘淡而寒，下焦肝肾虚热者宜之，此皆三焦气分之药，所谓热淫于内，泻以甘寒也。"，二药皆入肾可治相火而退虚热。《本草汇言》："王绍隆云，骨中火热为眚，煎熬真阴，以地中之骨皮，甘寒清润，不泥不滞，非地黄、麦冬同流。牡丹皮，清心，养肾，和肝，利包络，并治四经血分伏火。"故二药伍用，相互促进，相须为用，清热凉血，退虚热除骨蒸相得益彰。

【药理作用】

1. 牡丹皮

（1）牡丹皮能增加冠脉血流量，减少心输出量，降低左室作功的作用。
（2）丹皮酚对口服伤寒、副伤寒菌苗引起的发热有解热作用，并降低正常体温。
（3）丹皮水煎剂对多种炎症反应具有抑制作用。
（4）牡丹皮甲醇提取物有抑制内毒素所致实验性血栓的作用。
（5）牡丹皮煎剂对多种革兰阳性菌和革兰阴性菌均有较强的抗菌作用。
（6）丹皮及其所含丹皮酚，芍药甙对肾上腺素所致的脂细胞的脂肪分解有一定的抑制作用。

2. 地骨皮

（1）研究表明地骨皮有明显的降压作用，并伴有心率减慢和呼吸加快。
（2）地骨皮具有降血糖和降血脂。
（3）地骨皮具有抗病原微生物作用。
（4）地骨皮具有解热作用。
（5）地骨皮水煎剂对白细胞介素-2 的生成有抑制作用；对环磷酰胺所致小鼠脾细胞白细胞介素-2 产生降低有显著提高增强作用；对硫唑嘌呤所致白细胞介素-2 产生超常有抑制作用。

【药对配方】

（1）唐代·孙思邈《备急千金要方》之"杜仲酒"。
（2）金代·李东垣《兰室秘藏》之"四物汤加丹皮地骨皮"。

【药对用量】

刘老将丹皮与地骨皮配伍使用时，其用量比例关系通常为 1:1，常用剂量为丹皮 10g 和地骨皮 10g。中若小儿用药则减半使用。

【临证运用】

用于阴虚火旺所引起的发热头疼，头晕证。血热引起的血淋证、消渴病、等

（1）阴虚发热，骨蒸潮热，盗汗，丹皮、地骨皮与龟甲同用，可治疗骨蒸潮热，盗汗。龟甲、生地黄、青蒿、地骨皮、牡丹皮、白薇、玄参、黄连、升麻，治阴虚火旺，骨蒸潮热，盗汗，头疼，头晕。

（2）治热劳：地骨皮，柴胡（去苗）。配麦门冬煎汤服之。（《圣济总录》地骨皮散）

（3）治小儿肺盛，气急喘嗽：地骨皮、桑白皮（炒）各50克，甘草（炙）5克。上锉散，入粳米一撮，水二小盏，煎七分，食前服。（《小儿药证直诀》泻白散）

（4）治血淋：地骨皮，酒煎服。（《经验广集》地骨酒）

（5）治消渴日夜饮水不止，小便利：地骨皮（锉）、土瓜根（锉）、栝楼根（锉）、芦根（锉），麦门冬（去心，焙），枣七枚（去核）。上六味锉如麻豆；煎服。（《圣济总录》地骨皮饮）

（6）治消渴唇干口燥：枸杞根，石膏，小麦。上三味切，以水煮，麦熟汤成，去滓，适寒温饮之。（《医心方》枸杞汤）

（7）治时行目暴肿痒痛：地骨皮（切）。煎汤加盐洗目。（《圣济总录》地骨皮汤）

（8）治风虫牙痛：枸杞根白皮煎醋漱之。（《肘后方》）

（9）治膀胱移热于小肠，上为口糜，生疮溃烂，心胃壅热，水谷不下：柴胡、地骨皮。水煎服之。（《兰室秘藏》地骨皮汤）

（10）治耳聋，有脓水不止：地骨皮，五倍子。上二味捣为细末，每用少许，掺入耳中。（《圣济总录》地骨皮散）

（11）治瘭疽著手足、肩背，忽发累累如赤小豆，剥之汁出者：枸杞根、葵根叶。煮汁，煎如糖服之。（《千金方》）

（12）治肠风痔漏，下血不止：地骨皮、凤眼根皮各等分（同炒，微黄色）。捣为细末，空心温酒调服。忌油腻。（《经验方》地骨皮散）

（13）治痔疾：枸杞根、地龙（捣）。枸杞根旋取新者，刮去浮赤皮，只取第二重薄白皮，暴干捣罗为末，别入地龙末，和匀，先以热盐汤洗患处，用药干掺，日可三次用。（《圣济总录》枸杞散）

（14）治气瘘疮疬，多年不愈：地骨皮，杵为细末，每用纸燃蘸于疮口内，频用自然生肉，更用米饮调，无时，日进三服。（《外科精义》应效散）

（15）治妇人阴肿或生疮：枸杞根煎水频洗。（《永类钤方》）

（16）壮筋骨，补精髓。用枸杞根、生地黄、甘菊花等。

（17）骨蒸烦热（包括一切虚劳烦热及大病后烦热）。用地骨皮、防风，甘草（炙），和匀后。加生姜五片，水煎服。此方名"地仙散"。

【毒副作用】

（1）血虚有寒，孕妇及月经过多者慎服。

（2）《本经逢原》：自汗多者勿用，为能走泄津液也。痘疹初起勿用，为其性专散血，不无根脚散阔之虑。

（3）《得配本草》：胃气虚寒，相火衰者，勿用。

【参考文献】

国家中医药管理局《中华本草》编委会．中华本草［M］．上海；上海科学技术出版社，1999.

九、仙茅　仙灵脾

【药物功效】

仙茅、仙灵脾为临床常用的补肾壮阳、祛风寒除湿协效药对。

仙茅为石蒜科植物仙茅的根茎。味辛，性热，有毒。归肾、肝经。具有温肾壮阳，祛寒除湿之功效。本品根茎含仙茅甙 A、B，地衣二醇葡萄糖甙，地衣二醇-3-木糖葡萄糖甙，仙茅皂甙 A、B、C、D、E、F、K、L、M，仙茅素 A、B、C，仙茅皂甙元 A、B、C，仙茅萜醇，丝兰甙元，5，7-二甲氧基杨梅树皮素-3-O-α-L-吡喃木糖基（4→1）-O-β-D-吡喃葡萄糖甙。

仙灵脾为小檗科植物淫羊藿、箭叶淫羊藿、柔毛淫羊藿、巫山淫羊藿或朝鲜淫羊藿的干燥地上部分。味辛、甘，性温，归肝、肾经。具有补肾壮阳，祛风除湿之功效。本品含淫羊藿黄酮甙，皂式，苦味质，鞣质，挥发油，二十六醇，三十烷，植物甾醇，油酸，亚油酸，软脂酸，槲皮素及槲皮素-3-O-β-D-葡萄糖甙，此外，含少量钾等无机元素

【配伍功效】

仙茅与仙灵脾都是补益药，均有温肾阳，强筋骨，祛风湿之功，均可用于肾阳不足诸证，以及风寒湿痹兼有阳虚者。仙灵脾：性温燥，补肾壮阳作用较强。仙茅：辛热温散有毒，力猛，为壮阳祛寒之峻品。还可用于脾肾阳虚之泄泻。主用为温肾壮阳药，兼有暖胃的作用。配香砂仁、吴茱萸、木香、良姜等同用治胃脘部冷气胀痛，或吐酸水，食欲不振等症；配生甘草治毒蛇咬伤；配糯米治痰喘；配椶木根皮，小叶对经草治跌打损伤。《日华子本草》："仙灵脾治一切冷风劳气，补腰膝，强心力，丈夫绝阳不起，女子绝阴无子，筋骨挛急，四肢不任，老人昏耄，中年健忘。仙茅治一切风气，补五劳七伤，开胃下气"两药同用补肾壮阳力强。

【药理作用】

1. 仙茅

（1）仙茅水提物有促进抗体生成并延长其功效，仙茅甙促进巨噬细胞增生并提高其吞噬功能，可认为有增强免疫功能。

（2）仙茅有明显延长睡眠时间作用，仙茅对印防己毒素所致小鼠惊厥，能明显推迟其出现惊厥的潜伏期。

（3）仙茅有雄性激素样作用。

（4）仙茅具有抗高温、耐缺氧作用。

（5）仙茅具有抗炎作用。

(6) 仙茅对史氏、福氏、宋氏痢疾杆菌有抑制作用。

(7) 仙茅对癌细胞的糖代谢有一定干扰功效。

(8) 仙茅水提取液可扩张冠脉，强心。

2. 仙灵脾

(1) 淫羊藿能增强下丘脑–垂体–性腺轴及肾上腺皮质轴，胸腺轴等内分泌系统的分泌功能。

(2) 淫羊藿黄酮具有一定的抗衰老作用。

(3) 淫羊藿对机体免疫功能有双向调节作用。

(4) 淫羊藿煎剂给家兔静脉注射，有使心肌张力明显增加的作用。

(5) 淫羊藿甲醇提取物具有抗炎及抗病原微生物作用。

(6) 淫羊藿有改善血流动力和血液流变的作用，并能提高白细胞生成。

【药对配方】

(1) 当代·张伯臾《中医方剂临床手册》之"二仙汤"

(2) 当代·姜良铎之经验方"三仙汤"

【药对用量】

刘老将仙茅与仙灵脾配伍使用时，其用量比例关系通常为1：1，常用剂量为仙茅20g和仙灵脾20g。二仙汤、三仙汤。中若小儿用药则减半使用。

【临证运用】

用于治疗肾阴阳两虚所致的头晕头疼烦躁自汗筋惕肉瞤水肿面部潮红等，广泛运用于治疗高血压病、慢性肾炎、肾病综合征、肾衰、闭经、更年期综合征等属于肾阴阳两虚虚阳上亢者。

(1) 头晕口干口苦眼干涩，腰腹部发凉下肢水肿，大便溏泻，高血压，二仙汤加丹参、三棱、莪术、钩藤、白术、夏枯草、菊花。

(2) 慢性肾炎，肾虚阳亢，心血瘀阻，用二仙汤去当归加三棱、莪术、丹参、旱莲草、白茅根等。

(3) 脏燥，证属心肾两虚，冲任不调，二仙汤合甘麦大枣汤加丹参。

(4) 郁胀病：因生气而全身郁胀，乏力心烦，急躁，腰酸痛，腹胀便干，用二仙汤加三棱、莪术、冬瓜皮、茯苓、丹参、郁金等。

(5) 姜良铎教授根据多年临床经验用三仙汤（淫羊藿、仙茅、仙鹤草），治疗更年期综合症等疾病，改善妇女绝经期的症状疗效显著。

【毒副作用】

(1) 凡阴虚火旺者忌服。

(2)《雷公炮炙论》："勿犯铁，斑人须鬓。"

(3)《本草经疏》："凡一概阴虚发热、咳嗽、吐血、衄血、齿血、溺血、血淋，遗精白浊，梦交，肾虚腰痛，脚膝无力，虚火上炎，口干咽痛，失志阳痿，水涸精竭，不能孕育，老人孤阳无阴，遗溺失精，血虚不能养筋，以致偏枯痿痹，胃家邪热不能杀谷，胃家虚火嘈杂易饥，三消五疸，阴虚内热外寒，阳厥火极似水等证，法并禁用。"

【参考文献】

国家中医药管理局《中华本草》编委会．中华本草［M］．上海；上海科学技术出版社，1999.

十、补骨脂　骨碎补

【药物功效】

补骨脂、骨碎补为临床常用的补肾壮阳、止泻、纳气平喘协效药对。

补骨脂为豆科植物补骨脂的干燥成熟果实。味苦、辛，性温。归肾、脾经。具有补肾壮阳，固精缩尿，温脾止泻，纳气平喘之功效。本品含香豆精类、黄酮类、单萜酚类以及挥发油、皂式、多糖、类脂等成分。香豆精类有：补骨脂素，异补骨脂素即是白芷素，花椒毒素即是 8-甲氧基补骨脂素，补骨脂定，异补骨脂定，补骨脂呋喃香豆精，补骨脂定 2′，3′-环氧化物，双羟异补骨脂定，补骨脂香豆雌烷 A 及 B 槐属香豆雌烷 A 等。黄酮类中有：紫云英甙。双氧黄酮类中有：补骨脂双氢黄酮即是补骨脂甲素，异补骨脂双红黄酮，补骨脂双氢黄酮甲醚等。

骨碎补为水龙骨科植物槲蕨的干燥根茎。味苦，性温，归肝、肾经。具有补肾强骨，活血止疼之功效。本品含柚皮甙，21-何帕烯，7-羊齿烯，9（11）羊齿烯，β-谷甾醇，3-雁齿烯，采油甾醇，豆甾醇及四环三萜类化合物：环水龙骨甾醇乙酸酯，环木菠萝甾醇-乙酸酯，环鸦片甾烯醇乙酸酯，9，10-环羊毛甾-25-烯醇-3β-乙酸酯。崖姜蕨根茎含21-何帕烯，13（18）新何帕烯，9（11）-羊齿烯，豆甾醇，β-谷甾醇，菜油甾醇及四环三萜类化合物：环木菠萝甾醇乙酸酯，环水龙骨甾醇烯醇乙酸酯，环鸦片甾烯醇乙酸酯，9，10-环羊毛甾-25-烯醇-3β-乙酸酯。

【配伍功效】

《本草经疏》："补骨脂，能暖水脏；阴中生阳，壮火益土之要药也。其主五劳七伤，盖缘劳伤之病，多起于脾肾两虚，以其能暖水脏、补火以生土，则肾中真阳之气得补而上升，则能腐熟水谷、蒸糟粕而化精微。脾气散精上归于肺，以荣养乎五脏，故主五脏之劳。七情之伤所生病。风虚冷者，因阳气衰败，则风冷乘虚而客之，以致骨髓伤败，肾冷精流，肾主骨而藏精，髓乃精之本，真阳之气不固，即前证见矣，固其本而阳气生，则前证自除。男子以精为主，妇人以血为主，妇人血气者，亦犹男子阳衰肾冷而为血脱气陷之病，同乎男子之肾冷精流也。骨碎补（《开宝本草》）主破血、止血、补伤折，言能不使瘀结者留滞，不使流动者妄行，而补且伤折，如未尝伤折也。"二药配伍，相互促进，补肾壮阳，温脾止泻。

【药理作用】

1. 补骨脂

（1）补骨脂具有增加心肌营养性血流量，对垂体后时素所致小鼠急性心肌缺血的保护作用。

（2）补骨脂加黑光疗法对皮肤病损伤常见致病性真菌和细菌的抑制作用，对酪氨酸酶的激活作用。

（3）补骨脂具有提高大鼠白细胞百分率，降低中性白细胞百分率，从而明显增强大鼠细胞免疫功能。

（4）补骨脂具有抗肿瘤作用。

（5）具有抗生育和雌激素样作用。

（6）抗衰老作用。

2. 骨碎补

（1）据中国药科大学"周铜水"等研究，骨碎补茎水煎剂及柚皮甙灌胃对实验性大鼠骨损伤愈合有促进作用。

（2）骨碎补水煎剂灌胃，对关节炎具有刺激骨关节软骨细胞代偿性增生作用，并能部分改善由于力学应力线改变造成关节软骨的退行性变，从而降低骨关节病变率。

（3）骨碎补双氢黄酮甙能增加心肌细胞的搏动频率，使收缩有力，并对心肌细胞有起搏作用。

（4）骨碎补水煎液口服，可明显预防血清胆甾醇、甘油三酯的上升，并能防止主动脉壁粥样硬化斑块的形成。

（5）豚鼠实验提示，骨碎补煎剂与卡那霉素合用可减轻卡那霉素对耳蜗的毒性作用，但不能控制停药后中毒性耳聋的发展。

（6）骨碎补煎剂能抑制葡萄球菌的生长。

【药对配方】

宋代·宋代官修方书《太平圣惠方》之"骨碎补丸"。

【药对用量】

刘老将补骨脂与骨碎补配伍使用时，其用量比例关系通常为1：1，常用剂量为补骨脂20g和骨碎补20g。中若小儿用药则减半使用。

【临证运用】

（1）治脾肾虚弱，全不进食：补骨脂四两（炒香），肉豆蔻二两（生）。上为细末，用大肥枣四十九个，生姜四两，切片同煮，枣烂去姜，取枣剥去皮核用肉，研为膏，入药和杵，丸如梧桐子大。每服三十丸，盐汤下。（《本事方》二神丸）

（2）治赤白痢及水泻：补骨脂一两（炒香熟），罂粟壳四两（去穰、顶蒂，新瓦上焙燥）。上二味，为细末，炼蜜为丸如弹子大。每服一丸，水一盏化开，姜二片，枣一个，煎取七分，如小儿分作四服。（《百一选方》）

（3）治小儿遗尿：补骨脂一两（炒）。为末，每服一钱，热汤调下。（《补要袖珍小儿方论》破故纸散）

（4）治男子女人五劳七伤，下元久冷，乌髭鬓，一切风病，四肢疼痛，驻颜壮气：补骨脂一斤，酒浸一宿，放干，却用乌油麻一升和炒，令麻子声绝即簸去，只取补骨脂为末，醋煮面糊丸如梧子大。早晨温酒、盐汤下二十丸。（《经验后方》）

（5）治下元虚败，脚手沉重，夜多盗汗。此药壮筋骨，益元气：补骨脂四两（炒香），菟丝子四两（酒蒸），胡桃肉一两（去皮），乳香、没药、沉香（各研）三钱半。

炼蜜丸如梧子大。每服二、三十丸，空心盐汤温酒任下，自夏至起，冬至止，日一服。（《局方》补骨脂丸）

（6）定心，补肾：补骨脂二两（隔纸炒令香熟），白茯苓一两（去皮）。上二味为细末，用没药半两，捶破，以无灰酒浸，高没药一指许，候如稠饧状，搜前二味，丸如梧桐子大。每服三、五十丸，随食汤下；如没药性燥难丸，再以少酒糊同搜丸，食前服。（《魏氏家藏方》返精丸）

（7）治肾气虚冷，小便无度：补骨脂（大者盐炒）、茴香（盐炒）。上等分为细末，酒糊为丸如梧桐子大。每服五十丸或百丸，空心温酒、盐汤下。（《魏氏家藏方》破故纸丸）

（8）治打坠腰痛，瘀血凝滞：破故纸（炒）、茴香（炒）、辣桂等分。为末，每热酒服二钱。（《仁斋直指方》）

（9）治腰疼：破故纸为末，温酒下三钱匕。（《经验后方》）

（10）治肾气虚弱，风冷乘之；或血气相搏，腰痛如折，起坐艰难，俯仰不利，转侧不能；或因劳役过度，伤于肾经；或处卑湿，地气伤腰；或坠堕伤损，或风寒客搏，或气滞不散，皆令腰痛；或腰间似有物重坠，起坐艰辛者，悉能治之：胡桃（去皮膜）二十个，蒜（熬膏）四两，补骨脂（酒浸炒）八两，杜仲（去皮，姜汁浸炒）十六两。上为细末，蒜膏为丸。每服三十丸，空心温酒下；妇女淡醋汤下。常服壮筋骨，活血脉，乌髭须，益颜色。（《局方》青娥丸）

（11）治妊娠腰痛，状不可忍：补骨脂不以多少，瓦上炒香熟，为末，嚼胡桃肉一个，空心温酒调下三钱。（《伤寒保命集》通气散）

（12）治牙痛日久，肾虚也：补骨脂二两，青盐半两。炒，研，擦之。（《御药院方》）

【毒副作用】

补骨脂：阴虚火旺者忌服。

（1）《海药本草》："恶甘草。"

（2）《纲目》："忌诸血，得胡桃、胡麻良。"

（3）《本草经疏》："凡病阴虚火动，梦遗，尿血，小便短涩及目赤口苦舌干，大便燥结，内热作渴，火升目赤，易饥嘈杂，湿热成痿，以致骨乏无力者，皆不宜服。"

（4）《得配本草》："阴虚下陷，内热烦渴，眩晕气虚，怀孕心胞热，二便结者禁用。"

骨碎补：阴虚内热及无瘀血者慎服。

（1）《本草经疏》不宜与风燥药同用。

（2）《本草汇言》如血虚风燥，血虚有火，血虚挛痹者，俱禁用之。

（3）《得配本草》忌羊肉、羊血、芸薹菜。

【参考文献】

国家中医药管理局《中华本草》编委会．中华本草［M］．上海；上海科学技术出版社，1999.

十一、石决明 草决明

【药物功效】

石决明、草决明均为临床上常用的清肝明目药对。

石决明为鲍科动物杂色鲍（光底石决明）、皱纹盘鲍（毛底石决明）、羊鲍、澳洲鲍、耳鲍或白鲍的贝壳。味咸，性苦，归肝经。具有平肝潜阳，清肝明目的功效。本品含有碳酸钙，有机物，尚有少量镁、铁、硅酸盐、氯化物和微量的碘；煅烧后碳酸钙分解，产生氧化钙，有机质则破坏。还含有锌、锰、铬、锶、铜等微量元素。贝壳内层有珍珠样光泽的角质蛋白，经盐酸水解的16种氨基酸。

草决明为豆科植物决明或小决明的干燥成熟种子。味甘、苦、咸，性微寒，归肝、大肠经。具有清热明目，润肠通便之功效。本品含大黄酸、大黄素、芦荟大黄素、决明子素、橙黄决明子素、决明素等蒽醌类物质，以及决明苷、决明酮、决明内酯等萘并吡吡咯酮类物质；此外，尚含甾醇、脂肪酸、糖类、蛋白质等。

【配伍功效】

决明子甘咸寒，主入肝经，功善清肝明目而，平抑肝阳。石决明咸寒清热，质重潜阳，专入肝经，而有清泄肝热，镇潜肝阳、利头目之效，为凉肝、镇肝之要药。《本经)："治青盲，目淫肤赤白膜，眼赤痛，泪出，久服益精光。"《本草正义》："决明子明目，乃滋益肝肾，以镇潜补阴为义，是培本之正治，非如温辛散风，寒凉降热之止为标病立法者可比，最为有利无弊。"《本草求真》："决明子，除风散热，凡人目泪不收，眼痛不止，多属风热内淫，以致血不上行，治当即为驱逐；按此苦能泄热，咸能软坚，甘能补血，力薄气浮，又能升散风邪，故为治目收泪止痛要药。并可作枕以治头风。"《医学衷中参西录》："石决明味微咸，性微凉，为凉肝镇肝之要药。肝开窍于目，是以其性善明目，研细水飞作敷药，能治目外障。为其能凉肝，兼能镇肝，故善治脑中充血作疼作眩晕，因此证多系肝气、肝火挟血上冲也。"故二药伍用，相互促进，相须为用，平肝潜阳，清肝明目之功相得益彰。

【药理作用】

1. 石决明

（1）石决明提取液金黄葡萄球菌、大肠杆菌、绿脓杆菌具有较强抑菌作用。
（2）其贝壳内层水解液经小鼠抗四氯化碳急性中毒实验，有保肝作用。
（3）其提取液对家兔体外凝血具有抗凝作用。

2. 草决明

（1）草决明具有降压作用。
（2）本品又降低血浆总胆固醇和甘油三酯的作用。
（3）其注射液可使小鼠胸腺萎缩，对吞噬细胞功能有增强作用。
（4）其所含蒽醌类物质有缓和的泻下作用；

（5）其醇浸出液除去醇后，对金黄色葡萄球菌、白色葡萄球菌、橘色葡萄球菌、白喉杆菌、巨大芽孢杆菌、伤寒杆菌、副伤寒杆菌、乙型副伤寒杆菌及大肠杆菌均有抑制作用。

（6）其水浸液 对皮肤真菌有不同程度的抑制作用。

【药对配方】

（1）宋代·严用和《重订严氏济生方》之"决明子散"。

（2）宋代·严用和《济生》卷五之"决明子散"。

（3）宋代·王衮《博济》卷三之"决明散"。

（4）元代·危亦林《得效》卷十六之"决明散"。

（5）元代·倪维德《原机启微》之"菊花决明散"。

（6）清代·赵濂《医门补要》之"明消翳散"。

【药对用量】

刘老将石决明与草决明配伍使用时，其用量比例关系通常为1∶1，常用剂量为石决明10g和草决明10g。《济生》卷五之"决明子散"，其用量比例关系为1∶1常用剂量为石决明1两和草决明1两。

【临证运用】

（1）用于风热毒气上攻，眼目肿痛，或卒生翳膜，或赤脉胬肉，或痒或涩，羞明多泪，或始则昏花，渐成内障。相当于西医的慢性肝炎、肺结核、失眠等证属肝火上扰者。

（2）清肝明目，草决明、石决明合用，可治疗眼目肿痛，或卒生翳膜，或赤脉胬肉，或痒或涩，羞明多泪，或始则昏花，渐成内障。决明子散：草决明、石决明合用，治风热毒气上攻，心胸或脘腹疼痛，或产后恶露不行，或月经不调，少腹急痛，或舌边有瘀斑，脉涩或弦等证。

（3）眼目肿痛，决明子散《重订严氏济生方》：黄芩、甘菊花（去枝、梗）、木贼、决明子、石膏、赤芍、川芎、川羌活（去芦）、甘草、蔓荆子、石决明各30克治疗风热毒气上攻，眼目肿痛。

（4）眩晕、耳鸣，《中医内科学》肝阴不足而肝阳偏亢，肝风上扰，以致头痛、眩晕、面时潮红，或筋惕肉眴者，加白蒺藜、草决明、钩藤、石决明平肝潜阳，柔润熄风。

（5）治目生翳。决明消翳散《医门补要》：荆芥、蝉衣、桑叶、蕤仁、木贼草、石决明、谷精草、白菊花、青葙子治目生翳效果佳。

（6）菊花决明散《原机启微》：治风热上攻，目中白睛微变青色，黑睛稍带白色，黑白之间，赤环如带，谓之抱轮红，视物不明，睛白高低不平，甚无光泽，口干舌苦，眵多羞涩。

（7）朱子云认为决明子外吹于患处治疗咽喉部红肿热痛，扁桃体炎等皆有良好的效果。

【毒副作用】

（1）《中华本草》：无毒。

（2）《本草纲目》：无毒。

【参考文献】

高学敏．中药学［M］．中国中医药出版社，2002.9（2008.5重印）．

谢鸣．方剂学［M］．人民卫生出版社，2002.

十二、麦门冬　天门冬

【药物功效】

麦门冬与天门冬为滋阴降火，养阴生津药对。

麦门冬为百合科多年生草本麦冬的块根。本品性味甘、微苦，性微寒。归心、肺、胃经。具有养阴润肺、益胃生津、清心除烦之功效。本品块根中含有多种甾体皂苷、β谷甾醇，以及黄酮、多糖、多种氨基酸、微量元素等。

天门冬为百合科多年生攀缘草本天门冬的块根。本品性味甘、苦，性寒。归肺、胃、肾经。具有养阴润肺、滋肾降火、益胃生津的功效。本品块根中含有多种氨基酸、天门冬酰胺、多糖、多种甾体皂苷、蛋白质等。

【配伍功效】

麦冬味甘微苦性微寒，有养阴生津之功效。天冬味甘苦性寒，也有养阴生津功效，可共同使用以滋补肺、胃、肾之阴。《本草分经》称麦冬"甘、微苦，微寒。润肺清心、泻热生津、化痰止呕、治嗽行水"。《医学衷中参西录》言其："能入胃以养胃液，开胃进食，更能入脾以助脾散精于肺，定喘宁嗽。"中医认为，麦冬味甘、微苦，性微寒，归胃、肺、心经，有养阴润肺、益胃生津、清心除烦的功效，用于肺燥干咳、阴虚痨嗽、喉痹咽痛、津伤口渴、内热消渴、心烦失眠、肠燥便秘等症。《本草衍义》："天门冬、麦门冬之类，虽曰去心，但以水渍漉使周，润渗入肌，俟软，缓缓擘取，不可浸出脂液。其不知者，乃以汤浸一、二时，柔即柔矣，然气味都尽，用之不效，乃曰药不神，其可得乎？

【药理作用】

1. 麦门冬

（1）麦门冬能抗心律失常，能增加冠脉血流量。

（2）所含多糖能显著降低血糖。

（3）还有增强免疫。

（4）抑菌等作用。

2. 天门冬

（1）天门冬能抑制肿瘤细胞增殖，具有明显的抗细胞突变的作用。

（2）对炭疽杆菌、肺炎链球菌、金黄色葡萄球菌等有抑制作用。

（3）所含天门冬酰胺具有镇咳、祛痰作用。

【药对配方】

（1）清代·张璐《张氏医通》"二冬膏"。

（2）金代·刘河间《保命集》"天门冬丸"。

（3）清代·程钟龄《医学心悟》"二冬汤"。

（4）元代·齐德之《外科精义》"玄参丸"。

【药对用量】

刘老将麦冬与天冬配伍使用时，其用量比例关系通常为1∶1。常用剂量为麦冬20g和天冬20g。二冬汤。中若小儿用药则减半使用。

【临证运用】

（1）治上消：天冬（去心）二钱，麦冬（去心）三钱，花粉一钱，黄芩一钱，知母一钱，甘草五分，人参五分，荷叶一钱。水煎服。《医学心悟》二冬汤。

（2）治心烦：天冬、麦冬各15g，水杨柳9g。水煎服。《湖南药物志》。

（3）治肺胃燥热，痰涩咳嗽：天门冬、麦门冬等分。上两味熬膏，炼白蜜收，不时含热咽之。《张氏医通》二冬膏。

（4）治百日咳：天门冬、麦门冬各15g，百部根9g，瓜蒌仁6g，橘红6g。煎两次，1~3岁每次分3顿服，4~6岁每次分2顿服，7~10岁1次服。《中医杂志》。

（5）治妇人喘，手足烦热，骨蒸寝汗，口干引饮，面目浮肿：天门冬十两，麦门冬八两，生地黄三斤（取汁为膏）。上二味为末，膏子和丸如梧子大。每服五十丸，煎逍遥散送下。逍遥散中去甘草加人参。《保命集》天门冬丸。

（6）治扁桃体炎，咽喉肿痛：天冬、麦冬、板蓝根、桔梗、山豆根各9g，甘草6g。水煎服。《山东中草药手册》。

（7）治老人大肠燥结不通：天门冬八两，麦门冬、当归、麻子仁、生地黄各四两。熬膏，炼蜜收之。每早晚白汤调服十茶匙。《方氏家珍》。

（8）食管癌：天冬、麦冬、石斛沙参、急性子、当归、仙鹤草、旋复花、赭石各15g，厚朴、川楝子、半夏、竹菇各9g，木香、丁香、沉香、豆蔻各6g，蛞蝓1枚水煎服。

【毒副作用】

《本草纲目》：无毒。在常规剂量内水煎服不会产生副作用。长期服用也没有明显副作用。剂量过大，对正常人消化系统影响不明显，对已患有胃痛和容易便溏的病人，则会加重症状。

【参考文献】

李敏，费曜，王家葵．天冬药材药理实验研究［J］．时珍国医国药，2005，16（7）：580-582.

马海波．麦冬化学成分的研究［D］．北京中医药大学，2013.

十三、炒麦芽　炒谷芽

【药物功效】

炒麦芽与炒谷芽为临床常用健脾消食开胃药对。

麦芽为禾本科植物大麦的成熟果实经发芽而成。味甘，性平。归肺、胃、肝经。具有消食健胃、回乳通胀、疏肝解郁的功效。主要含有 α 及 β 淀粉酶、麦芽糖及大麦芽碱、催化酶、胆碱、腺嘌呤、氨基酸、蛋白质、维生素 B、D、E 及细胞色素 C 等。

炒谷芽为谷芽（稻芽）禾本科植物稻的成熟果实经发芽干燥而成，味甘，性微温。归脾、胃经。具有消食和中，健脾开胃的功效。含有淀粉酶、蛋白质、脂肪、麦芽糖、腺嘌呤、胆碱、维生素 B 等。

【配伍功效】

炒麦芽性味甘平具有消食健胃之功效，炒谷芽性味甘、微温，同样具有消食和中，健脾开胃之功效。《本草纲目》：健脾开胃，下气和中，消食化积。《本经逢原》：谷芽，启脾进食，宽中消谷，而能补中，不似麦芽之克削也。《药性论》：消化宿食，破冷气，去心腹胀满。《医学启源》：补脾胃虚，宽肠胃，捣细炒黄色，取面用之。《滇南本草》：宽中，下气，止呕吐，消宿食，止吞酸吐酸，止泻，消胃宽膈。《本草纲目》：麦蘗、谷芽、粟蘗，皆能消导米面诸果食积。观造饧者用之，可以类推。但有积者能消化，无积而久服，则消人元气也，不可不知。若久服者，须同白术诸药兼用，则无害。

【药理作用】

1. 炒麦芽

（1）所含 α 淀粉酶和 β 淀粉酶能将淀粉分解为麦芽糖和糊精，其煎剂对胃酸及胃蛋白酶的分泌有轻度促进作用。

（2）麦芽有类似溴隐亭类物质，具有多巴胺激动作用，能抑制泌乳素的分泌，抑制催乳素释入；对单纯乳溢症患者，可使乳溢消失或缓解。

（3）麦芽浸剂口服可使正常人血糖降低。麦芽渣水提醇沉精制品制成的 5% 注射液给家兔注射 200mg，可使血糖降低 40% 或更多，大多在 7 小时后才恢复。

（4）其它作用：本品所含的大麦碱其药理作用类似麻黄碱。1.0mg/kg 剂量能增强豚鼠子宫的紧张和运动，且随剂量的增加而增加。对新斯的明引起的猫支气管痉挛，可使之扩张，有效剂量为 0.5～1.0mg/kg。

2. 炒谷芽

谷芽含有大量蛋白质酶，维生素 A，B 族，淀粉及蛋白质等多类营养物质。谷芽有利于蛋白质消化，能消食开胃，促进食欲的作用。

【药对配方】

（1）清代·德丰辑《续补集验良方》"万应神曲"。

（2）《全国中药成药处方集》"百补增力丸"。

（3）近代·施今墨《临证医案医方》"荨麻疹汤"。

【药对用量】

刘老将炒麦芽与炒谷芽配伍，其用量比例关系通常为 1∶1，常用剂量为炒麦芽 20g 和知炒谷芽 20g。若小儿用药则减半使用。

【临证运用】

用于饮食积滞所致的胃胀，呃逆，腹胀不消化等症，或是脾虚食少、食后饱胀。

（1）饮食积滞证：常配伍山楂、神曲、鸡内金等，若小儿乳食停滞，常常加用陈皮、莱菔子等。

（2）治疗脾虚食少、食后饱胀，与神曲、白术、陈皮合用。

【毒副作用】

炒麦芽：《本草纲目》：无毒在常规剂量内水煎服不会产生毒副作用。长期服用也无明显副作用。炒谷芽甘，温。《纲目》："甘，温，无毒。"《本草经疏》："味苦，无毒。入脾、胃经。"

【参考文献】

凌俊红. 麦芽的化学成分及炮制学研究 ［D］. 沈阳药科大学，2005.

第五章 经方药对

一、黄连 吴茱萸

【药物功效】

黄连、吴茱萸为临床常用的清肝泻火,降逆止呕药对。

黄连为毛茛科植物黄连、三角叶黄连或云连的干燥根茎。秋季采挖,除去须根及泥沙,干燥,撞去残留须根。味苦,寒。归心、脾、胃、肝、胆、大肠经。具有清热燥湿,泻火解毒之功效。本品根茎主含小檗碱 5.56% ~ 7.25%,黄连碱,表小檗碱,小檗红碱,掌叶防己碱,非洲防己碱,药根碱,甲基黄连碱,木兰花减,阿魏酸,黄柏酮,黄柏内酯。

吴茱萸为芸香科植物吴茱萸、石虎或疏毛吴茱萸的干燥近成熟果实。性辛热,味苦,有小毒。归肝、脾、胃、肾经。具有散寒止痛,降逆止呕,助阳止泻之功效。本品主要含挥发油,如吴茱萸烯、罗勒烯、吴茱萸内酯、吴茱萸内酯醇;尚含生物碱,如吴茱萸碱、吴茱萸次碱、吴茱萸因碱、羟基吴茱萸碱、吴茱萸卡品碱、二氢吴茱萸卡品碱;亦含柠檬苦素、吴茱萸苦素、吴茱萸苦素乙酯、黄柏酮;还含有黄酮类如花色甙、异戊烯黄酮。

【配伍功效】

左金丸出自《丹溪心法》,由黄连、吴茱萸组成,其比例为 6∶1。黄连性味苦寒,具有清热燥湿、泻火解毒的功效,能清泻肝胃之火。方中重用黄连作为君药,使肝火得清,自不横逆犯胃;吴茱萸性味辛、苦、热,具有散寒止痛、降逆止呕、助阳止泻的功效。黄连和吴茱萸是寒热相配的一种药对,两者相互制衡。黄连亦善清泻胃热,胃火降则其气自和,一药两清,标本兼顾。然气郁化火之证,纯用大苦大寒既恐郁结不开,又虑折伤中阳,故又少佐辛热之吴茱萸,一者疏肝解郁,以使肝气条达,郁结得开,反佐以制黄连之寒,使泻火而无凉遏之弊;一者取其下气之功和胃降逆,可引领黄连入肝经。二药合用,共收清泻肝火,降逆止呕之效。为辛开苦降的代表方剂,主治胃实热证。《医方考》:"左金者,黄连泻去心火,则肺金无畏,得以行令于左以平肝,故曰左金。吴茱萸气臊味辛性热,故用之以为反佐。以方君一臣一,制小其服者,肝邪未盛也。"《医方集解》:"此足厥阴药也。……故用黄连泻心清火为君,使火不克金,金能制木,则肝平矣;吴茱萸辛热,能入厥阴肝,行气解郁,又能引热下行,故以为反佐。一寒一热,寒者正治,热者从治。"《古方选注》:"经脉循行,左升右降,……吴茱萸入肝散气,降下甚捷;川黄连苦燥胃中之湿,寒胜胃中之热,乃损其气以泄降之,七损之法也。当知可以治实,不可以治虚，若误论虚实而用之则误矣。"《金鉴》胡天锡曰："此泻肝火之正剂。独用黄连为君，以实则泻子之法，以直折其上炎之势；吴茱萸从类相求，引热下行，并以辛温开其郁结，惩其扞格，故以为佐。然必木气实而土不虚者，庶可相宜。左金者，木从左，而制从金也。"

【药理作用】

1. 黄连

（1）黄连煎剂100%浓度对多种细菌有明显抑制作用，尤其是对痢疾痢杆菌、伤寒杆菌、副伤寒杆菌、霍乱弧菌、大肠杆菌等革兰阴性菌以及葡萄球菌、α-溶血性链球菌、β-溶血性链球菌、肺炎双球菌、百日咳杆菌等5种革兰阳性菌皆有较强的抑菌作用。

（2）不同浓度的黄连煎剂对不同的真菌、病毒、阿米巴均有抑制作用。

（3）黄连中含的小檗碱可能通过抑制糖原异生或促进糖酵解而产生降血糖作用。

（4）黄连中含的小檗碱有抑制花生四烯酸自血小板膜磷脂释放和代谢的作用，从而起到抗血小板聚集及溶栓作用。

（5）盐酸小檗碱有抗炎作用，小檗碱对霍乱毒素引起的腹泻有明显抑制作用。

（6）黄连中含的小檗碱对脑损伤有保护作用。

（7）黄连中含的小檗碱有抗肿瘤作用。

（8）黄连中含的小檗碱有调血脂，降血压作用。

（9）黄连注射剂有解热作用。

2. 吴茱萸

（1）吴茱萸汤对心血管系统有明显作用，如强心、升压等作用。

（2）吴茱萸汤对消化系统有明显作用，如抗胃溃疡，减少胃液分泌量，并可降低胃液酸度，对胃肠道有明显的止呕止泻作用。

（3）吴茱萸汤能够增加凝血活酶时间，对血栓形成有明显的延长作用。

（4）吴茱萸煎剂（100%）对霍乱弧菌有较强抑制效力。

（5）大剂量吴茱萸汤对中枢有兴奋作用，并可引起视力障碍、错觉等出现。

（6）吴茱萸次碱的分解产物芸香碱有较强的子宫收缩作用等。

从以上药理作用看，该药对清泻肝火，降逆止呕作用与二药的抗菌、解热、抑制胃肠道平滑肌运动等药理作用有关。

【药对配方】

（1）北宋·王怀隐《太平圣惠方》之"茱萸丸"。

（2）北宋·太医院编《圣济总录》卷七十六之"二宜散"。

（3）南宋·刘昉等《幼幼新书》卷二十九之"赤龙丹"。

（4）宋代·魏岘《魏氏家藏方》卷七之"暖脏丸"。

（5）宋代·朱佐《朱氏集验方》卷六之"戊己丸"。

（6）宋代·朱佐《朱氏集验方》卷六之"黄连丸"。

（7）清代·张璐《张氏医通》卷十六"抑青丸"。

（8）清代·年希尧《集验良方》卷三之"加味左金丸"。

【药对用量】

刘老将黄连与吴茱萸配伍使用时，其用量比例关系通常为3∶1，常用剂量黄连为6g和吴茱萸2g。而左金丸中黄连与吴茱萸用量比例为6∶1，1次口服3～6g，1日2次，若小儿用药则减半使用。

【临证运用】

临床常用于肝火犯胃，脘胁疼痛，口苦嘈杂，呕吐酸水，不喜热饮者。还可用于老年顽固性便秘、颈椎供血不足性眩晕、肝火上炎性头疼、梅核气、胁痛、乳痈、睾丸肿痛、尿毒症、妊娠恶阻，及锑剂反应性呕吐、小儿脐炎、小儿腹泻，心神经官能症性胸痛等多种病证的治疗。

（1）肝经火旺之证：症见胁肋胀痛，呕吐吞酸，嘈杂嗳气，口苦咽干，舌红脉弦数，用左金丸效果佳。若脘痞嘈杂泛酸，呕吐清水、畏寒、舌苔白滑、偏于胃寒甚者，调整黄连与吴茱萸的比例为1∶6，临床上取得良好的疗效。因此临床上调整黄连与吴茱萸的比例取得不同的疗效。

（2）溃疡：左金丸加陈皮（醋炒）、柴胡、川芎、香附、枳壳、芍药、甘草等治疗消化道溃疡有较好的临床疗效。

（3）胃炎：史海霞用加味左金丸治疗慢性萎缩性胃炎总有效率95%，左金丸为主加减治疗小儿HP感染脾胃系疾病疗效显著。

（4）幽门梗阻：临床上有学者用左金承气汤（左金丸加味）治疗幽门不全梗阻疗效可观。

（5）功能性消化不良：以左金丸加人参、白术、茯苓、甘草对功能性消化不良有明显效果。

（6）肝胆病：左金丸加葛根、连翘、虎杖、薏苡仁、石菖蒲、佛手、黄芩、绿萼梅、车前草、郁金治疗早期肝硬化，疗效满意。

（7）肠道疾病：临床胃结肠炎患者，可用左金丸加槟榔，枳壳，厚朴，茯苓治疗，取得满意的效果。

（8）各种痛证：孙建平经验，以清肝泻火解郁之左金丸加生地、细辛。治疗牙痛，经患者服用3剂后牙龈肿消痛止。张光衍报道，四逆散合左金丸治疗胸痛、胃脘痛、腹痛等痛证取得满意的效果。

【毒副作用】

《本草衍义》："黄连，……若气实初病热多，血痢，服之便止，仍不必尽剂也。若虚而冷者，则不须服。"《本草蒙筌》："黄连，久服之，反从火化，愈觉发热，不知有寒。故其功效，惟初病气实热盛者，服之最良，而久病气虚发热，服之又反助其火也。"此外，对胃虚呕恶，脾虚泄泻，五更肾泻，均应慎服。吴茱萸，《本草蒙筌》："肠虚泄者尤忌。"《本草经疏》："呕吐吞酸属胃火者不宜用；……；赤白下痢，因暑邪入于肠胃，而非酒食生冷、停滞积垢者不宜用；小肠疝气，非骤感寒邪及初发一、二次者不宜用；霍乱转筋，由于脾胃虚弱冒暑所致，而非寒湿生冷干犯肠胃者不宜用；

一切阴虚之证及五脏六腑有热无寒之人，法所咸忌。"

【参考文献】

鲍晨汝，潘宗海，年莉．左金丸的药理作用及临床研究进展 ［J］．上海中医药杂志，
　2010，11：79-82.

龚慕辛，王智民，张启伟，等．吴茱萸有效成分的药理研究进展 ［J］．中药新药与临
　床药理，2009，02：183-187.

孔维军，赵艳玲，山丽梅，等．左金丸的研究进展 ［J］．中国实验方剂学杂志，2008，
　05：73-77.

史海霞．加味左金丸治疗慢性萎缩性胃炎临床观察 ［J］．湖北中医杂志，2007，29
　（1）：34.

宋立人．中华本草 ［M］．上海：上海科学技术出版社 1999.

文丽梅，马超英，余德林，等．吴茱萸的化学成分和药理作用研究进展 ［J］．中华中
　医药学刊，2012，09：1976-1977.

文林．左金丸加味治疗结肠炎 ［J］．云南中医中药杂志，2002，23（2）：43-44.

余园媛，王伯初，彭亮，等．黄连的药理研究进展 ［J］．重庆大学学报（自然科学
　版），2006，02：107-111.

张斌．左金承气汤治疗幽门不全梗阻 30 例 ［J］．陕西中医，1999，20（4）：166.

张春静．黄连药理作用研究进展概述 ［J］．科技创新与应用，2013，05：101.

二、黄连 肉桂

【药物功效】

黄连、肉桂为临床常用的交通心肾，清火安神药对。

黄连为毛茛科植物黄连、三角叶黄连或云连的干燥根茎。以上三种分别有"味连"、"雅连"、"云连"之称。秋季采挖，除去须根及泥沙，干燥，撞去残留须根。味苦，寒。归心、脾、胃、肝、胆、大肠经。具有清热燥湿，泻火解毒之功。本品根茎主含小檗碱，含量为 5.56% ~7.25%，还含黄连碱、甲基黄连碱、掌叶防己碱、药根碱、表黄连碱、和 5-羟基小檗碱，由于它们有相似结构，常统称黄连生物碱等。

肉桂为樟科植物肉桂的干燥树皮。性辛热，味甘。归肾、脾、心、肝经。具有补火助阳，引火归源，散寒止痛，活血通经之功。桂皮含挥发油 1.98% ~2.06%，其主要成分为桂皮醛，占 52.92% ~61.20%，还有乙酸桂皮酯，桂皮酸乙酯，苯甲酸苄酯，苯甲醛，香豆精，β-荜澄茄烯，菖蒲烯，β-榄香烯，原儿茶酸，反式桂皮酸等。

【配伍功效】

交泰丸出自《韩氏医通》，由黄连和肉桂组成，且两药用量比为 10：1。功用交通心肾，清火安神，适用于心肾不交、夜寐不宁等证。心为阳，属火，居上焦；肾为阴，属水，居下焦，两脏之间有着密切的关系，相互交通。《中藏经》言："火来坎户，水到离扃，阴阳相应，方乃和平"；又言："水火通济，上下相寻，人能循此，永不湮沉"。《格致余论》也说："人之有生，心为火居上，肾为水居下，水能升而火有降，

一升一降，无有穷已，故生意存焉。"由于心阳（即心火）下降而交于肾阴，肾阴（即肾水）上升而济于心阳，从而使心肾两脏关系处于平衡、协调状态，以维持人体正常的生命活动。升降失常，水火不济，必然会产生心肾不交的病变。黄连苦寒，入上焦泻心火，制阳亢，驱心中之阳下降至肾而不独盛于上；肉桂辛甘热，为纯阳之品，入下焦，能助肾中阳气益命门之火，蒸肾中之阴得以气化而上济于心。两药配对，一寒一热，一阴一阳，相反相成，可使肾水和心火升降协调，彼此交通，李时珍曰："一冷一热，一阴一阳，阴阳相济，最得制方之妙。"《本草新编》言："黄连、肉桂寒热实相反，似乎不可并用，而实有并用而成功者，盖黄连入心，肉桂入肾也……黄连与肉桂同用，则心肾交于顷刻，又何梦之不安乎？"

【药理作用】

1. 黄连

（1）黄连煎剂100%浓度对多种细菌有明显抑制作用，如对痢疾痢杆菌、伤寒杆菌、副伤寒杆菌、霍乱弧菌、大肠杆菌、变形杆菌等革兰阴性菌；此外，对一些革兰阳性菌如葡萄球菌、α-溶血性链球菌、β-溶血性链球菌、肺炎双球菌、百日咳杆菌等也有较强的抑菌作用。

（2）不同浓度的黄连煎剂对不同的真菌、病毒、阿米巴均有抑制作用。

（3）黄连中含的小檗碱可能通过抑制糖原异生或促进糖酵解而产生降血糖作用。

（4）黄连中含的小檗碱有抑制花生四烯酸自血小板膜磷脂释放和代谢的作用，从而起到抗血小板聚集及溶栓作用。

（5）盐酸小檗碱有抗炎作用，小檗碱对霍乱毒素引起的腹泻有明显抑制作用。

（6）黄连中含的小檗碱对脑损伤有保护作用。

（7）黄连中含的小檗碱有抗肿瘤作用。

（8）黄连中含的小檗碱有调血脂，降血压作用。

（9）黄连注射剂有解热作用。

2. 肉桂

（1）肉桂中含有的桂皮醛对中枢神经系统有镇静催眠作用。

（2）桂皮油有强大杀菌作用，对革兰染色阳性菌的效果比阴性者好，因有刺激性，很少用作抗菌药物，但外敷可治疗胃痛、胃肠胀气、绞痛等。内服可作健胃和祛风剂。

（3）降压作用。

（4）预防血吸虫病的作用。

从以上药理作用看，该药对清心泻火，温补肾阳作用与二药的镇静解热等药理作用有关。

【药对配方】

（1）明代·王肯堂《证治准绳类方》之"抑火汤"。

（2）清代·陈士铎《辩证录》之"上下两济丹"。

（3）清代·陈士铎《辩证录》之"交合汤"。

（4）清代·陈士铎《辩证录》之"心肾两交汤"。

【药对用量】

刘老将黄连与肉桂配伍使用时，其用量比例关系通常为6∶1，常用剂量为黄连6g和肉桂1g。在《韩氏医通》中交泰丸中黄连与肉桂用量比例为6∶1，生川连18g，肉桂心3g，上二味，研细，白蜜为丸，每次服1.5~2.5g，空腹时用淡盐汤下。

【临证运用】

本药对在现代临床上对一些心肾不交所引起的心悸、失眠有显著疗效。此外，对临床上常见的遗精、各种心律失常、糖尿病、更年期综合征，以及胃炎、慢性咽炎、复发性口腔炎等多种慢性炎症也有广泛应用。

（1）心烦失寐，心悸不安，眩晕，耳鸣，健忘，五心烦热，咽干口燥，腰膝酸软，遗精带下，舌红，脉细数，可配伍当归、麦冬、酸枣仁、山茱萸等用，可治心肾不交偏于肾阴亏损者。上下两济丹（人参、熟地、白术、山茱萸、肉桂、黄连）可用于心肾不交，心甚躁烦，昼夜不能寐者。再如心肾两交汤（熟地、山茱萸、人参、当归、酸枣仁、白芥子、麦冬、肉桂、黄连），可以治劳心过度而遗精等。

（2）降血糖及防治并发症：交泰丸加减可有效调节糖脂代谢，其机制可能是通过促进糖的有氧氧化和抑制糖异生途径而实现，对糖酵解途径影响较小。此外对糖尿病引起的周围神经病变、血管病变等有较好的疗效。

（3）抗抑郁作用：交泰丸有明显的抗抑郁作用，高孟翠等辨证治疗抑郁症，其中肝肾阴虚证以酸枣仁合交泰丸加减治疗，取得了良好的疗效，值得临床推广。

（4）更年期综合征：临床上以交泰丸加味治疗更年期综合征。结果提示疗效显著、疗程短，是治疗更年期综合征的有效方法。

（5）血管性痴呆：胡玉英等采用交泰丸联合盐酸多奈哌齐治疗血管性痴呆患者，结果显示其能更有效改善痴呆患者的认知功能。其机制可能是交泰丸通过改善患者的脑循环，从而改善其智能。

（6）口腔溃疡：中医认为火是本病最重要的因素之一，无论是实火还是虚火，循经上炎，即可致病。因此在清热养阴的同时要注意导热下行，调整黄连与肉桂的配伍剂量，引火归源。

（7）心律失常：交泰丸加味治疗快速心律失常也有较好的疗效。

（8）胃炎：以交泰丸加味川连、肉桂、甘草有良好的疗效。

（9）阳痿：以交泰丸加淫羊藿、巴戟天、酸枣仁、柏子、麦冬等治疗肾阳虚而致阳痿有可观的效果。

（10）其他：凡具备肾阳虚或阴虚火旺之证候均可选用交泰丸治疗。如将黄连与肉桂配成不同比例，治疗小儿腹泻、遗尿、疳积等病获得较好疗效。

【毒副作用】

古籍中没有对交泰丸的毒副作用明确记载。但《本草衍义》："黄连，……若气实初病热多，血痢，服之便止，仍不必尽剂也。若虚而冷者，则不须服。"《本草蒙筌》："黄连，久服之，反从火化，愈觉发热，不知有寒。故其功效，惟初病气实热盛者，服之最良，而久病气虚发热，服之又反助其火也。"此外《中华本草》记载："对胃虚呕恶，脾虚泄泻，五更肾泻，均应慎服。"肉桂，《中华本草》："阴虚火旺，里有实热，血热妄行出血及孕妇均禁服。畏赤石脂。小量桂皮醛引起小鼠运动抑制，眼睑下垂，大量则引起强烈痉挛，运动失调，耳血管扩张，呼吸促迫，翻正反射消失，死亡。"因此，两药配伍使用剂量不宜太过。

【参考文献】

高孟翠，李静，亓媛媛．辨证治疗抑郁症 276 例临床观察 [J]．实用中医内科杂志，2013，27（4）：80-81.

郭运翠，迟学兰，王鸿根，等．交泰丸加味治疗更年期综合征 61 例 [J]．四川中医，2004，22（11）：62-63.

胡玉英，胡跃强，张青萍，等．交泰丸联合盐酸多奈哌齐治疗血管性痴呆 45 例临床研究 [J]．中医中药，2013，10（4）：101-102.

梁晓艳，郭占京，罗佩卓，等．肉桂的药理作用研究概况 [J]．现代医药卫生，2013，10：1501-1503.

刘伟键，蔡琪．从周易哲学、古今药理运用浅谈黄连–肉桂药对 [J]．光明中医，2009，04：757-759.

刘亚静，张仲．中药肉桂的药理作用研究进展 [J]．现代中西医结合杂志，2011，23：2989-2990.

宋立人．中华本草 [M]．上海：上海科学技术出版社 1999.

余园媛，王伯初，彭亮，等．黄连的药理研究进展 [J]．重庆大学学报（自然科学版），2006，02：107-111.

张春静．黄连药理作用研究进展概述 [J]．科技创新与应用，2013，05：101.

周长征．黄连、肉桂药对的组方和配比研究 [J]．齐鲁药事，2011，05：294-295.

三、山栀　淡豆豉

【药物功效】

山栀、淡豆豉为临床常用的清热除烦药对。

山栀为茜草科植物栀子的干燥成熟果实。味苦，性寒。归心、肺、三焦经。果实具有泻火除烦，清热利尿，凉血解毒之功，根有泻火解毒，清热利湿，凉血散瘀之功。本品含黄酮类栀子素、果胶、鞣质、藏红花素、藏红花酸、D-甘露醇、廿九烷、β-谷甾醇。另含多种具环臭蚁醛结构的甙：栀子甙、去羟栀子甙泊素-1-葡萄糖甙，小量的山栀甙等。

淡豆豉为豆科植物大豆的成熟种子的发酵加工品。性辛平，味苦。归肺；胃；心；膀胱；小肠；三焦经。具有解表，除烦，宣发郁热之功效。本品含蛋白质，脂肪，碳水化合物，维生素 B_1，维生素 B_2，烟酸；另含钙、铁、磷盐、氨基酸以及酶等。

【配伍功效】

栀子豉汤出自《伤寒论》，由栀子、淡豆豉二药组成，主治发汗吐下后，余热郁于胸膈，身热懊恼，虚烦不得眠等证。烦为热盛，热扰心神，方中栀子苦寒，归心、肺、三焦经，色赤入心，故以为君，有清热除烦之效。淡豆豉辛苦，归肺，胃，心，膀胱，小肠，三焦经，苦能发热，腐能胜焦，其气上浮，有宣透之功，助栀子以吐虚烦，故以为臣。二者为伍，清热而不寒滞，宣透而不燥烈，为清宣胸中郁热，治心烦懊恼之经典良方。《伤寒来苏集》："栀子苦能泄热，寒能胜热，其形象心又赤色通心，故除心烦愦愦，懊恼结痛等证；豆形象肾，制而为豉，轻浮上行，能使心腹之邪上出于口，一吐而心腹得舒，表里之烦热悉除矣。"《成方便读》："栀子色赤入心，苦寒能降，善引上焦心肺之烦热屈曲下行，以之先煎，取其性之和缓；豆豉用黑豆窨而成，其气香而化腐，其性浮而成热，其味甘而变苦，故其治能除热化腐，宣发上焦之邪，用之作吐，似亦宜然，且以之后入者，欲其猛悍，恐久煎则力过耳。"

【药理作用】

1. 山栀

（1）栀子提取物对肝脏 Y 蛋白、Z 蛋白、BSP 清除率、胆红素及有关酶的作用影响不大；其提取物对肝脏有保护作用。

（2）栀子提物栀子苷、藏红花素等均可促进胆汁分泌，从而具有利胆作用。

（3）栀子苷有较弱的抗乙酰胆碱和抗组胺作用，作用相当于硫酸阿托品的 1/5 ~ 1/10。

（4）栀子提取物有一定的利胰、降胰酶效应。如京尼平苷有显著的降低胰淀粉酶作用，而其酶解产物京尼平可增加胰胆流量作用，持续时间较短，因此有促进胰腺分泌作用。

（5）栀子醇提取物对中枢神经系统也有明显作用，尤其是在镇静催眠、调节体温等方面。

（6）栀子提取物对中枢降压部位有一定的作用，其主要机制是加强了延脑副交感中枢紧张度所致。

（7）栀子煎剂对白喉杆菌、金黄色葡萄球菌、伤寒杆菌有抑制作用，对多种皮肤真菌也有不同程度的抑制作用。

（8）栀子中含有的去乙酰车叶草苷酸甲酯有泻下作用。

（9）抗炎及治疗软组织损伤的作用。

（10）栀子苷及其水解产物京尼平有镇痛作用。

2. 淡豆豉

（1）淡豆豉中所含的大豆异黄酮具有抗氧化、类雌激素、增强低密度脂蛋白（LDL）受体活性、抑制毛细血管内皮细胞增殖、抑制血管渗透性因子诱导的冠状动脉舒张、抑制主动脉平滑肌细胞的作用，从而有降脂、抗动脉硬化的作用。

（2）淡豆豉总提物、醋酸乙酯部分、正丁醇部分均有一定的降糖作用。

（3）淡豆豉醇提物对人肝癌细胞株有显著的抗癌作用。

（4）淡豆豉中含有大量的维生素 K2 ~ 7，对骨质疏松可能起到一定预防作用，对经绝后的妇女骨丢失有保护作用。

（5）淡豆豉中的果聚糖是一种免疫调制物，其可能对变态反应性疾病有预防作用。

从以上药理作用看，该药对清热除烦作用与二药的调节内分泌机制等药理作用有关。

【药对配方】

（1）东汉·张仲景《伤寒论》之"栀子甘草豉汤"。

（2）东汉·张仲景《伤寒论》之"栀子生姜豉汤"。

（3）东汉·张仲景《伤寒论》之"枳实栀子汤"。

（4）东汉·张仲景《金匮要略》之"栀子大黄汤"。

（5）唐代·王焘《外台》卷二引《范汪方》之"豉薤汤"。

（6）清代·程国彭（钟龄）《医学心悟》之"犀角大青汤"。

【药对用量】

刘老将山栀与淡豆豉配伍使用时，其用量比例关系通常为1∶1，常用剂量为山栀10g和淡豆豉10g。在《伤寒论》中山栀与淡豆豉用量分别为9g和4g，以水400ml，先煮栀子，得250ml，纳豉煮取150ml，去滓，分为二服，温进一服，得吐，止后服。

【临证运用】

临床上，症见心中懊恼，身热不去，心中结痛饥不能食，但头汗出，利后虚烦，热郁胸中之下利后更烦，心下濡等证的患者，常用本方加减疗效佳。对一些神经系统疾病，如神经官能症，自主神经功能紊乱，或循环、呼吸、泌尿、消化系统及妇科疾病，如心肌炎、肺炎、慢性胃炎、慢性肾炎、膀胱炎及功能性子宫出血等符合本证病机者皆可用之。

（1）用于热扰胸膈证：症见心烦，卧起不安，或胸中窒，或胸中结痛，舌红，苔黄，脉数者，可用此方辨证加减。

（2）用于失眠：以栀子豉汤为基础方，加连翘、知母、五味子、酸枣仁，治疗失眠，若有痰湿者加半夏、陈皮；食滞者加焦山楂、麦芽；血瘀者加川芎、当归；热甚者加黄芩、淡竹叶均有明显的效果。对更年期的失眠症，加甘草、麦冬、大枣，若有潮热者加丹皮；烦躁明显者加柴胡、郁金；眩晕者加菊花；乏力者加白术等均有较好的疗效。

（3）用于神经衰弱：中医认为本病为肝阳上亢，灼伤心神，心脾两虚，气血不足，心肾不交，虚火妄动所致神经衰弱。临床表现为失眠心悸，记忆减退，食欲不佳，头晕目眩，以栀子豉汤为基础加生地黄、茯苓、白术、何首乌等水煎服治疗有良好疗效。

（4）抑郁症：对肝郁气滞致心窍被蒙，神明逆乱引起的抑郁，在栀子皮、淡豆豉的基础上加当归、白芍、黄芩、瓜蒌皮、炙甘草等能起到较好的效果。

（5）脑外伤所致精神障碍：陈献明发现，对脑外伤所致的精神障碍，在栀子、香豉的基础上，加丹参、生龙骨、生牡蛎、远志，水煎服有较好的效果，

（6）小儿睡惊症：中医认为本病病机主要是郁火、肝火，其症见烦、突然惊醒后出现的胸中窒闷不畅快为突出表现，故以栀子豉汤加青龙齿、生牡蛎、生龙骨、紫贝齿等治之，有效率高。

（7）刘渡舟运用"栀子豉汤"类方证治经验在临床均取得奇效。如栀子甘草豉汤、栀子生姜豉汤证、栀子厚朴汤证、栀子干姜汤证、枳实栀子豉汤证、栀子柏皮汤证、

栀子大黄汤证等。

【毒副作用】

古籍中没有对栀豉汤的毒副作用明确记载。栀子，脾虚便溏者忌服，《本草汇言》："吐血衄血，非阳火暴发者忌之。"《得配本草》："邪在表，虚火上升，二者禁用。"淡豆豉，《本草经疏》："凡伤寒传人阴经与夫直中三阴者，皆不宜用"。《中华本草》："脾虚便溏者忌服。"

【参考文献】

蔡絜如. 栀子豉汤治疗轻度忧郁症之探讨与临床观察 [D]. 北京中医药大学，2013.

范越，田明，王秀海，等. 栀子豉汤临床和实验研究进展 [J]. 中医药学报，2010，01：118-119.

葛喜珍，王鑫国，徐华州，等. 中药淡豆豉有效成分大豆异黄酮调节血脂的研究进展 [J]. 河北中医药学报，2002，03：41-43+48.

梁晓艳，郭占京，罗佩卓，等. 肉桂的药理作用研究概况 [J]. 现代医药卫生，2013，10：1501-1503.

刘晓倩，闫军堂，王雪茜，等. 刘渡舟教授运用"栀子豉汤"类方证治经验 [J]. 国医论坛，2015，01：3-5.

刘亚静，张仲. 中药肉桂的药理作用研究进展 [J]. 现代中西医结合杂志，2011，23：2989-2990.

牛广财，贾亭亭，魏文毅，等. 淡豆豉的研究进展 [J]. 中国酿造，2013，09：1-5.

宋立人. 中华本草 [M]. 上海：上海科学技术出版社1999.

赵静. 栀子豉汤改善Ⅱ型糖尿病大鼠胰岛素抵抗的机制研究 [D]. 河北医科大学，2010.

四、良姜 香附子

【药物功效】

良姜、香附子为临床常用的疏肝理气，温胃祛寒药对。

良姜为姜科植物高良姜的干燥根茎。夏末秋初采挖，除去须根及残留的鳞片，洗净，切段，晒干。味辛；性热。归脾；胃经。具有 温中散寒；理气止痛之功效。本品根茎主含挥发油0.5%～1.5%，其中主要成分是1，8-桉叶素和桂皮酸甲酯，尚有丁香油酚、蒎烯、荜澄茄烯等。根茎尚含黄酮类高良姜素、山柰素、山柰酚、槲皮素、异鼠李素等和一种辛辣成分，称高良姜酚。

香附子为莎草科植物莎草的干燥根茎。秋季采挖，燎去毛须，置沸水中略煮或蒸透后晒干，或燎后直接晒干。味辛；微寒；无毒。归肝；肺；脾；胃；三焦经。具有理气解郁；调经止痛之功效。本品主要成分为葡萄糖8.3%～9.1%、果糖1.0%～1.7%，淀粉40%～41.1%、挥发油0.65%～1.4%。挥发油中含：β-蒎烯、莰烯、1，8-桉叶素、柠檬烯、香附子烯、芹子三烯、α-香附酮、β-香附酮、绿叶萜烯酮、α及β-莎草醇、香附醇、异香附醇、环氧莎草薁、香附醇酮、莎草薁酮、考布松及异考布松。

【配伍功效】

良附丸出自《良方集腋》，由高良姜、香附组成，具有温胃散寒、理气止痛之功，主治寒凝气滞引起的胃脘疼痛、畏寒喜温、妇女痛经等证。在组方遣药上，高良姜辛热，归脾、胃经，功用散寒止痛，温中止呕，如《名医别录》言："主暴冷，胃中冷逆，霍乱腹痛。"《本草汇言》："高良姜，祛寒湿、温脾胃之药也。"《滇南本草》："治胃气疼，肚腹疼痛。"香附子辛甘，性平，归肝、脾、三焦经，具有疏肝解郁、调经止痛、理气调中之功。临床运用广泛，如《本草纲目》言："散时气寒疫，利三焦，解女郁，消饮食积聚，……腹胀，脚气，止心腹、肢体、头、目、齿、耳诸痛，痈疽疮疡，吐血，下血，尿血，……胎前产后百病。"《本草求真》："香附，专属开郁散气。"《本草正义》："香附，辛味甚烈，香气颇浓，皆以气用事，故专治气结为病。……唯此物虽含温和流动作用，而物质既坚，则虽善走而亦能守，不燥不散，皆其特异之性，故可频用而无流弊。"由此看出，两药相配，一散寒凝，一行气滞，共行行气疏肝，散寒止痛之功。

【药理作用】

1. 高良姜

（1）高良姜水提物和醚提物能显著改善应激型溃疡和损伤性溃疡，都有明显镇痛作用。

（2）高良姜为芳香之品，对心绞痛起效快，对轻度使用肾上腺素引起的微动脉血流停止或减慢有推迟之功；对管径收缩时间有推迟作用。对微动脉轻度收缩作用。

（3）高良姜煎液（100%）对炭疽杆菌、α 或 β-溶血性链球菌、白喉及类白喉杆菌、肺炎球菌、葡萄球菌（金黄色、柠檬色、白色）、枯草杆菌等皆有不同程度的抗菌作用。

（4）高良姜对胃肠壁的神经末梢有刺激作用，放射性地引起消化功能亢奋，从而通畅胃肠血液循环，还具有一定的抗缺氧能力。

2. 香附子

（1）香附子所含的挥发油对中枢神经系统有明显作用，如催眠、解热镇痛、调节体温中枢起到降温等作用。

（2）香附中所含的生物碱、黄酮类等化合物的水溶液有强心和减慢心率作用，从而起到明显的降压作用。

（3）香附挥发油有轻度雌激素样活性。对子宫无论已孕或未孕，都有抑制作用，使其收缩力减弱、肌张力降低。

（4）香附挥发油对肠道平滑肌有明显的抑制作用。

（5）香附中所含的挥发油对金黄色葡萄球菌有抑制作用。其提取物对某些真菌也有抑制作用。

从以上药理作用看，该药对温胃理气作用与二药的抑制肠道平滑肌、解热镇痛等药理作用有关。

【药对配方】

（1）北宋·太医院编《圣济总录》卷七十四之"高良姜汤"。

（2）清代·沈金鳌《杂病源流犀烛》卷二十之"三合汤"。

（3）现代·董建华《董建华方》之"良附苏陈汤"。

（4）现代·周凤梧《实用方剂学》之"加为良附丸"。

【药对用量】

刘老将高良姜与香附子配伍使用时，其用量比例关系通常为1:1，常用剂量为高良姜10g和香附子10g。而良附丸中高良姜与香附子用量比例为1:1，口服，1次3~6g，1日2次。

【临证运用】

主要用于肝郁气滞，胃有寒凝，脘腹疼痛，喜温喜按，胸胁胀痛，苔白，脉沉紧者。还可用于镇痛消炎和抗溃疡、抗缺氧、胃肠神经官能症、痛经、慢性肝炎、盆腔炎、子宫内膜异位症等多种病证的治疗。

（1）胃痛：症见胃脘冷痛，得温痛减，遇寒痛增，胸脘胀满，舌淡苔白，脉沉弦药，应用辛开温散之法，临床上常用高良姜、吴茱萸、刀豆子、附子、肉桂、蜀椒、干姜等药效果可。

（2）腹痛：腹痛急作，得温痛减，遇冷更甚，口不渴，舌苔白，脉象沉紧用良附丸有明显的效果。

（3）肠易激综合征：临床上应用良附丸合温脾汤加减治疗肠易激综合征，若有湿热者加贯众、败酱草、黄芩；气虚者加黄芪，阴伤者去制附片加山药、麦冬等治疗效果良好。

（4）胁痛：临床上见两胁胀痛，胸闷不舒，嗳气呕恶，不思饮食者，或女子见经行腹痛、乳房胀痛，遇寒、遇怒诸症加重，舌苔白，脉沉弦或沉迟者，用良附丸疏肝理气、止痛，对胁痛能起到明显的改善作用。

（5）消化性溃疡：在良附丸基础上加用丹参、乌药、蒲公英、莲子、檀香组成等治疗消化性溃疡，并随兼症加减，如见脘痛甚者加元胡，嘈杂吞酸者加乌贼骨、瓦楞子，腹胀者加枳壳、厚朴等治疗有较好的效果。

（6）抗肿瘤：临床常用良附丸治疗消化道肿瘤，如陈信义在良附丸基础上创了"新加良附方"（由高良姜、香附子、穿山龙组成），用以辅助治疗中晚期胃癌，取得良好效果。并对其进行了研究，新加良附药物血清体外具有明显的抗消化道肿瘤活性作用，且对正常细胞无明显影响。

【毒副作用】

古籍中没有对良附丸的毒副作用进行记载，《本草求真》："良姜，同姜……。若伤暑泄泻，实热腹痛切忌。"《中华本草》："气虚无滞；阴虚、血热者慎服。"两药没有必要大剂量配伍使用。不适用于脾胃阴虚，主要表现为口干、舌红少津、大便干。不适用于肝肾阴虚，主要表现为口干，急躁易怒，头晕血压高，本品不宜久服。

【参考文献】

胡佳惠，闫明．高良姜的研究进展［J］．时珍国医国药，2009，10：2544-2546.

黄慧珍，杨丹．高良姜的化学成分及其药理活性研究进展［J］．广东化工，2009，01：77-80.

李洪福，李永辉，王勇，等．高良姜化学成分及药理活性的研究［J］．中国实验方剂学杂志，2014，07：236-244.

刘成彬，张少聪，李青天．香附的现代药理研究进展［J］．光明中医，2009，04：787-788.

宋立人．中华本草［M］．上海：上海科学技术出版社1999.

王婧，陈信义．良附丸古今研究纵横［J］．北京中医药，2009，03：236-239.

王婧．新加良附颗粒治疗晚期胃癌临床研究［D］．北京中医药大学，2010.

魏兰福，田耀洲，夏军权，等．良附丸中药配方颗粒与饮片汤剂治疗胃脘痛临床对比研究［J］．时珍国医国药，2009，03：612-614.

徐晓婷，邓志鹏，仲浩，等．香附化学成分及药理作用研究进展［J］．齐鲁药事，2012，08：473-475.

五、蒲黄　五灵脂

【药物功效】

蒲黄、五灵脂均为临床上常用的活血化瘀止痛经方药对。

蒲黄为蒲科植物水烛香蒲、东方香蒲、花粉。味甘，性平，归肝、心包经。具有活血化瘀，止血，利尿之功效。本品主要成分为黄酮类如异鼠李素、槲皮素等，甾类如香蒲甾醇、β-谷甾醇等，此外尚含有脂肪油、生物碱及氨基酸等。

五灵脂为鼯鼠科动物复齿鼯鼠的粪便。主产于河北、山西、甘肃。全年均可采收，除去杂质，晒干。许多粪粒凝结成块状者，称"灵脂块"，又称"糖灵脂"，质佳；粪粒松散呈米粒状者，称"灵脂米"，质欠佳。味苦、咸、甘，性温，归肝经。具有活血止痛化瘀止血之功效。主要含有尿素、尿嘧啶、尿酸、及马斯里酸、加可酸、托马酸、马苏酸、欧斯咖啡酸、扁柏双黄酮、穗花杉双黄酮、维生素A类物质及多量树脂。

【配伍功效】

蒲黄甘平活血化瘀，止血，利尿；五灵脂苦温活血止痛，化瘀止血。五灵脂甘温，主入血分，《本草经疏》云："其功长于破血行血，故凡瘀血停滞作痛……在所必用。"蒲黄甘平，亦入血分，《本草正义》："以清香之气，兼行气分，故能导瘀结而治气血凝滞之痛。"罗美："《经》云：心主血，脾统血，肝藏血。故产后瘀血停滞，三经皆受其病，以致心腹疼痛，恶寒发热，神迷眩晕，胸膈满闷。凡滋者，由寒凝不消散，气滞不流行，恶露停留，小腹结痛，迷闷欲绝，非纯用甘温破血行血之剂，不能攻逐荡平也。是方用灵脂之甘温走肝，生用则行血；蒲黄甘平入肝，生用则破血。佐酒煎以行其力，可直祛厥阴之滞，而有其推陈致新之功。甘不伤脾，辛能散瘀，不觉诸证悉除，直可以一笑而置之矣。"（《古今名医方论》）。故二药伍用，相互促进，相须为用，活血祛瘀，散结止痛之功相得益彰。

【药理作用】

1. 蒲黄

（1）本品水浸液、煎剂或5%乙醇浸液均有促进血小板聚集而达到凝血作用且作用显著而持久。

（2）蒲黄多种制剂都能够降低血压，减轻心脏负荷，增加冠脉血流量，改善微循环，提高机体耐缺氧能力，减轻心肌缺血性病变。

（3）对子宫有兴奋作用，因而具有引产作用，可使离体肠蠕动增强，且对离体肠管有解痉的作用。

（4）蒲黄具有调脂，抗动脉粥样硬化的作用。

（5）蒲黄还具有抗炎、消肿、利胆、利尿通淋、镇痛、平喘以及抗缺血再灌注损伤等作用。

2. 五灵脂

（1）五灵脂具有抑制血小板聚集活血化瘀以及抗炎的作用。

（2）本品又降低全血黏度、血浆黏度从而起到抗动脉粥样硬化的作用。

（3）能提高心肌细胞耗氧量，提高耐缺氧、耐寒和耐高温能力。

（4）能缓解平滑肌痉挛的作用。

（5）能增强正常机体免疫力，改善实验性微循环的作用。

（6）五灵脂对多种皮肤真菌有不同程度的抑制作用，并能抑制结核杆菌。

【药对配方】

（1）宋代太医局编《太平惠民和剂局方》之"失笑散"。

（2）北宋·沈括、苏轼《苏沈良方》之"失笑散"。

（3）明代·皇甫中《明医指掌》之"当归失笑散"。

（4）清代·吴谦《医宗金鉴》之"加味失笑散"。

（5）明代·万全《保命歌括》卷十六：加味失笑散。

【药对用量】

刘老将蒲黄与五灵脂配伍使用时，其用量比例关系通常为1∶1，常用剂量为五灵脂10g 和蒲黄10g。《方剂学》失笑散，其用量比例为1∶1，常用剂量为五灵脂6g 和蒲黄6g。若小儿用药则减半使用。

【临证运用】

用于胸腹瘀痛，舌质紫暗，或舌边有瘀斑，脉涩或弦由瘀血停滞引起者。相当于西医的冠心病、通经、宫外孕、慢性胃炎、非化脓性肋软骨炎等证属瘀血作痛者。

（1）瘀血停滞，血行不畅：五灵脂、蒲黄合用，可治疗瘀血停滞之心胸或脘腹疼痛。失笑散：五灵脂、蒲黄，治心胸或脘腹疼痛，或产后恶露不行，或月经不调，少腹急痛，或舌边有瘀斑，脉涩或弦等证。

（2）治产后心腹痛欲死：失笑散《局方》：蒲黄（炒香）、五灵脂（酒研，淘去砂土）各等分。为末，先用酽醋，调二钱，熬成膏，入水一盏，煎七分，食前热服。

（3）产后腹痛：《冯氏锦囊秘录》若发热腹痛，按之痛甚，不恶食吞酸，此是瘀血停滞，失笑散消之。

（4）痛经、经血不止：失笑散《证类本草》：五灵脂净好者，蒲黄等分，为末。每服二钱，用好醋一勺熬成膏，再入水一盏同煎至七分，热服，立效。

（5）心痛：失笑散《丹溪心法》蒲黄（炒）五灵脂（酒研淘去砂土，各等分）上先以醋调二钱，煎成膏，入水一盏煎，食前热服。治心气痛不可忍，小肠气痛。

（6）朱南孙认为五灵脂、蒲黄两药配伍乃古之名方失笑散，能治一切血滞腹痛，尤宜于瘀血内阻致经行欠畅之痛经，如子宫内膜异位症、膜样痛经、经水不止之崩漏；产后瘀滞不下之恶露不绝、产后腹痛等，用之颇效。

（7）胃痛：《消化病学》：消化性溃疡血瘀型，治则为化瘀通络，代表方为失笑散加减。

【毒副作用】

《本草纲目》："无毒。"《中华本草》："无毒。"《方剂学》："孕妇忌用，五灵脂易败胃，脾胃虚弱者慎用。"《本草经疏》："一切劳伤发热，阴虚内热，无瘀血者禁用。"

【参考文献】

高学敏．中药学［M］．中国中医药出版社，2002.9（2008.5 重印）．
耿群英．蒲黄的引产作用及一般药理实验［J］．中西医结合杂志，1985，5（5）：299-300.
李俊德，高文柱《本草纲目》新校注本［M］．华夏出版社，2008.08.
唐绪刚，黄文权，姜利鲲．五灵脂抗动脉粥样硬化炎症作用研究［J］．中药药理与临床，2009，25（1）：35-38.
王海波，王章元．蒲黄药理作用的研究进展［J］．医药导报，2005，24（4）：318-319.
王岚，李春，杨连菊，殷小杰，梁日欣，程明等．野生与家养五灵脂药效学比效研究［J］．中国实验方剂学杂志，2013，19（7）：268-271.
谢鸣．方剂学［M］．人民卫生出版社，2002.
杨芳．蒲黄之药理［J］．浙江中医学院学报．1998.22（1）：49.

六、川楝子　延胡索

【药物功效】

川楝子、延胡索均为临床上常用的行气止痛经方药对。

川楝子为楝科植物川楝树的干燥成熟果实。我国南方各地均产，入药以四川产者为佳，冬季果实成熟时采收，出去杂质，干燥。味苦，性寒，有小毒。主归肝、胃、小肠、膀胱经。具有行气止痛、疏肝泻热、杀虫的功效。本品含川楝素、三萜类、黄酮类、酚酸类、楝树碱、山奈醇及脂肪油等。

延胡索为罂粟科植物延胡索的块根。主产于浙江、江苏、湖北、湖南等地。野生或栽培，夏初茎叶枯萎时采挖，除去根须，置沸水中煮至恰无白心时取出，晒干。味辛、苦，性温，归心、肝、脾经。本品主要含有生物碱 20 余种，主要有延胡甲素、乙素、丙素、丁素、庚素、辛素、壬素、寅素、丑素、子素等。

【配伍功效】

川楝子味苦性寒，疏肝行气，清泻肝火；延胡索苦辛而温，行气活血，尤长于止痛，以增强川楝子止痛之功。《本草纲目》云："楝实，导小肠膀胱之热，因引心包相火下行，故心腹痛及疝气为要药。盖延胡索活血化气，第一品药也。"王子接："金铃子散，一泄气分之热，一行血分之滞。《雷公炮炙论》云：心痛欲死，速觅延胡，洁古复以金铃治热厥心痛。经言诸痛皆属于心，而热厥属于肝逆，金铃子非但泄肝，功专导去小肠膀胱之热，引心火下行；延胡索和一身上下诸痛。时珍曰：用之中的，妙不可言。方虽小制，配合存神，确有应手取愈之功，勿以淡而忽之。"（《绛雪园古方选注》）。故两药合用既可疏肝清热，又善活血止痛，使气血畅，肝热清，则诸痛自止。

【药理作用】

1. 川楝子

（1）川楝子所含川楝素为驱虫有效成分，作用缓慢而持久，对猪蛔虫、蛲虫、鸡球虫、棉铃虫、蚯蚓、水蛭等均有明显的杀灭作用。

（2）具有松弛奥迪括约肌，收缩胆囊，促进胆汁排泄的作用。

（3）能兴奋肠管平滑肌，使其张力和收缩力增加的作用。

（4）川楝子对金黄色葡萄球菌、白色念球菌以及多种致病性真菌有抑制作用；本品还尚有镇痛、抗炎、抗病毒及抗癌作用。

（5）川楝子具有抗氧化的作用。

2. 延胡索

（1）延胡索乙素有显著的镇痛、催眠、镇静与麻醉作用，丑素的镇痛作用也较为明显，并有一定的催眠、镇静与安定作用。

（2）醇提取物能扩张冠脉血管、降低冠脉阻力、增加冠脉血流量，提高耐缺氧能力。

（3）延胡索碱有对抗心律失常，抑制心肌细胞凋亡的作用，去氢延胡索甲素能减轻心肌缺血再灌注损伤。还具有扩张外周血管，降低血压、减慢心率的作用。

（4）延胡索全碱有抗溃疡、抑制胃酸分泌的作用。

（5）乙素和丑素有松弛肌肉的作用。

（6）本品还具有抗菌、抗炎、抗肿瘤等作用。

【药对配方】

（1）金代·刘完素《素问病机气宜保命集》之"金铃子散"。

（2）清代·王子接《古方选注》之"金铃子散"。

（3）明代、宋代·王怀隐、陈昭遇《太平圣惠方》之"金铃子散"。

【药对用量】

刘老将川楝子与延胡索配伍使用时，其用量比例关系通常为1∶1，常用剂量为川楝子10g和延胡索10g。《素问病机气宜保命集》金铃子散一般各9g。若小儿用药则减半使用。

【临证运用】

用于心胸胁肋脘腹诸痛皆由肝郁化火而致，疼痛与情志相关，且时作时止，口苦，舌红苔黄，脉弦数。相当于西医的慢性肝炎，胆囊炎及胆结石，胃及十二指肠溃疡，慢性胃炎等属于肝郁化火者。

（1）肝郁气滞，疏泄失常，血行不畅，川楝子、延胡索合用，可治疗肝郁化火之胸胁胃脘疼痛。金铃子散：川楝子、延胡索，治肝郁化火，胸胁诸痛，时发时止，口苦，舌红苔黄，脉弦数。

（2）朱南孙经验，延胡索辛散温通，能行血中气滞，气中血滞，为止痛良药；川楝子入肝经，疏肝止痛，性寒，且能导热下行。故两药合用为治疗妇女实证痛经或癥瘕结聚所致腹痛之良药，常用于子宫内膜异位症、膜样痛经、盆腔炎等证。

（3）腹痛：孟仲法医案：党参、黄芪、姜半夏、炒白术、枳壳、川楝子、延胡索、乌药、地锦草、鹿含草、川厚朴、八月札、陈皮、甘草治上腹不规则疼痛，时发时愈，伴有口臭嗳气、食欲不良，偶有呕吐，便秘。病儿面色失华、消瘦。

（4）慢性胃炎：施赛珠经验：苏梗、白芍、川楝子、延胡索、九香虫、八月札、银花、焦山栀、香附、郁金、白花蛇舌草、黄连、生草，本方以疏肝理气止痛、泄热和胃为主。

（5）肿瘤疼痛：钱柏文认为肿痛以痰湿凝滞为主的，其肿块光滑，多见于体表，其疼痛的特征为钝痛，并常伴以身重足肿，便艰纳呆、痰多黏稠，脉弦苔腻，选用山慈菇、昆布、海藻、牡蛎、天南星、陈皮、姜半夏、蛇六谷、夏枯草等消肿软坚、消肿化痰等。

（6）胸腹内伤：气滞窜动作痛者：石仰山经验方理气止痛汤出入（柴胡，香附，当归，川楝子，延胡索，木香，青皮，枳壳，乳香，没药，路路通等）以理气通络为主，活血化瘀辅之。

（7）夏墨农认为疮疡兼气滞以顾肝理气药制香附、川楝子、延胡索行之，效果佳。

【毒副作用】

《本草纲目》："无毒"。《全国中草药汇编》："有小毒。"《中华本草》："有小毒。"《本草经疏》："阳痿及易举易痿，泄泻脾弱，饮食不消化，胃虚不思食，肾虚溏泄等证，法并禁用。"在常规剂量内水煎服不会不舒服。一般剂量长期服用没有明显副作用。剂量过大，对胃肠道有刺激作用，会造成肝脏损害，会阻断神经肌肉接头的正常传递功能，还会造成急性循环衰竭和中枢性呼吸衰竭而死亡。使用时要控制剂量一般内服用量3～10g，不可过量或持续使用。

【参考文献】

高学敏. 中药学［M］. 中国中医药出版社，2002.9（2008.5重印）.

贺亮，宋先亮，殷宁，等. 川楝子总黄酮和多糖提取及其抗氧化活性研究［J］. 林产化学与工业，2007，27（5）：78-82.

胡江元. 左旋四氢巴马汀镇痛作用的机制研究 [D]. 上海：中国科学院上海药物研究所，1999.

李俊德，高文柱.《本草纲目》新校注本 [M]，华夏出版社，2008.08.

申晓慧，李翔国. 延胡索、白头提取液的离体抑菌作用测定 [J]. 延边大学农学学报，2006，28（1）：35-40.

谢鸣. 方剂学 [M]. 人民卫生出版社，2002.

Zhang Q，Shi Y，Liu XT，et al. Minor limonoids from melia toosendan and their antibacerial activity [J]. Planta medica，2007，73（12）：1298-1301.

七、枳实　白术

【药物功效】

枳实、白术均为临床上常用的行气消痞经方药对。

枳实为芸香科植物酸橙及其栽培变种或甜橙的干燥幼果，主产于四川、江西、福建、江苏等地，5~6月间采集自落的果实，自中部横切为两半，晒干或低温干燥，较小者直接晒干或低温干燥。用时洗净、闷透，切薄片，干燥。生用或者麸炒用。味苦、辛、酸，性温。归脾、胃、大肠经。具有破气除痞，化痰消积之功效。酸橙果含挥发油、黄酮苷、辛弗林、乙酰去甲辛弗林、N-甲基酪胺、昔奈福林、去甲肾上腺素、色胺诺林等，本品尚含有脂肪酸、蛋白质、碳水化合物、胡萝卜素、核黄素、钙、磷、铁等。

白术为菊科植物白术的根茎。主产于浙江、湖北、湖南等地。以浙江于潜产者最佳，称为"于术"。冬季采收，烘干或晒干，除去根须，切厚片，生用或土炒、麸炒用。味甘、苦，性温。归脾、胃经。具有健脾益气，燥湿利尿，止汗，安胎的功效。本品含有挥发油，油中主要有苍术酮、白术内酯、苍术醇、苍术醚、苍木苷、紫丁香苷、杜松脑、异苍术内酯等，并含有果糖、甘露糖、菊糖、白术多糖，多种氨基酸及维生素 A 类成分等。

【配伍功效】

枳实辛行苦降，善破气消痞、消积导滞；白术甘寒性温，主归脾胃经，以健脾、燥湿为主要作用，有补气健脾第一要药之称。《本草纲目》云："枳实、枳壳大抵其功皆能利气，气下则痰喘止，气行则痰满消，气通则痛刺止，气利则后重除。"《医方集解》载："此足太阴阳明药也。脾胃者仓廪之官，胃虚则不能容受，故不嗜食，脾虚则不能运化，故有积滞，所以然者，由气虚也。白术补气，气运则脾运而胃强矣。枳实力猛，能消积化痞。夫脾胃受伤，则需补益，饮食难化，则宜消导，合斯二者，所以健脾也。"《本经》所以言"益气而复言消痞也。非白术不能去湿，非枳实不能除痞。"故二药伍用，相互促进，相须为用，消补兼施，补而不滞，不伤正气，健脾理气，化食消痞益彰。

【药理作用】

1. 枳实

（1）本品能缓解乙酰胆碱或氯化钡所致的小肠痉挛，可使胃肠收缩节律增加。

（2）具有使收缩胆囊、奥迪括约肌张力增加的作用。

（3）有抑制血栓形成，抗溃疡的作用。

（4）枳实对小白鼠离体子宫具有明显的抑制作用，对家兔离体、在位子宫均具有兴奋作用。

（5）枳实及其有效成分具有强心、利尿、升高血压和增加心、脑、肾、血流量的作用。

（6）枳实还具有抗氧化、抑菌、镇痛等作用。

2. 白术

（1）白术对肠管活动具有双向调节作用，当肠管兴奋时呈抑制作用，而肠管抑制时则呈兴奋作用。

（2）有防治实验性胃溃疡的作用。

（3）白术能促进小鼠体积的增加。

（4）能明显促进小肠蛋白质的合成。

（5）能调节细胞免疫反应，有一定提升白细胞作用。

（6）还能保肝、利胆、利尿、降血糖、抗氧化、抗炎、抗肿瘤的作用。

（7）白术挥发油还具有镇静、抗凝血的作用。

【药对配方】

（1）金代·李杲《内外伤辨惑论》之"枳术丸"。

（2）东汉·张仲景《金匮要略》之"枳术汤"。

（3）金代·李杲《内外伤辨惑论》之"枳实导滞丸"。

（4）明代·虞抟《医学正传》之"曲麦枳术丸"。

（5）明代·龚廷贤《万病回春》之"交泰丸"。

（6）清代·周学霆《嵩崖尊生》之"除湿丸"。

（7）明代·孙思邈《千金方》之"半夏汤"。

【药对用量】

刘老将枳实与白术配伍使用时，其用量比例关系通常为1∶1，常用剂量为枳实10g和白术10g。《内外伤辨惑论》白术∶枳实为2∶1，《万病回春》之"交泰丸"枳实与白术为1∶1，均为枳实30g和白术30g；若小儿用药则减半使用。

【临证运用】

用于胸脘痞闷，食少难消，大便溏薄，苔腻微黄，脉象虚弱之证。相当于西医的慢性胃炎、慢性肠炎、肠功能紊乱、消化不良、过敏性结肠炎等属脾虚食积者。枳实、白术合用，可治疗脾虚气滞，饮食停聚之证。枳术丸：枳实、白术，治胸脘痞满，不思饮食；枳术汤，治心下坚，大如盘，边如旋盘，水饮所作之证。

（1）脘腹痞满，不思饮食：枳实、白术合用，可治疗脾虚气滞，饮食停聚之胸脘痞满，不思饮食，心下坚，大如盘，边如旋盘，水饮所作之证。

（2）陆渊累，二药随证配伍可以治疗胃肠消化不良，轻度痛，不腹胀，大便不畅等证，对脾虚气滞尤甚。

（3）钱柏文运用枳实、白术治疗胃癌，临证取得良好的效果。

（4）水肿：《张氏医通》："若胸中之阳不亏。当损其有余。则用枳、术二味。开其痰结。健其脾胃。而阳分之邪。解之自易易耳。人但知枳实太过。而用白术和之。不知痰饮所积。皆由脾不健运之故。苟非白术豁痰利水。则徒用枳实无益耳。"

（5）腹痛、腹泻：单养和的经验方香橘丸：由陈皮、半夏、白术、三棱、莪术、神曲、山楂、黄连、枳实、丁香等组成，治积滞呕吐、腹泻腹痛、腹胀腹鸣等。

（6）内伤咳嗽：茯苓饮《儿科要略》：茯苓、人参、白术、枳实、橘皮、生姜，治胸有停痰宿水，吐出后，心虚气满不能食。

（7）久泻：黄文东认为对于病情复杂虚实互见、寒热交错者，宜健脾温中、调气化瘀、抑肝清肠、收涩消滞诸法配合应用，往往见效，药如焦白术、茯苓、炮姜、木香、香附、大腹皮、枳实、失笑散、白芍、秦皮、白头翁、红藤、诃子、乌梅、六曲等。

【毒副作用】

《本草纲目》："无毒。"《本草经解》："无毒。"《药鉴》："无毒。"

【参考文献】

高学敏．中药学［M］．中国中医药出版社，2002.9（2008.5重印）．

李红芳，李丹明，瞿颂义，等．枳实和陈皮对兔离体主动脉平滑肌条作用机理探讨［J］．中成药，2001，23（9）：658-600．

李俊德，高文柱．《本草纲目》新校注本［M］，华夏出版社，2008.08．

谢鸣．方剂学［M］．人民卫生出版社，2002．

杨颖丽．枳实、青皮对平滑肌运动的影响［J］．西北师范大学学报．（自然科学版），2001，38（2）：115-116．

张惠勤，张荣斌，庞剑锋，等．枳实对经产家兔离体阴道和子宫平滑肌收缩作用的实验研究［J］．华夏医学，2007，20（1）：8-9．

LEE JC, LEE KY, SON YO, et al. Stimulating effects on mouse splenocytes of glycoproteins from the herbal medicine Atractylodes macrocephala koidz［J］. phytomedicine, 2007, 14（6）：390-395.

八、女贞子 旱莲草

【药物功效】

女贞子、旱莲草均为临床上常用的滋补肝肾经方药对。

女贞子为木犀科植物女贞的成熟果实。主产于浙江、江苏、湖南等地。冬季果实成熟时采收，稍蒸或沸水中略烫后，干燥，生用或酒炙用。味甘、苦，性凉。主入归肝、肾经。本品具有滋补肝肾，扶正固本，乌须明目之功效。《神农本草经》将女贞子列为上品，谓之能"安五脏，除百病。"本品含齐墩果酸、女贞苷、特女贞苷、乙酰齐墩果酸、熊果酸、槲皮素、芹菜素、甘露醇、葡萄糖、棕榈酸、硬脂酸、油酸、亚油酸等成分。

旱莲草为菊科一年生草本植物鳢肠的地上部分。主产于江苏、江西、浙江等地。花开时采割，晒干，切段生用。味甘、酸，性寒。归肝、肾经。本品具有滋补肝肾，凉血止血之功效。本品含有皂苷、鞣质、维生素 A 样物质、鳢肠素、挥发酸、槲皮素、三赛嗯甲醇、三赛嗯甲醛、蟛蜞菊内酯、去甲蟛蜞菊内酯、去甲蟛蜞菊内酯苷及烟碱等成分。

【配伍功效】

女贞子性偏寒凉，能补益肝肾之阴，适用于肝肾阴虚所致的目暗不明、视力减退、须发早白、眩晕耳鸣、失眠多梦、腰膝酸软、遗精等。旱莲草味甘性寒，亦能补益肝肾之阴，适用于肝肾阴虚或阴虚内热所致须发早白、头晕目眩，腰膝酸软、遗精耳鸣等。《本草备要》云："女贞子，益肝肾，安五脏，强腰膝，明耳目，乌须发，补风虚，除百病。"李时珍称女贞子能"强腰膝，变白发，明目。"《本草正义》载："旱莲草，入肾补阴而生长毛发，又能入血，为凉血止血之品。"故二药伍用，相互促进，相须为用，补而不滞，润而不腻，补肝肾，强筋骨，清虚热，疗失眠，凉血止血，乌须黑发之力增强。

【药理作用】

1. 女贞子

（1）本品可增强特异性和非特异性免疫功能的作用，对体液免疫也具有增作用。
（2）本品对化疗和放疗所致的白细胞减少有升高作用。
（3）女贞子具有调脂、抗动脉粥样硬化的作用。
（4）女贞子的化学成份齐果墩酸，具有一定抗衰老作用。
（5）本品有降血糖作用。
（6）本品有强心、利尿、降血压及保肝功能的作用。
（7）女贞子还有止咳、缓泻、抗菌、抗病毒、抗肿瘤作用。

2. 旱莲草

（1）本品能提高机体非特异性免疫功能。
（2）能消除氧自由基抗氧化，保肝，促进肝细胞再生的作用。
（3）能增加冠脉血流量，延长小鼠在常压缺氧下的生命，提高在减压缺氧情况下小鼠的存活率。
（4）本品还具有镇静、镇痛、促进毛发生长、乌发、止血抗菌、抗炎、抗阿米巴原虫、抗癌等作用。

【药对配方】

（1）明代·吴旻辑《扶寿精方》之"二至丸"。

（2）2010 版《中国药典》之"二至丸"。

（3）清代·汪昂《医方集解》之"二至丸"。

（4）明代·王肯堂《证治准绳》之"二至丸"。

【药对用量】

刘老将女贞子与旱莲草配伍使用时，其用量比例关系通常为 1∶1，常用剂量为女贞子 20g 和旱莲草 20g。《证治准绳》之"二至丸"由女贞子（蒸）500g，旱莲草 500g 组成。女贞子粉碎成细粉，过筛；墨旱莲加水煎煮 2 次，每次 1 小时，合并煎液，滤过，滤液浓缩至适量，加炼蜜 60g 及水适量，与上述粉末泛丸，干燥，即得二至丸成人每次 9g，日 2~3 次，空腹服用。若小儿用药则减半使用。

【临证运用】

用于眩晕耳鸣，失眠多梦，口苦咽干，腰膝酸软，下肢痿软，须发早白，月经量多，舌红苔少，脉细或细数之证。相当于西医的肺结核、肾结核、甲状腺功能亢进、糖尿病等属肝肾阴虚者。

（1）肝肾阴虚，川楝子、延胡索合用，可治疗阴虚火旺之腰膝酸软。二至丸：女贞子、旱莲草，治肝肾阴虚，眩晕耳鸣，腰膝酸软，下肢痿软，月经量多，舌红少苔，脉细或细数。

（2）朱南孙医案，二药随证配伍可以治疗月经不调、腰膝酸软。对冲任损伤，精血耗损有特效。

（3）经行眩晕：气血肝脾亏所致的头晕目眩有较好疗效，对兼有肝肾之阴精损伤，虚阳上扰者尤为适宜。

（4）牙痛：叶天士先生用山萸肉、北五味、女贞子、旱莲草各三钱，淮牛膝、青盐各一钱而痊愈，此取酸盐下降，引肾经之火，归宿肾经，与易公之方，并垂不朽，而其义各别。

（5）崩漏：庞泮池常用本药对治疗天癸初至、天癸已绝之肝肾二经有热。认为二药合用滋补肝肾、凉血止血，与丹皮合用兼以化瘀。

（6）失眠：《赵绍琴临证医案精选》：女贞子、旱莲草、金樱子、桑椹子、五味子滋补肝肾之阴，水足则心火不亢而下交于肾水，则成水火既济。

（7）肝炎：夏理彬认为若辨证为肝肾阴虚者，常用滋水涵木法，拟一贯煎合二至丸增损效果佳。

（8）《银海指南》二至丸：补腰膝，壮筋骨，强肾阴，乌须发。

【毒副作用】

《本草纲目》："无毒。"《中华本草》："无毒。"《本草经疏》："当杂保脾胃药及椒红温暖之类同施，不则恐有腹痛作泄之患。"脾胃虚寒泄泻及阳虚者忌服。在常规剂量内水煎服不会不舒服。长期服用也没有明显副作用。

【参考文献】

高学敏．中药学［M］．中国中医药出版社，2002.9（2008.5 重印）．

李春洋，白秀珍，程静，等．墨旱莲全草、茎、叶提取液对肝保护作用的研究［J］．数理医药学杂志，2005，18（6）：586-588．

李建芬. 中药女贞子研究进展 [J]. 内蒙古中医药, 2012, 31 (16): 45.

李俊德, 高文柱.《本草纲目》新校注本 [M], 华夏出版社, 2008.08.

李阳, 孙文基. 女贞子的药理作用研究 [J]. 陕西中医学院学报, 2006, 29 (5): 58.

谢鸣. 方剂学 [M]. 人民卫生出版社, 2002.

张骁, 束梅英. 女贞子药理研究进展 [J]. 中国医药报, 2004, 3 (9): 316.

第六章 辨病药对

一、癌肿，用鳖甲与莪术、冬凌草与葎草

【药物功效】

鳖甲与莪术、冬凌草与葎草为临床常用抗癌药对。

鳖甲为鳖科动物鳖的背甲。味咸，性微寒。归肝、肾经。具有滋阴潜阳，软坚散结，退热除蒸之功效。鳖甲含骨胶原，碳酸钙、磷酸钙，中华鳖多糖，并含天冬氨酸，苏氨酸，谷氨酸，甘氨酸，丙氨酸，胱氨酸，缬氨酸，蛋氨酸，异亮氨酸，亮氨酸，酪氨酸，苯丙氨酸，赖氨酸，组氨酸，精氨酸，脯氨酸，丝氨酸等17种氨基酸，及钙、钠、铝、钾、锰、铜、锌、磷、镁等10多种微量元素养。

莪术为姜科植物蓬莪术、广西莪术或温郁金的干燥根茎。味辛、苦，性温。归肝、脾经。具有行气破血，消积止痛之功效。

冬凌草为唇形科香茶菜属植物碎米桠的干燥地上部分。味苦、甘，性微寒。归肺、胃、肝经。具有清热解毒，活血止痛之功效。茎叶含挥发油 0.05%，主要为 α-蒎烯，β-蒎烯，柠檬烯，7，8-棕叶素，对-聚伞花素，壬醛，癸醛，β-榄香烯，棕榈酸等。叶含冬凌草甲素，冬凌草乙素，α-香树脂醇。卢氏冬凌草甲素，鲁山冬凌草甲素，熊果酸，信阳冬凌草，乙素，鲁山冬凌草乙、丙、丁素，贵州冬凌草素，β-谷甾醇，β-谷甾醇-D-葡萄糖甙，2α-羟基熊果酸，线蓟素。

葎草为桑科葎草属植物葎草的干燥地上部分。味甘、苦，性寒。归肺；肾经。具有清热解毒；利尿通淋之功效。全草含木犀草素，葡萄糖甙，胆碱，天冬酰胺及挥发油等；挥发油主要含 β-葎草烯，丁香烯，α-(王古)（王巴）烯，α-芹子烯，β-芹子烯和 γ-荜澄茄烯等。球果含葎草酮，蛇麻酮。叶含木犀草素-7-葡萄糖甙，0.015% 大波斯菊甙，牡荆素。

【配伍功效】

鳖甲甘、咸，寒，归肝、肾经，能滋阴潜阳，退热除蒸，软坚散结。适用于肝肾阴虚证、癥瘕积聚。《神农本草经》云："主心腹癥瘕坚积，寒热，去痞、息肉、阴蚀，痔（核）、恶肉。"莪术辛、苦，温，归肝、脾经。功效：行气破血，消积止痛。主治血气心痛，饮食积滞，脘腹胀痛，血滞经闭，痛经，癥瘕瘤痞块，跌打损伤。《药品化义》言其"味辛性烈，专攻气中之血，主破积消坚，去积聚癖块……"。鳖甲养阴散结，莪术既入血分，又入气分，能破血散瘀，既增强了鳖甲的滋阴作用，而又发挥了散结化瘀功能。临床上二药多配伍使用，以增强软坚散结，破血化瘀消癥之功效，用于治疗各类恶性肿瘤。

冬凌草苦、甘，微寒。归肺、胃、肝经。清热解毒，活血止痛。用于咽喉肿痛，癥瘕痞块，蛇虫咬伤。清热解毒，利尿消肿。用于肺结核潮热，肠胃炎，痢疾，感冒发热，小便不利，肾盂肾炎，急性肾炎，膀胱炎，泌尿系结石；外用治痈疖肿毒，湿疹，毒蛇咬伤。《本草正义》："葎草，苦寒泄降，主湿热壅塞之实症，亦可为外疡阳毒之外敷药。"肿瘤多属阳性，冬凌草、葎草为苦寒之草类，故用清法以清邪热、解癌毒。且其属苦寒不单清热解毒之功效，还能专攻抗癌，引诸药直达病所，以使攻伐消散之品专于病所而不伤正。

"甲术二草"四药合用，君臣分明，相使有规，具消、清、补三法，体现其治疗肿瘤"阴阳双消、滋阴起痿"之理念，"阳化气、阴成形"其中双消既是同损癌物之阴阳。

【药理作用】

1. 鳖甲

（1）免疫调节作用：鳖甲提取物能显著提高小鼠细胞免疫功能。

（2）抗肿瘤：鳖甲提取物有抗肿瘤作用，能抑制小鼠腹水肉瘤细胞 S180、肝癌细胞 H22 和小鼠肺癌细胞 Lewis 的体外生长。

（3）防辐射：鳖甲粗多糖能够减轻放射损伤，增加受照小鼠的存活时间和存活率。

（4）抗疲劳：鳖甲提取物能有效清除剧烈运动时机体的代谢产物，达到延缓疲劳的发生，并能加速消除疲劳的作用。

（5）抗突变效应：鳖甲具有抗突变活性。

（6）抗肝纤维化作用：《中国药典》记载鳖甲对肝纤维化具有保护作用但无逆转作用。

（7）补血：鳖甲胶可使小鼠血红蛋白含量明显增加。

（8）增加骨密度：鳖甲超微细粉能增加骨密度。

2. 莪术

（1）抗肿瘤作用：莪术中的挥发油能够直接抑制或破坏癌细胞，从而达到抗肿瘤作用。

（2）减轻化疗副作用：莪术油与环磷酰胺同时使用可减轻伤骨髓造血细胞副作用。

（3）提高免疫保护效应：莪术有效成分榄香烯可增强癌细胞的免疫性，从而提高机体主动免疫效应抗肿瘤。

（4）抗菌抗炎作用：温莪术挥发油能抑制试管内金黄色葡萄球菌、β-溶血性链球菌、大肠杆菌、伤寒杆菌霍乱弧菌等的生长。

（5）对呼吸道细胞病毒抑制作用：莪术油抗病毒的作用机理尚未明确，但对小儿病毒性肺炎的治疗优于病毒唑。莪术醇对感染病毒 A1 型和 A2 型有直接灭活作用。

（6）保肝作用：枯莪术醇提取物及挥发油对小鼠实验性肝损伤有保护作用。

（7）抗血栓作用：莪术煎剂可促进微动脉血流恢复，阻止微动脉收缩，改善微循环，抑制血小板聚集。

3. 冬凌草

（1）抗肿瘤作用：冬凌草甲素对多种肿瘤、癌细胞有抑制作用。

（2）抗菌、抗炎作用：冬凌草的冬凌草甲素、冬凌草乙素、阿魏酸和水杨酸都具有抗菌活性。

（3）抗脑缺血作用：冬凌草提取物可显著提高小鼠常压耐缺氧能力，降低小脑匀浆 Ca^{2+}-ATP 酶 Mg^{2+}-ATP 酶及 Ca^{2+}-Mg^{2+}+ATP 活力显著升高。

（4）水溶性冬凌草甲素衍生物可抑制小鼠淋巴细胞体外增殖及细胞因子分泌。

4. 葎草

（1）葎草煎剂对多种细菌有抑制作用，如肺炎球菌、大肠杆菌、绿脓杆菌、变形杆菌。

（2）葎草正丁醇有抗结核作用。

（3）葎草醇提取液能抗炎，对早期炎症的渗出和水肿有显著的抑制作用。

（4）葎草能止泻，可明显减少大黄致小鼠腹泻和大便次数。

（5）葎草能够治疗骨质疏松，提取物中的 α-酸和异 α-酸具有抗骨质吸收作用。

（6）葎草水提物能抗组胺起到止痒作用。

（7）葎草中含有的槲草素、牡荆素、芹菜素具有抗炎、抗菌、抗氧化、抗肿瘤等多种作用。

【药对配方】

（1）明代·万全《育婴秘诀》之"鳖甲饮"。

（2）明代·朱橚（周定王）、滕硕、刘醇等编，《普济方》"鳖甲丸"、引《傅氏活婴》之"鳖甲散"。

（3）《痢疟纂要》之"鳖甲煎丸"。

（4）明代·李梴着《医学入门》之"鳖甲丸"。

（5）清代·顾靖远《顾松园医镜》之"鳖甲丸"。

（6）宋代·太医院编《圣济总录》之"鳖甲大黄丸"。

（7）明代·万全《幼科发挥》家传十三方"香蟾丸"。

（8）明代·万密《育婴家秘》之"消癖丸"。

【药对用量】

刘老将鳖甲与莪术，冬凌草与葎草配伍使用时，其用量比例关系通常为 2 : 1 : 2 : 2，常用剂量为鳖甲 20g，莪术 10g，冬凌草 20g，葎草 20g。

【临证运用】

（1）颜德馨经验，鳖甲莪术随证配伍可以治疗血液病，瘀血内结，新血不生。治则以破瘀为主，兼以扶正。

（2）陈健民常用鳖甲莪术软坚散结之功效治疗恶性肿瘤。

（3）刘嘉湘善用鳖甲莪术治疗各类恶性肿瘤。

（4）何承志也常用鳖甲莪术活血化瘀，软坚散结之功效治疗恶性肿瘤。

【毒副作用】

鳖甲,《别录》云:"无毒。"莪术月经过多及孕妇禁服。《雷公炮制药性解》:"虚人禁之。"《本草正》:"性刚气峻,非有坚顽之积,不宜用。"《药性通考》:"乃攻坚之药,可为佐使,而不可久用。"《本草害利》:"凡经事先期,及一切血热为病者忌之。"葎草,《别录》云:"味甘,无毒。"《唐本草》:"味甘苦,寒,无毒。"在常规剂量内水煎服不会不舒服。长期服用也没有明显副作用。

【参考文献】

陈再兴,孟舒. 葎草研究进展 [J]. 中国药毒,2011,02:175-179.

郭琳,程亦现,白明,等. 冬凌草现代研究分析 [J]. 中医学报,2015,30(3):412-414.

韩睿. 浅析刘尚义教授肿瘤治法之"阴阳双消、滋阴起亟"[J]. 中医药信息,2013,04:75-78.

孔一凡,史克莉,莪术研究概述 [J]. 湖北中医药大学学报,2011,13(1):47-49.

温欣,周洪雷. 鳖甲化学成分和药理药效研究进展 [J]. 西北药学杂志,2008,02:122-124.

二、肺痨,用葎草与百部

【药物功效】

葎草、百部为临床常用的治疗肺痨咳嗽、午后潮热的药对。

葎草为桑科植物葎草的全草。又名五爪龙,拉拉藤等。其味苦、甘,性寒。归肺、肾经。具有清热解毒,利尿消肿之功效。本品全草含木犀草素、葡萄糖甙、胆碱及天门各酰胺,其他成分还包括挥发油、鞣质及树脂,此外,全草主成分为黄酮类化合物,已分离出秋英甙、本犀草素-7-葡萄糖甙及牡荆素等。

百部为百部科植物直立百部、蔓生百部或对叶百部的干燥块根。味甘、苦,性微温。归肺经。具有润肺下气止咳,杀虫灭虱之功效。其块根部含有非生物碱包括:掌叶半夏碱戊、胸腺嘧啶、大黄素甲醚、对羟基甲酸等,所含有的生物碱包括:百部新醇、双去氢新对叶百部碱等。

【配伍功效】

葎草甘寒清热解毒,苦寒泄降,利尿消肿;百部甘润苦降,微温不燥,功擅润肺止咳,又善于杀虫灭虱。《唐本草》载葎草:"主五淋,利小便,止水痢,除疟,虚热渴,煮汁及生汁服之。"《本草衍义》云:"治伤寒汗后虚热,锉研,取生汁饮一合。"《本草纲目》曰:"润三焦,消五谷,益五脏,除九虫,辟温疫,敷蛇、蝎伤。"《抱朴子》载百部:"治咳及杀虫。"《药性论》云:"治肺家热,上气,咳嗽,主润益肺。"《滇南本草》曰:"润肺,治肺热咳嗽;消痰定喘,止虚痨咳嗽,杀虫。"故二药伍用,灭杀痨虫,相须为用,清退肺痨虚热,降气润肺止咳。

【药理作用】

1. 萹草

（1）萹草醇提液有显著的抗炎作用。

（2）萹草栓剂有明显止泻作用。

（3）萹草醇提液对革兰阴性菌有明显的抑制作用，萹草酮对多数细菌、真菌的生长有抑制作用。

（4）萹草中含有的硒具有抗氧化、抗肿瘤作用。

（5）萹草水提物具有止痒作用。

2. 百部

（1）百部煎剂及对叶百部酒精浸液对多种致病菌均有不同程度的抗菌作用。

（2）百部具有较好的杀虫作用。

（3）百部生物碱能降低呼吸中枢的兴奋性，抑制咳嗽反射，因而具有一定程度的镇咳作用。

（4）百部生物碱提取液对组胺所致的离体豚鼠支气管平滑肌痉挛有松弛作用，其作用缓和而持久；同时也能降低动物呼吸中枢的兴奋性，抑制咳嗽反射。

（5）百部有一定的中枢镇静、镇痛作用；对 P388 瘤株及肝癌细胞株具有抑制作用；抗结核作用。

从以上药理作用看，该药对润肺止咳作用与二药的抗菌、抗炎等药理作用有关。

【药对配方】

（1）宋代·赵佶《圣济总录》之"健肺丸"。

（2）现代·方药中《实用中医内科学》之"萹草合剂"、"地榆萹草汤"。

（3）现代·朱建平《朱良春精方治验实录》之"保肺丸"。

【药对用量】

刘老将萹草与百部配伍使用时，其常用量为20g，比例关系通常为1∶1。健肺丸中萹草用500g，百部用125g，其比例为4∶1。萹草合剂中用萹草3斤，百部1斤，其比例为3∶1。保肺丸中萹草与百部比例关系为1∶1。小儿用药则减半使用。

【临证运用】

用于各型肺痨（肺结核）引起的咳嗽，咳痰，咯血，胸痛，阴虚发热，骨蒸潮热，盗汗诸证。

（1）朱良春用保肺丸治疗治疗各型肺结核屡收卓效，保肺丸由蟅虫、紫河车、百部、制首乌、白及、生地榆、萹草、黄精组成，煎取浓汁泛丸烘干或晒干，每服9g，每日2~3次。在临床中遇长期发热者配予"地榆萹草汤"（由生地榆、怀山药、青蒿子、萹草、百部、甘草组成，每日一剂，水煎服）。

（2）湖北省罗田县人民医院用鱼腥草、萹草、沙参、杏仁（炒）、桔梗、百部（蜜炙）、桑白皮（蜜炙）、百合（蜜炙）、麦冬等制备的咳立安冲剂用于急、慢性支气管炎，上呼吸道感染及肺炎，肺脓疡，百日咳等证的治疗，效果良好。

(3) 唐庆恩等人用基本方：苍术 9g、黄柏 9g、明矾 9g、白鲜皮 9g、川楝皮 9g、苦参片 9g、蚂蚁草 15g、葎草 15g。配合加百部 9g、土槿皮 9g 用于治疗手足癣感染，具有清热燥湿杀虫的作用。

【毒副作用】

《唐本草》载葎草："味甘苦，寒，无毒。"《本草正义》言："葎草，苦寒泄降。"所以非有热病者慎用。陶弘景曰百部："似天门冬而苦强，亦有小毒。"《药性论》记载百部："味甘，无毒。"本品通过蜜炙可以减轻其毒性，增强百部润肺之功效。《得配本草》云百部："热嗽，水亏火炎者禁用。"剂量过大，可能引起胸闷灼热感，口鼻咽喉发干，头晕，胸闷气急等不良反映。中毒症状会出现恶心、呕吐、头疼、面色苍白，呼吸困难等症。严重者可因呼吸中枢麻痹而死亡。

【参考文献】

戴亚中，李汉泉．咳立安冲剂的制备及临床疗效观察［J］．中国药师，1999，2（05）：265.

倪士峰，刘惠，魏博，等．葎草药学研究［J］．吉林中医药，2009，29（02）：162-163.

唐庆恩，黄懿．中药浸洗法治疗急性湿疹、手足癣 56 例［J］．上海中医药杂志，1983，(11)：23.

朱建育，燕惠芬．百部生物碱^1 的研究进展及其药理作用［J］．上海应用技术学院学报（自然科学版），2010，10（01）：26-33.

三、黄疸，用茵陈与田基黄

【药物功效】

茵陈、田基黄为临床常用的清热利湿药对。

茵陈为菊科植物滨蒿或茵陈蒿的干燥地上部分。味苦、辛，性微寒。归脾、胃、肝、胆经。具有清热利湿，退黄之功效。主要成分滨蒿含挥发油，油中成分有香芹酮、对-聚伞花素、苎烯、紫苏烯、α-水芹烯、百里香酚、α-蒎烯、β-蒎烯、松油醇-4、马鞭草酮、萘、芳甲基苯乙酮，另含滨蒿素、对羟基苯乙酮及绿原酸等。茵陈含挥发油，油中成分有月桂烯、苎烯、桉油精、α-蒎烯、莰烯、α-姜黄烯、达瓦酮、茵陈炔酮、丁香酚、异丁香酚、萘、苯甲醛、龙脑，另含茵陈色原酮、6，7-二甲氧基香豆素（即滨蒿素）。另据报道，从茵陈蒿地上部分分得茵陈蒿素 A、B。

田基黄为藤黄科植物田基黄的全草。味甘、苦，性凉。归肺经、肝经、胃经。具有清热利湿，解毒，散瘀消肿之功效。田基黄全草主要成分含揿贝素，紫金牛醌，三十烷醇及 2，5-二羟基 3-烷基苯醌类衍生物，还含有三叶豆甙，金丝桃甙，异鼠李素-3-半乳糖甙，芸香甙，槲皮素-3-鼠李糖基（1→2）半乳糖甙，异鼠李素-3-刺槐二糖甙，毛里求斯排草素及两种新黄酮醇甙，即槲皮素-3-(2，6-二吡喃鼠李糖基吡喃哺半乳糖甙）和异鼠李素-3-(2，6-二吡喃鼠李糖基吡喃半乳糖甙。田基黄还含有槲皮甙、异槲皮甙、槲皮素-7-鼠李糖甙、3，5，7，3′，4′-五羟基黄酮-7-鼠李糖甙、田基黄灵素、田基黄棱素 A、湿生金丝桃素 B、绵马酸 BBB、双脱氢 GB1a、田基黄绵马 A、B、C，白绵马素 iBiB、田基黄灵素 G、地耳草素 A、B、C、D。

【配伍功效】

茵陈味苦降泄，寒以清热，入脾胃肝胆经，善清利脾胃、肝胆湿热而退黄。田基黄苦凉清热解毒消肿，归肝经可退肝经湿热。《本草经疏》载："茵陈，其主风湿寒热，邪气热结，黄疸，通身发黄，小便不利及头热，皆湿热在阳明、太阴所生病也。苦寒能燥湿除热，湿热去，则诸症自退矣。除湿散热结之要药也。"《别录》曰："茵陈生太山及丘陵坡岸上，五月及立秋采，阴干。治通身发黄，小便不利，除头热，去伏瘕。"《玉机微义》云："茵陈治发黄，脉沉细迟，肢体逆冷，腰以上自汗。"《生草药性备要》载田基黄："治酒病，消肿胀，敷大恶疮，理疳疮肿。"《质问本草》曰其："涂火毒，消阳症结疽。"《福建民间草药》云其："活血，破瘀，消肿，解毒。"故二药伍用，清利湿热，相须为用，清肝利胆退黄。

【药理作用】

1. 茵陈

（1）茵陈水煎剂具有利胆护肝作用。

（2）茵陈煎剂对人型及牛型结核杆菌有抑制作用，对肺炎球菌、溶血性链球菌、白喉杆菌及痢疾也有抑制作用。挥发油能抑制或者杀灭某些真菌。

（3）茵陈水浸剂有降压作用。

（4）茵陈对人肝癌细胞 BEL-7402 有抑制作用。

（5）茵陈具有促进家兔冠状动脉粥样硬化病灶及主动脉粥样硬化病灶消退的作用，显示出良好的抗粥样硬化作用。

（6）茵陈黄酮类化合物的抑制脂质过氧化能力较强。

（7）茵陈具有减轻高脂血症大鼠肝脏脂肪变性的作用。

（8）茵陈可使肾小管上皮细胞溶酶体免受顺铂的损伤。

2. 田基黄

（1）田基黄总黄酮提取物具有良好的抑菌活性和抗病毒作用。

（2）田基黄提取物具有良好的抗氧化作用。

（3）田基黄苷能显著降低肝纤维化大鼠血清中 TBIL、DBIL、AST、PC-Ⅲ、HA、LN 的水平及肝组织中 Hyp 的含量，还能减轻肝细胞脂肪变性、带状坏死。

（4）田基黄对人舌癌症、细胞株 Tsscca、喉癌 Hep-2、鼻咽癌 CNE-2 和宫颈癌 Hela 以及肝癌细胞 HepG2 等均有抑制作用。

（5）田基黄水提物能明显降低甘油三酯、低密度脂蛋白胆固醇、总胆固醇水平和引起高密度脂蛋白胆固醇水平升高，表明其对心血管系统也有一定的作用。

从以上药理作用看，该药对退黄作用与二药的保护肝细胞等药理作用有关。

【药对配方】

（1）国家药品监督管理局《国家中成药标准汇编内科肝胆分册》之"肝康颗粒"，

"鸡骨草肝炎丸"。

（2）中华人民共和国卫生部药典委员会《卫生部药品标准中药成方制剂》之"鸡骨草肝炎冲剂"，"复方肝炎冲剂"。

（3）谌宁生《中国中医药报》之"解毒化瘀汤"。

【药对用量】

刘老将茵陈与田基黄配伍使用时，其用量常常用20g，比例关系通常为1∶1。肝康颗粒茵陈用470g，田基黄用315g，比例关系为10∶7，复方肝炎冲剂中，茵陈用188g，田基黄用126g，比例关系为10∶7。鲜品量可用到100~150g。

【临证运用】

用于湿热型黄疸，证见皮肤、巩膜等组织的黄染，腹胀、腹痛、食欲不振、恶心、呕吐（见于急慢性肝炎、病毒性肝炎等），发热（见于急性胆管炎、肝脓肿等），肝大（见于肝硬化、肝肿大、肝癌等）。

（1）谌宁生选用白花蛇舌草、茵陈、赤芍各30g，丹参、田基黄各15g，栀子、郁金、石菖蒲、通草各10g，枳壳6g，生甘草5g，生大黄10g（后下），治疗热毒黄疸重症，重型肝炎、肝衰竭、高胆红素血症，诸药共奏清热解毒利湿，凉血活血，化瘀退黄之功效。

（2）张春英用茵陈蒿汤加味，药用藏茵陈10g（绵茵陈30g）、山栀10g、大黄3~6g、苍术10~20g、赤小豆30g、败酱草15g、田基黄20g、白茅根30g、竹茹8g、鸡内金20g、甘草6g等治疗黄疸患者50例，疗效佳。

（3）高运生运用清利解毒汤，组成：虎杖、土茯苓、板蓝根、茵陈各15g，栀子、苍术各12g，黄柏、田基黄、郁金各10g，甘草6g。治疗急性肝炎44例，效果较好。

（4）陈宏略采用抗乙肝方，该方由茵陈、田基黄、垂盆草、北柴胡、川楝子、香附、砂仁、茯苓、黄芪、白术、太子参、鸡骨草、枸杞子、制首乌、丹参、甘草等组成。水煎服，治疗慢性活动性乙型肝炎具有明显改善临床症状及肝功能的作用。

（5）戴俊达选用茵田虎汤治疗病毒性肝炎，该方由茵陈30g、田基黄30g、虎杖30g、柴胡9g、云苓15g、甘草6g、栀子9g、布渣叶15g组成，治疗病毒性肝炎70例，取得了一定的疗效。

（6）姜春华治疗急性肝炎，湿热俱重出现口渴神烦，舌红目赤，胸闷作恶，不饥不纳，尿少色赤，黄疸指数、转氨酶俱特高时选用茵陈30g、山栀15g、生大黄30g、板蓝根15g、川黄连6g、黄芩9g、黄柏9g、龙胆草9g、连翘12g、田基黄30g、木通9g、茯苓皮30g、鲜茅根30g、广犀角9g以治疗。

【毒副作用】

《本草纲目》载茵陈蒿："无毒"，"生食亦可。"《四川中药志》云："田基黄，味苦，性寒，无毒。"该对药使用安全，临床用量一般根据病情，药量可酌情加倍。由于茵陈，田基黄性属寒凉，蓄血发黄者及血虚萎黄者慎用。

【参考文献】

陈宏略，邱冰峰，丁明罡．自拟抗乙肝方治疗慢性活动性乙型肝100例［J］．福建中医药，2000，31（03）：12-3.

戴俊达，徐楚生．茵田虎汤治疗病毒性肝炎疗效观察 [J]．广州医药，1990，21
　　（04）：30-32.
高运生．清利解毒汤治疗急性肝炎 44 例 [J]．河北中医，1989，11（02）：10.
欧淑芬，谭沛，徐冰，等．田基黄成分及药理应用研究进展 [J]．药学研究，2015，
　　34（05）：296-299.
王安庆．茵陈的现代研究进展 [J]．光明中医，2014，29（10）：2207-2208.
张春英．茵陈蒿汤治疗黄疸 50 例 [J]．青海医药杂志，2002，32（12）：59.

四、瘿瘤，用黄药子与海藻

【药物功效】

黄药子、海藻为临床常用的软坚散结，化痰消肿药对。

黄药子为薯蓣科薯蓣属植物黄独的干燥块茎。味苦、辛，性凉，有小毒。归肝、肺经。具有化痰软坚，散结消瘿，清热解毒，凉血止血之功效。本品含黄药子素 A-H、8-表黄药子素 E 乙酸酯、薯蓣皂贰元、D-山梨糖醇、2，4，6，7-四羟基-9-10-二氢菲、2，4，5，6-四羟基菲、4-羟基-（2-反-3′，7′-dimethylocta-2′，6′-辛二烯基）-6-甲氧基苯乙酮、4，6-二羟基-2-O-（4′-羟丁基）苯乙酮、二氢薯蓣碱、蔗糖、还原糖、淀粉、皂贰、鞣质等。

海藻为马尾藻科植物海蒿子或羊栖菜的干燥藻体。前者习称"大叶海藻"，后者习称"小叶海藻。"味咸、性寒。归肺、脾、肾、肝、胃经。具有消痰软坚，利水化肿之功效。主要成分为：羊栖菜含褐藻酸 15.32%～32.18%、甘露醇 2.21%～7.87%、碘 32.2%～84.2%、氧化钾 3.23%～11.67%、总灰 19.72%～37.53%、羊栖菜多糖 A、羊栖菜多糖 B、羊栖菜多糖 C 及褐藻淀粉即海带淀粉。海蒿子含有：褐藻酸、甘露醇、碘、钾、粗蛋白、灰分、马尾藻多糖及脑磷脂为主的磷脂类化合物。

【配伍功效】

黄药子苦寒，能清热解毒，清泻肝经实火，软坚消痰消瘿；海藻苦寒清热，咸寒软坚散结，能泻肝胆实火，软化血管经络，散痰结气郁。《开宝本草》记载黄药子："主诸恶肿疮瘘，喉痹，蛇犬咬毒，取根研服之，亦含亦涂。"《本草纲目》亦云其："凉血，降火，消瘿，解毒。"《本草汇言》曰："黄药子，解毒凉血最验，古人于外科、血证两方尝用。"张元素曰："海藻，治瘿瘤马刀诸疮坚而不溃者。《内经》云，咸能软坚。营气不从，外为浮肿，随各引经之药治之，无肿不消，亦泄水气。"《药性论》记载海藻："治气痰结满，疗疝气下坠，疼痛核肿，去腹中雷鸣，幽幽作声。"《本草纲目》云："海藻，咸能润下，寒能泄热引水，故能消瘿瘤、结核、阴溃之坚聚，而除浮肿、脚气、留饮、痰气之湿热，使邪气自小便出也。"故二药伍用，清火化痰软坚，散结消瘿。

【药理作用】

1. 黄药子

（1）黄药子能明显抑制肿瘤的生长。

（2）黄药子中的黄独乙素具有抗炎活性。

（3）黄药子具有抑菌作用且有机溶剂提取液的抑菌作用优于水煎液。

（4）黄药子的乙醇浸膏不仅能抑制 DNA 病毒，还能抑制 RNA 病毒的转录。

（5）黄药子治疗亚急性甲状腺炎取得较好效果。因此黄药子对甲状腺的作用有待研究。

2. 海藻

（1）海藻能明显增强小鼠腹腔巨噬细胞的吞噬功能。

（2）褐藻酸钠对环磷酰胺引起的白细胞减少具有对抗作用。

（3）褐藻酸钠具有增强体液免疫的功能。

（4）褐藻酸钠对 ^{60}Co 射线照射所致的损伤有一定的保护作用，并能降低死亡率，延长存活时间。

（5）海藻具有降低血清胆固醇的作用。

（6）海藻具有一定的抗肿瘤作用。

（7）海藻多糖具有抗内毒素作用。

从以上药理作用看，该药对软坚消瘿作用与二药的抗炎、抗肿瘤等药理作用有关。

【药对配方】

（1）明代·王肯堂《证治准绳》之"藻药散"。

（2）现代·胡龙才《药酒与膏滋》之"复方黄药子酒"。

（3）现代·解发良《古今名方》之"消瘿汤"。

【药对用量】

刘老将黄药子与海藻配伍使用时，其用量比例关系通常为 1∶3，常用剂量为黄药子 6g 和海藻 20g。复方黄药子酒与消瘿汤的用量比例关系都是 1∶1。其中黄药子与海藻做酒剂用了 1.2kg 配与 7~8kg 酒，消瘿汤用量为 15g。

【临证运用】

用于肝火炽盛所引起的瘿瘤（结节性甲状腺肿、甲状腺腺瘤、甲状腺癌），颈前结块肿，性情急躁易怒，眼球突出（见于甲状腺功能亢进症）。

（1）治气瘿：海藻（酒洗，一两），黄药子（二两，万州者佳）上为末。置掌中，以舌时时舐，以津咽下。消三分之二止药。先须断浓味，戒酒色。

（2）王万祖经验，用黄独海藻汤治疗数例乳癖病人，疗效尚佳，方用：黄独 20g，海藻 30g，昆布 20g，瓜蒌 15g，柴胡 15g，赤芍 20g，陈皮 20g，浙贝 12g（冲服），香附 15g，穿山甲 10g（炮），共奏化痰散结，疏肝解郁之功。

（3）洪子云选用消瘰丸治疗甲状腺功能亢进后期，方药组成为：夏枯草、皂角刺、昆布、海藻、柴胡、香附、橘核、荔枝核、川楝子、黄药子。作为巩固疗效方。

（4）王俐羚选用肉瘿汤（海藻、昆布、浙贝母、陈皮、柴胡、黄药子、牡蛎、三棱、酸枣仁、知母）治疗"甲亢"，共奏疏肝解郁，理气化痰，导滞祛湿，清热散结，软坚破瘀之效。

（5）欧阳可钧运用海藻消瘿汤（海藻、昆布各 20g，生牡蛎、浮海石、黄药子、夏枯草各15g，当归、炒穿山甲、三棱、莪术各10g，木香6g）治疗甲状腺瘤60例疗效确切。

（6）潘敏球运用加减四物消瘰汤（当归、川芎、赤芍、生地各10g，玄参、山慈菇、黄药子、海藻、昆布、夏枯草各15g，牡蛎、蚤休各30g）治疗恶性淋巴瘤10例预后结果较好。

（7）孙宜林方创夏枯草汤：夏枯草50g，香附20g，昆布20g，海藻20g，牡蛎35g，黄药子25g，射干20g，连翘20g，龙胆草15g，海浮石30g。以清热解郁，祛痰软坚。主气郁化火，痰凝经络。

（8）慈菇海藻汤：当归10g，川芎10g，赤芍10g，生地15g，元参15g，山慈菇10g，黄药子15g，海藻15g，昆布15g，夏枯草15g，牡蛎30g，七叶一枝花30g。每日1剂，水煎服。用于恶性淋巴瘤的调养。

【毒副作用】

黄药子对肝肾组织有一定毒性，并且与给药剂量、用药时间有一定关系，如长时间服用黄药子，对 ALT 和 NPN 都有一定影响。《本草经疏》载海藻："脾家有湿者勿服。"《本草汇言》亦云："如脾虚胃弱，血气两亏者勿用之。"对于本对药，临床选用需对证合理使用。

【参考文献】

戴玉．洪子云运用自拟软坚散结汤治疗外科疑难证的经验［J］．山西中医，1988，4（04）：3-5.

欧阳可钧．甲状腺腺瘤60例疗效观察［J］．新中医，1984，（12）：36.

潘敏球．加减四物消瘰汤治疗恶性淋巴瘤10例小结［J］．北京中医药，1985，（05）：22-23.

王俐羚．"甲亢"治验［J］．福建中医药，1992，23（01）：63.

王万祖．黄独海藻汤治乳癖［J］．四川中医，1986，（11）：43.

赵许杰，闫雪生，孙丹丹．黄药子的药理作用和临床研究进展［J］．药物评价研究，2012，35（02）：147-149.

http：//www.zysj.com.cn/zhongyaocai/yaocai_ h/haizao.html.

五、肤病、膜病，用地肤子与白鲜皮

【药物功效】

地肤子、白鲜皮为临床常用的清热燥湿，祛风止痒药对。

地肤子为藜科植物地肤子的干燥成熟果实。其味辛、苦、性寒。归肾、膀胱经。具有清热利湿，祛风止痒之功效。本品种子含三萜皂甙、油15%、维生素 A 类物质。绿色部分含生物碱。其果实主要含有三萜及其甙还含齐墩果酸、3-O-［β-D-吡喃木糖（1→3）β-D-吡喃葡萄糖醛酸］-齐墩果酸、3-O-［β-D-吡喃木糖（1→3）β-D-吡喃葡萄糖醛酸甲酯］-齐墩果酸、3-O-［β-D-吡喃木糖（1→3）β-D-吡喃葡萄糖醛酸］-齐墩果酸-28-O［β-D-吡喃葡萄糖］酯甙、正三十烷醇、饱和脂肪酸混合物，以及黄酮类化合物。尚含挥发油。

白鲜地上部分含补骨脂素、花椒毒素、东莨菪素、槲皮素、异槲皮素、根含白鲜碱、γ-崖椒碱、前茵芋碱、茵芋碱、白鲜明碱、胡芦巴碱、胆碱、O-乙基-降-白鲜碱、O-乙基-降-γ-崖椒碱、O-乙基-降-茵芋碱、异斑点沸林草碱、吴茱萸苦素、白鲜醇、娠烯酸酮、秦皮酮、黄柏酮、柠檬苦素、β-谷甾醇、莱油甾醇、皂甙等。狭叶白鲜根皮中含有秦皮酮、黄柏酮、柠檬苦素、柠檬苦素地奥酚及白鲜二醇。

【配伍功效】

地肤子苦寒降泄，善清利下焦湿热，又善祛风止痒，治疗湿疹、风疹、皮肤瘙痒、阴痒等证。白鲜皮苦寒，善于清热燥湿，为治皮肤湿疹、湿疮常用药，还可清利湿热而退黄，祛风通痹，以治湿热痹痛。《名医别录》载地肤子："去皮肤中热气，散恶疮，疝瘕，强阴，使人润泽。"《药性论》云地肤子："与阳起石同服，主丈夫阴痿不起，补气益力；治阴卵癀疾，去热风，可作汤沐浴。"《本草原始》曰地肤子："去皮肤中积热，除皮肤外湿痒。"《名医别录》载白鲜皮："疗四肢不安，时行腹中太热，饮水、欲走、大呼，小儿惊痫，妇人产后余痛。"《药性论》云其："治一切热毒风，恶风、风疮、疥癣赤烂，眉发脱脆，皮肌急，壮热恶寒；主解热黄、酒黄、急黄、谷黄、劳黄等。"《本草原始》曰其："治一切疥癞、恶风、疥癣、杨梅、诸疮热毒。"故二药伍用，相互促进，相须为用，清热燥湿，祛风止痒。

【药理作用】

1. 地肤皮

（1）地肤子具有抗病原微生物作用，对许兰黄癣菌、奥杜益小芽孢癣菌、铁锈色小芽孢癣菌、羊毛状小芽孢癣菌等皮肤真菌均有不同程度的抑菌作用。

（2）地肤子具有抗炎、抗过敏作用，水提物可降低小鼠单核巨噬系统的吞噬功能。

（3）地肤子具有降血糖作用，甲醇提取物亦能显著抑制灌胃葡萄糖导致的大鼠血糖升高。

（4）地肤子具有抗胃黏膜损伤作用。

2. 白鲜皮

（1）白鲜皮具有抗炎及抗变态反应作用。

（2）白鲜皮具有抑制真菌生长与抗菌作用。

（3）白鲜皮非极性溶剂提取物具有抗癌作用，白鲜皮粗多糖能增强非特异性免疫作用。

（4）白鲜皮提取物具有良好的抗溃疡作用。

（5）白鲜皮的栲皮酮和白鲜碱均能松弛大鼠主动脉，还具有抗肥胖和抗高血糖作用。

（6）白鲜皮甲醇提取物中具的活性成分有神经保护作用。

从以上药理作用看，该药对清热止痒作用与二药的抗菌等药理作用有关。

【药对配方】

（1）清代·李彭年《青囊立效秘方》之"消风散"。

（2）现代·路际平《眼科临症笔记》之"当归活血汤"。

（3）现代·陈可冀《慈禧光绪医方选议》之"祛风除湿散"。

（4）现代·程运乾《中医皮肤病学简编》之"浮萍地肤汤"。

【药对用量】

刘老将地肤子与白鲜皮配伍使用时，其用量比例关系通常为1:1，常用剂量皆为20g。消风散中地肤子用2钱，白鲜皮用3钱，其比例为2:3。当归活血汤中地肤子用3钱，白鲜皮用2钱，其比例为3:2。浮萍地肤汤中地肤子用3钱，白鲜皮用3钱，其比例为1:1。小儿用此药对，药量当减半。外用适量。

【临证运用】

用于各类的皮肤疾病，证见皮肤红肿疼痛（见于毛囊炎、脓疱疮、丹毒）；皮肤瘙痒、糜烂、渗液（见于体股癣、手足癣、皮炎、湿疹）；皮肤表皮鳞屑状或皮肤色素脱失（见于银屑病、白癜风），还可运用于各类性病。

（1）文琢之自拟疏风活血汤，方具有活血调血、清热除湿、疏风止痒等功效，全方以生地、地肤子、白鲜皮、当归、僵蚕、蝉衣、刺猬皮、苍耳子、炙首乌、银花组成。运用于丘疹性皮肤病收到较好疗效。

（2）邓燕等人通过运用土茯苓薏苡仁汤（土茯苓、生薏苡仁、蝉蜕、丹皮、丹参、生地、赤芍、白鲜皮、地肤子、生甘草等组成）配合外用方颠倒散（硫磺粉、大黄粉组成）治疗面部脂溢性皮炎临床疗效显著。

（3）马融新制麻黄连翘赤小豆汤，药用麻黄6g，连翘15g，赤小豆15g，蒺藜15g，紫草15g，蝉蜕9g，白鲜皮15g，当归15g，地肤子15g，苦参10g，大青叶15g，桂枝10g，茯苓15g，蒲公英15g，天葵子15g，地丁15g，赤芍15g，甘草6g，党参15g。用于治疗小儿皮肤病，屡奏佳效。

（4）熊书华给予坐浴方（苦参、地肤子、炒白术、龙胆草、白鲜皮、防风、苍术）配合针刺治疗2周用于肛周湿疹，肛周瘙痒、糜烂及渗液都有明显好转且优于单纯用西药。

（5）杨红丽采用中西医结合治疗真菌性阴道炎，西药常规治疗，中医内服中药（党参、薏苡仁、山药、茯苓、苍术、龙胆草、泽泻、白鲜皮、仙鹤草、败酱草、黄柏、蒲公英、金银花）和外用中药（白鲜皮、苦参、地肤子、蛇床子、黄柏、茵陈、百部）疗效显著。

（6）马红霞中西医结合治疗慢性湿疹，西医常规用药，中药治疗，包括茯苓8g，地肤子15g，牡丹皮10g，白鲜皮8g，黄柏9g，栀子9g，赤芍8g，当归8g，炙甘草6g，龙胆草4g，治疗后效果较好。

【毒副作用】

《名医别录》载白鲜皮："咸，无毒。"《本草经集注》云白鲜皮："恶螵蛸、桔梗、茯苓、萆薢。"《本草经疏》曰："下部虚寒之人，虽有湿证勿用。"《神农本草经》载地肤子："味苦，寒。"《本草备要》云其："恶螵蛸。"运用时，脾胃虚寒者当慎用，联合它药时，尽量避免与螵蛸等同用。

【参考文献】

邓燕．土茯苓薏苡仁汤配合外用颠倒散治疗面部脂溢性皮炎 30 例的疗效观察 ［J］．中药材，2007，30（07）：898-899.

蒋剑平，沈小青，范海珠．地肤子化学成分及药理活性研究进展 ［J］．中华中医药学刊，2011，29（12）：2704-2706.

马红霞．中西医结合治疗 72 例慢性湿疹临床观察 ［J］．海南医学院学报，2011，17（10）：1345-1347.

熊书华．坐浴方配合针刺治疗肛周湿疹 53 例 ［J］．陕西中医，2013，34（5）：593-594.

许国勋．疏风活血汤加减治疗皮肤病 100 例 ［J］．四川中医，1994，12（04）：49-50.

杨红丽．中西医结合治疗霉菌性阴道炎 30 例 ［J］．中医研究，2012，25（09）：23-24.

张明发，沈雅琴．白鲜皮药理作用的研究进展 ［J］．抗感染药学，2012，9（02）：95-99.

张喜莲，冯兆才，马融．新制麻黄连翘赤小豆汤治疗小儿皮肤病验案举隅 ［J］．辽宁中医药大学学报，2007，9（03）：102-103.

六、疮疡，用紫草与紫花地丁

【药物功效】

紫草与紫花地丁为清热凉血，解毒消痈药对。

紫草为紫草科多年生草本植物新疆紫草、紫草或内蒙紫草的根。味甘、咸，性寒。归心、肝经。具有清热凉血、活血、解毒、透疹之功效。其主要成分为紫草素、去氧紫草素、乙酰紫草素、异乙酰紫草素、异戊酰紫草素、紫草烷、β 羟基-异戊酰紫草素、α 甲基-正-异戊酰紫草素等。尚含有生物碱、酯类、多糖类等成分。

紫花地丁为堇菜科植物紫花地丁的干燥全草。味苦、辛，性寒。归心、肝经。具有清热解毒，凉血消肿之功效。本品含苷类、黄酮类、尚含棕榈酸、对羟基苯甲酸、反式对羟基桂皮酸、丁二醇、山柰粉-3-O-鼠李吡喃苷和蜡等。

【配伍功效】

紫草味甘、咸，性寒，《别录》："疗腹肿胀满痛。以合膏，疗小儿疮及面齇。"《药性论》："治恶疮、瘑癣。"《本草图经》："治伤寒时疾，发疮疹不出者，以此作药，使其发出。"《纲目》："治斑疹、痘毒，活血凉血，利大肠。"紫花地丁味苦、辛，性寒，"主治一切痈疽发背，疔肿瘰疬，无名肿毒，恶疮。"《本草纲目》"地丁，专为痈肿疔毒通用之药，濒湖《纲目》称其苦辛寒，治一切痈疽发背，疔肿瘰疬，无名肿毒，恶疮。然辛凉散肿，长于退热，惟血热壅滞，红肿焮发之外疡宜之；若谓通治阴疽发背寒凝之证，殊是不妥。"《本草正义》"紫花地丁，《纲目》治疗外科症，但古人每用治黄疸、喉痹，取其泻热除湿之功也；大方家亦不可轻弃。"《要药分剂》"地丁，有紫花白花两种。治疗肿恶疮，兼疗痈疽发背，无名肿毒。其花紫者茎白，白者茎紫，故可通治疗肿，或云随疗肿之色而用之。但漫肿无头，不赤不肿者禁用，以其性寒，不利阴疽也。"《本经逢原》可见两者共具清热凉血解毒之功效，故两者相需配伍治疗血热毒甚之痈疽疗疖或疮疡等。

【药理作用】

1. 紫草

（1）煎剂和紫草素对金黄色葡萄球菌、大肠杆菌、枯草杆菌等具有抑制作用。
（2）能抗单纯疱疹病毒Ⅰ型。
（3）水或乙醚提取物有一定的抗炎作用。
（4）新疆紫草对家兔在体及蟾蜍离体心脏具有明显的兴奋作用。
（5）尚有抗癌、降血糖、解热、抗生育等作用。

2. 紫花地丁

（1）具有明显的抗菌作用：对结核杆菌、痢疾杆菌、金黄色葡萄球菌、肺炎链球菌皮肤真菌及钩端螺旋体均有抑制作用，紫花地丁在试管内有抑制结核杆菌生长的作用。紫花地丁的二甲亚砜提取物和甲醇提取物均能抑制 H9 细胞培养物中的 HIV 活性，其中二甲亚砜提取物（称为 E 成分）的作用更大，$10\mu g/ml$ 的 E 成分的抗病毒作用与低毒性浓度生药提取物的抗病毒作用相似，不能使细胞内的 HIV 或单纯疱疹病毒失活，但能抑制 HIV，而对单纯疱疹病毒无抑制作用。
（2）本品还有抗病毒、解热、消炎、消肿等作用。
（3）提取液对毒素具有拮抗作用。
（4）抗内毒素作用：地丁提取液经体外试验证明，对内毒素有拮抗作用，此作用经以往实验证实为对内毒素直接的摧毁作用，作用强度中等。
（5）对钩端螺旋体作用：水煎剂浓度每 ml 含生药 62mg 对钩端螺旋体有杀火作用。
（6）其他作用：有人认为紫花地丁尚有清热、消肿、消炎等作用。

【药对配方】

（1）明代·朱慧明《痘疹传心录》"解毒汤"、"救焚散"。
（2）清代·陶承熹、王承勋《惠直堂经验方》"岐天师一见消"。
（3）近代·孙一民《临证医案医方》"透疹四紫汤"。
（4）《山东省药品标准》"牛黄八宝丸"。

【药对用量】

刘老将紫草与紫花地丁配伍使用时，其用量比例关系通常为 1:1，常用剂量为紫草 20g 和紫花地丁 20g。如解毒汤。若小儿用药则减半使用。

【临证运用】

两药合用，用于血热内炽，火毒炽甚之疮疡（见于口疮、热气疮、痘疮等）、痘疹（小儿水痘、青春痘等）、麻疹（药物疹、过敏性麻疹等）、痈疽疗疖等，还可用于血热妄行之血证如紫斑等（见于出血点，紫癜，瘀斑之类）。

（1）血热内炽：热毒炽甚之疮疡、痘疹、麻疹、痧疹、痈疽疔疖等可与金银花、蒲公英、菊花、牛黄、雄黄、青黛、连翘、赤芍、栀子等合同。如治疗痈疽的一见消：金银花、蒲公英、赤芍、紫花地丁、紫草、当归、红花、栀子、麻黄等。治疗痧疹的牛黄八宝丸：牛黄、羚羊角、牛角、珍珠、冰片、朱砂、玄参、青黛、雄黄、紫草、紫花地丁、乳香、没药等。再如治疗痘疔的解毒汤：紫草、紫花地丁、当归、生地黄、牛蒡子、蝉蜕等。

（2）血热妄行之紫斑：《临证医案医方》"透疹四紫汤"：紫草、紫花地丁、紫菀、紫浮萍、桑叶、栀子、蝉蜕、连翘等。

【毒副作用】

紫花地丁，《本草纲目》："苦辛，无毒。胃肠虚弱、大便滑泄者慎服。"本品性寒，有清热凉血、解毒、透疹之功，故对血热毒盛，麻疹、斑疹透发不畅等证，可与蝉衣、牛蒡子、连翘、荆芥等配伍应用；如疹出而色甚深，呈紫暗色而不红活者，这也是血热毒盛的症候，须以凉血解毒药如丹皮、赤芍、银花、连窍等同用。此外，试用本品预防麻疹，可减轻麻疹症状或减少麻疹发病率。《本草经疏》："痘疮家气虚脾胃弱、泄泻不思食、小便清利者，俱禁食。"

紫草，汉·陶弘景《名医别录》："无毒。"

【参考文献】

葛峰，王晓东，王玉春．药用紫草的研究进展［J］．中草药，2003（09）．

罗学娅，李明辉，吕莉，等．紫草的药理作用与应用研究进展［J］．大连大学学报 2004（07）．

马金贵，郭淑英．紫花地丁的栽培技术与推广应用［J］．北方园艺，2007，（02）．

紫花地丁．中国植物志．

七、痹证，用豨莶草与海桐皮

【药物功效】

豨莶草与海桐皮为祛风湿、舒筋活络，止痹痛药对。

豨莶草为菊科草本植物豨莶线梗豨莶或毛梗豨莶的地上部分。味苦，性寒。归肝、肾经。具有祛除风湿，舒筋活络，清热解毒之功效。本品含有生物碱、酚性成分、豨莶苷、豨莶苷元、氨基酸、有机酸、糖类、苦味质等。还含有微量元素 Zn、Cu、Fe、Mn 等。

海桐皮为为五加科植物楤木的茎皮或茎，味辛、苦，性平。归肝、肾经。具有祛风除湿、舒经止痛、杀虫止痒之功效。本品茎皮中含齐墩果酸，刺囊酸，常春藤皂甙元以及谷甾醇，豆甾醇，菜油甾醇，马栗树皮素二甲酯。

【配伍功效】

豨莶草味苦，性寒。归肝、肾经。具有祛除风湿，舒筋活络，清热解毒之功，《本草正》："气味颇酸，善逐风湿诸毒，用蜜酒层层和洒，九蒸九曝……善治中风口眼歪斜,除湿痹,腰脚酸软麻木。"海桐皮味辛、苦,性平。归肝、肾经。具有祛风除湿、舒经止痛、杀虫止痒之功效。《全国中草药汇编》:"适用于下肢关节痹痛及腰膝疼痛等证。"两药配伍以祛风除湿,舒筋通络。可用于经络痹阻、气血运行不畅之痹证。《本草求真》:"海桐皮,能入肝经血分,祛风除湿,及行经络,以达病所。用者须审病自外至则可。若风自内成,未可妄用,须随症酌治可耳。"《海药本草》:"主腰脚不遂,顽痹腿膝疼痛,霍乱,赤白泻痢,血痢,疥癣。"《日华子本草》:"治血脉麻痹疼痛,及煎洗目赤。"《开宝本草》:"主霍乱中恶,赤白久痢,除首围、疥癣。牙齿虫痛,并煮服及含之。水浸洗目,除肤赤。"《纲目》:"能行经络,达病所,又人血分及去风杀虫。"《岭南采药录》:"生肌,止痛,散血,凉皮肤,敷跌打。"《南宁市药物志》:"消肿,散瘀,止痛。疗咳嗽,止产后瘀血作痛。"《贵州草药》:"解热怯疯,解毒生肌。治乳痈,骨折。"两药配伍可增强祛风湿的功效。

【药理作用】

1. 豨莶草

(1)具有抗感染作用。
(2)对免疫有抑制作用。
(3)能改善血液循环。
(4)对大肠杆菌、铜绿假单胞菌、伤寒杆菌等多种病原微生物具有一定的抑制作用。

2. 海桐皮

(1)镇静、镇痛作用:给小鼠腹腔注射楤木总皂甙1850mg/kg,能明显增加热刺激(热板法)的痛阈,减少醋酸引起的小鼠扭体反应,具有一定的镇痛作用。
(2)抗实验性胃溃疡作用:楤木煎剂4g/kg给大鼠灌胃或腹腔注射后可以保护大鼠幽门结扎性、化学性(吲哚美辛诱发)、应激性和利血平性胃溃疡,对醋酸诱发的慢性胃溃疡亦有一定效果。200%楤木煎剂0.2~0.4ml,可使离体大鼠胃条收缩,说明它有促进胃运动的作用。白背叶楤木白皮水煎剂(1:1)对小鼠胃肠推进运动有抑制作用,作用随剂量增加而加强,酚妥拉明和普萘洛尔可阻断其抑制作用,故其作用可能与肾上腺素能神经的α和β受体的活性有关。
(3)其他作用:楤木总皂甙1850mg/kg灌胃,能显著提高小鼠的耐缺氧能力。

【药对配方】

(1)清代·高秉钧《疡科心得集·家用膏丹丸散方》卷下"增制使国公药酒"。
(2)清代·赵谦《医门补要》卷中"防己汤"。
(3)明代·沈之问《解围元薮》"大消风散"。

【药对用量】

刘老将豨莶草与海桐皮配伍使用时,其用量比例关系通常为1:1,常用剂量为豨莶草和海桐皮各20g。防己汤、大消风散。若小儿用药则减半使用。

【临证运用】

（1）将豨莶草与海桐皮配伍使用可用于风湿热顽痹证：《本草蒙筌》："疗暴中风邪，口眼㖞斜者立效；治久渗湿痹，腰脚酸痛者殊功。"《本草纲目》："生捣汁服则令人吐，故云有小毒。九蒸九暴则补人去痹，故云无毒。生则性寒，熟则性温，云热者，非也。"《本草正》："气味颇酸，善逐风湿诸毒，用蜜酒层层和洒，九蒸九曝……善治中风口眼歪斜，除湿痹，腰脚酸软麻木。"《本草述》："凡患四肢麻痹，骨间疼腰膝无力，由于外因风湿者，生用，不宜熟；若内因属肝肾两虚，阴血不足者，九制用，不宜生。"《本草正义》："凡风寒湿热诸痹，多服均获其效，洵是微贱药中之良品也。"

（2）久痹正虚之肾游风：如《医门补要》防己汤，防己、防风、苍术、黄柏、豨莶草、海桐皮等。

（3）行痹、风湿热痹：《解围元数》大消风散：麝香、乳香、没药、当归、豨莶草、海桐皮、防风、荆芥、蒺藜等。

（4）急性黄疸性肝炎："豨莶草治病验方摘要"：豨莶草 30g，海桐皮 20g，忍冬藤 30g。水煎，每日 1 剂。

（5）内服外敷治腰椎间盘突出症：川乌、草乌、威灵仙、海风藤各 60g，透骨草、豨莶草、羌活、独活、马钱子、桂枝、桑枝、骨碎补等。

【毒副作用】

豨莶草：大量服后可出现四肢乏力、懒动，长期服用可致免疫功能抑制状态。早孕妇女大量服用可致流产。《新修本草》："无毒。"海桐皮：血虚者不宜服。《本草经疏》："腰痛非风湿者不宜用。"《本草汇言》："痢疾、赤眼、痹躄诸证非关风湿者不宜用。"《得配本草》："血少火炽者禁用。"《全国中草药汇编》："孕妇忌服。"常常与其他治疗痹证的药物配伍使用，故用量无需很大。

【参考文献】

楤木白皮的功效介绍. 雨路网.

高学敏. 中药学 [M]. 中国中医药出版社，2012.

国家药典委员会. 中华人民共和国药典 [M]. 中国医药科技出版社，2010.

李时珍. 本草纲目 [M]. 中国言实出版社，2012.

八、鼻疾，用苍耳子与辛夷

【药物功效】

苍耳子与辛夷共用为发散风寒、通鼻窍、止痛药对。

苍耳子为菊科植物苍耳的干燥成熟带总苞的成熟果实。味苦、甘、辛，性温。归肺、肝经。具有发散风寒，通鼻窍，祛风湿，止痛的功效。含有挥发油，油中有任醛、反式石竹烯等多种成分，并含有苍耳苷、脂肪油、生物碱、蛋白质、维生素、苍耳醇等。

辛夷木兰科植物望春花、玉兰或武当玉兰的干燥花蕾。味辛，性温。归肺、经。祛风寒，通鼻窍。本品含有挥发油，油中含有 α 蒎烯、莰烯、香桧烯、柠檬醛、丁香油酚、茴香油等多种成分。望春花花蕾还含有木兰木脂体、辛夷木脂体、木兰碱等多种木脂素和生物碱。玉兰花花蕾还含有四氢呋喃型木脂素、桉叶素生物碱等，武当玉兰花还含有柳叶木兰碱、武当木兰碱等成分。

【配伍功效】

苍耳子味苦、甘、辛，性温。归肺、肝经。辛夷味辛，性温。归肺、经。共有祛风寒，通鼻窍之功，《本草纲目》记载："苍耳子，炒香侵酒服，祛风补益。"《神农本草经》："辛夷，主五脏身体寒热，风头脑痛，面酐。"故两药合用可增强治疗风寒感冒之鼻塞不通、头痛等证。

【药理作用】

1. 苍耳子

（1）苍耳苷对正常大鼠、兔、犬具有显著的降血糖作用。

（2）煎剂具有镇咳作用。

（3）小剂量可使呼吸兴奋，大剂量时则抑制。

（4）本品对心脏具有抑制作用，可使心率减慢，收缩力减弱。

（5）对兔耳血管具有扩张作用。

（6）静脉注射具有短暂的降血压作用。

（7）对金黄色葡萄球菌、乙型链球菌、肺炎链球菌有一定的抑制作用，并有抗真菌作用。

（8）抑制免疫。

（9）抗氧化等作用。

2. 辛夷

（1）具有收缩鼻黏膜血管、通鼻腔的作用。

（2）辛夷浸剂或煎剂对动物具有局部麻醉作用。

（3）辛夷水或醇提取物具有降压作用。

（4）水煎剂对横纹肌具有乙酰胆碱样作用，并能够兴奋子宫平滑肌，亢奋肠运动。

（5）对多种致病菌具有抑制作用。

（6）挥发油具有镇静、镇痛、抗过敏、降血压的作用。

【药对配方】

（1）宋代·严用和《济生方》：苍耳子散。

（2）《证治宝鉴》卷十：加减丽泽通气汤。

（3）明代·吴昆《医方考》：加味二陈汤。

（4）清代·林开燧《活人方》卷六：万灵膏。

（5）《实用中医药杂志》1996：加味苍耳子散。

【药对用量】

刘老将苍耳子与辛夷配伍使用时，其用量比例关系通常为 1∶1，常用剂量为各 20g。苍耳子散、加味苍耳子散。若小儿用药则减半使用。

【临证运用】

苍耳子与辛夷配伍可用于外感风寒所致的鼻塞不通、头痛、鼻渊，西医可用于治疗急性上呼吸道感染，用于痰热内胜、瘀血阻滞之头风、偏头风，与其他祛风湿，舒筋活络之药物配伍可用于治疗风寒湿痹证。

（1）外感风寒之鼻塞不通、头痛，鼻渊：如宋代·严用和《济生方》：苍耳子散（苍耳子、辛夷、白芷、薄荷）。现代运用于感冒，慢性鼻炎、过敏性鼻炎、鼻窦炎等。

（2）风寒湿痹证：如《活人方》万灵膏，《神农本草经》："辛夷，主五脏身体寒热，风头脑痛，面皯。"

（3）痰热内胜、瘀血阻滞之头风、偏头风：常与其余治头风的药物配伍，如《日华子本草》："辛夷，通关脉，明目。治头痛，憎寒、体噤、瘙痒。"《玉楸药解》："泄肺降逆，利气破壅。"

（4）催产：《江西中药》："外用能促进子宫收缩，具催生作用。"

【毒副作用】

苍耳子：《本草经集注》言苍耳子有毒，血虚头痛不宜服用，过量服用易致中毒。《中国药典》："苍耳幼苗有剧毒！切勿采食。"苍耳的茎叶中皆有对神经及肌肉有毒的物质。中毒后全身无力、头晕、恶心、呕吐、腹痛、便闭、呼吸困难、烦躁不安、手脚发凉、脉搏慢。严重者出现黄疸、鼻衄，甚至昏迷，体温下降，血压忽高忽低，或者有广泛性出血，最后因呼吸、循环衰竭而死亡。解救方法：轻度中毒者应暂停饮食数小时至一天，在此期间大量喝糖水。严重者早期可洗胃，导泻及用2%生理盐水高位贯肠，同时注射25%葡萄糖液，加维生素C 500ml。预防出血，可注射维生素K及芦丁。必要时考虑输血浆。保护肝脏，可服枸橼酸胆碱，肌肉注射甲硫氨基酸。低脂饮食。民间也有用甘草绿豆汤解毒的可配合使用。"

辛夷阴虚火旺者忌服。《本草经集注》："川芎为之使。恶五石脂。畏菖蒲、蒲黄、黄连、石膏、黄环。"《本草经疏》："凡气虚人忌，头脑痛属血虚火炽者忌，齿痛属胃火者忌。"《本草汇言》："气虚之人，虽偶感风寒，致诸窍不通者，不宜用。"

【参考文献】

高学敏. 中国医药科技出版社，2010版.

国家药典委员会. 中华人民共和国药典［M］.

王国强. 全国中草药汇编［M］. 人民卫生出版社，2014年2月.

杨卫平. 临床常用中药手册［M］. 贵州科技出版社，2001.1（第1版，2002.9印刷）

《中药学》：中国中医药出版社，2007年5月.

九、目疾，用石决明与草决明

【药物功效】

石决明、草决明为临床常用的清肝明目药对。

石决明为鲍科动物皱纹盘鲍、杂色鲍、耳鲍、白鲍、羊鲍等的贝壳。味咸、性寒。归肝经。具有平肝潜阳，清肝明目之功效。主要含有碳酸钙，亦含少量有机质镁、铁、硫酸盐、硅酸盐、磷酸盐、氯化物和极微量的碘等成分。

草决明即决明子，为豆科植物小决明或决明的干燥成熟种子。味甘、苦，性寒，微咸。归肝、大肠经。具有清肝明目，润肠通便之功效。本品含有蒽醌类、萘骈-吡咯酮类、脂肪酸类、氨基酸类和无机元素，主要成分为蒽醌类。

【配伍功效】

石决明咸寒清热，质重潜阳，专入肝经，而有平肝阳、清肝热之功，为平肝、凉肝之要药；草决明苦寒入肝经，清肝泻火以明目，甘润而无苦燥伤阴之弊。《本草经疏》言："石决明，为足厥阴经药，足厥阴肝经开窍于目，目得血而能视，若血虚有热，则生青盲亦痛障翳。本品咸寒入血能除热，所以能治疗目疾；决明子，其味咸平，《别录》益以苦甘微寒而无毒。咸得水气，甘得土气，苦可泄热，平合胃气，寒能益阴泄热，足厥阴肝家正药也，二药配伍相须而行。"《医学衷中参西录》云："石决明，味微咸，性寒，为凉肝镇肝之要药，因肝开窍于目，是以其性善明目……能消目内障。"《本草正义》言："决明子明目，乃滋益肝肾，以镇潜补阴为义，即以大补肝肾之阴治其本，而非如寒凉降热治标者可比，故肝阴不足者，可用本品。"二药配伍，相须为用，清肝明目之功益彰。

【药理作用】

1. 石决明

（1）石决明具有显著降血压作用，尤其对长期紧张引发的高血压效果更佳。

（2）石决明对绿脓杆菌有明显的抑菌作用。

（3）石决明还具有抗氧化、镇静、中和胃酸、影响钙离子通道的作用。

2. 决明子

（1）决明子中以蒽醌糖苷为主的药效成分具有显著的降血脂作用。

（2）决明子的水浸液、醇水浸液和乙醇浸出液对自发性高血压大鼠有显著降压效果。

（3）决明子醋酸乙酯及大黄素提取物和决明子浸膏剂具有较强的保肝作用。

（4）决明子的醇浸液、水煎液对多种细菌均有抑制作用。

（5）决明子水溶液多糖具有较明显的体外抗氧化能力。

（6）决明子具有抗二磷酸腺苷（ADP）、花生四烯酸（AA）、胶原（Collagen）诱导的血小板聚集作用。

（7）决明子的石油醚提取物、正丁醇提取物和炒决明子提取物对燥结便秘小鼠有显著的泻下作用。

从以上药理作用看，该药对清肝明目作用与二药的抗菌、抗氧化等药理作用有关。

【药对配方】

（1）宋代·王怀隐、陈昭遇《圣惠》卷三十三之"石决明散"。

（2）宋代·太医院《圣济总录》卷一〇六之"茵陈蒿散"。

（3）宋代·严用和《济生方》之"决明子散"。

（4）近代·李凤鸣教授《眼科全书》卷五之"白蒺藜散"。

【药对用量】

刘老将石决明与草决明配伍使用时，其用量比例关系通常为1：1，常用剂量为石决明20g和草决明20g。石决明散、决明子散。若小儿用药则减半使用。

【临证运用】

用于肝阳上亢所致肝热目疾，风毒气攻入头系所致头晕头痛。

（1）肝热目疾：可用石决明、草决明与蒺藜子、蔓荆实等配伍，如《圣济总录》卷一零六之"茵陈蒿散"：茵陈蒿、荆芥穗、羌活、木贼、旋覆花、蔓荆实、甘草、川芎、苍术、蒺藜子、石决明、草决明，治一切目风肿痛；如《眼科全书》卷五之"白蒺藜散"：白蒺藜、蔓荆子、茺蔚子、苍术、菊花、草决明、升麻、石决明、甘草，治疗肝风目暗外障之红肿不开，疼痛难忍，羞明怕日，不喜灯火，满眼红筋胬肉，多泪，或生翳子等证。

（2）头晕头痛：方如《圣惠》卷三十三之"石决明散"：羌活、草决明、菊花、甘草，可治疗头晕头痛，目赤翳障，视物昏花。

【毒副作用】

脾胃虚寒者慎服，消化不良、胃酸缺乏者禁服。两者皆为咸寒之品，故对于脾胃虚寒的患者慎服，并且草决明具有润下通便之功，对于气虚便溏者不宜用。在常规剂量内水煎服无特殊不适。长期服用可引起肠道病变。剂量过大，对消化系统正常的人影响不明显，对消化不良、胃酸缺乏者和容易便溏的病人，会加重症状，有腹胀、腹泻、恶心反应。作为配伍药，没有必要大剂量使用。

【参考文献】

姜威，李晶峰，高久堂，等. 石决明的化学成分及药理作用［J］. 吉林中医药，2015，35（3）：272-275.

孔祥锋，臧恒昌. 决明子化学成分及药理活性研究进展［J］. 药学研究，2013，32（11）：660-662.

刘斌，巩鸿霞，肖学凤，等. 决明子化学成分及药理作用研究进展［J］. 药物评价研究，2010，04（8）：312-315.

刘爽，肖云峰，李文妍. 石决明药理作用研究［J］. 北方药学. 2011.8（11）：21-22.

十、风疾，用羌活、独活与防风

【药物功效】

羌活、独活、防风为临床常用的祛风解表，胜湿止痛药对。

羌活为伞形科植物宽叶羌活或羌活的干燥根茎及根。味辛、苦，性温。归膀胱、肾经。具有发散风寒，祛风湿，止痛功效。羌活中主要含有挥发油、香豆素、除此外还含有糖类、氨基酸、有机酸、甾醇等。

独活为伞形科植物重齿毛当归、兴安白芷、软毛独活、牛尾独活的根及根茎。味辛、苦，性微温。归肾、膀胱经。具有祛风湿，止痛，解表功效。独活主要含有香豆素类、挥发油类、食用樱木（主要为二萜和三萜类），此外，还有少量植物甾醇、有机醇、糖类。

防风为伞形科多年生草本植物防风的根。味辛、甘，性微温。归膀胱、肝、脾经。具有祛风解表，祛风湿，止痛功效。防风中主要含有挥发油、香豆素类、色原酮类、多糖类、有机酸类、聚乙炔类及甘油酯类等成分。

【配伍功效】

羌活辛温发散，苦能燥湿，入肺与膀胱经，长于解表散寒，除湿，止痛，善治上半身风寒湿痹，常与独活、藁本、防风同用，治疗外感风寒夹湿证，如《内外伤辨惑论》羌活胜湿汤，正如《本草备要》云："羌活可泻肝气，搜肝风，治风湿相搏，太阳经头痛，督脉为病，脊强而厥，刚痉柔痉，中风不语，头旋目赤。"独活辛散苦燥，其性善下行，主入肝肾经，"专理下焦风湿"，为治风湿痹痛要药，本品还兼有祛风止痒之功，可用治皮肤瘙痒，内服或外洗皆可，《本草汇言》曰："独活，善行血分，祛风行湿散寒之药也。凡病风之证，如头项不能俯仰，腰膝不能屈伸，或痹痛难行，麻木不用，皆风与寒之所致，暑与湿之所伤也；必用独活之苦辛而温，活动气血，祛散寒邪，故《本草》言能散脚气，化奔豚，疗疝瘕，消痈肿，治贼风百节攻痛，定少阴寒郁头疼，意在此矣。"防风甘缓微温不俊，辛温发散，主入肺、肝、脾经，以祛风解表见长，善治外感之证。治风寒表证，头痛身痛，兼恶寒者，常配伍发散风寒药，如《摄生众妙方》荆防败毒散，以之与荆芥、羌活等药同用；治疗风湿寒痹，肢节疼痛，筋脉挛急者，常配伍其他祛风湿，止痹痛之品，如《医学心悟》蠲痹汤，常与羌活、独活、秦艽、桑枝等药同用。故三药配伍，相须为用，共奏祛风解表，胜湿止痛之功。

【药理作用】

1. 羌活

（1）羌活提取物具有较强的镇痛及抗炎作用。

（2）羌活挥发油能明显降低，致热性大鼠体温，具有显著的解热作用。

（3）羌活挥发油对小鼠迟发性过敏反应具有抑制作用。

（4）羌活水溶液能显著促进大鼠全血白细胞的吞噬功能和全血淋巴细胞的转化率，并提高其红细胞免疫功能。

（5）羌活水煎醇沉液有一定的抗血栓形成和抗凝血作用。

（6）羌活还具有缩血管、抗心肌缺血、抗心律失常、改善脑循环的作用。

2. 独活

（1）独活煎剂或浸膏对小鼠有镇静、镇痛及催眠的作用。

（2）独活单体成分甲氧基欧芹素具有显著的抗炎的作用。

（3）独活有短暂性降压作用及抗血小板聚集作用。

（4）独活具有抑制由胰岛素激活引起的脂肪生成，从而具有一定的减肥作用。

（5）独活中香豆素类有抗癌作用。

（6）独活提取物能收缩腹直肌煎剂具有抗结核杆菌作用。

（7）独活中的佛手柑内酯等补骨脂素衍合物的光敏作用可以引起皮炎。

3. 防风

（1）防风95%乙醇提取物及水煎液具有解热作用。

（2）防风提取物对于热刺激、化学刺激引起小鼠疼痛均有镇痛作用。

（3）防风水煎液具有一定的催眠作用及镇静作用。

（4）防风水煎液具有抑制炎症反应的作用。

（5）防风含有的多糖类在体内应用中具有抗肿瘤作用。

（6）防风还具有提高机体免疫力、抗菌、抗凝血等作用。

从以上药理作用看，该药对解表散寒，祛风湿止痛作用与三药的解热、镇痛、抗炎等药理作用有关。

【药对配方】

（1）金代·李杲《内外伤辨》之"羌活胜湿汤"。

（2）明代·张时彻《摄生众妙方》之"荆防败毒散"。

（3）清代·程国彭《医学心悟》之"蠲痹汤"。

【药对用量】

刘老将羌活、独活、防风配伍使用时，其用量比例关系为1：1或1：1：1，常用剂量为羌活10g和独活10g，防风10g和羌活10g，羌活10g和独活10g，防风10g。羌活胜湿汤、荆防败毒散。若小儿用药则减半使用。

【临证运用】

用于外感风寒夹湿引起的感冒；风寒湿邪侵袭所致风湿性关节炎；外伤所致筋腱损伤或脱臼；疮痈初起而有表寒证的一类皮肤病。

（1）恶寒发热、无汗、头痛项强、肢体酸痛：羌活、防风与细辛、川芎、白芷伍用，如张元素的九味羌活汤，羌活、苍术、防风、细辛、川芎、生地黄、香白芷、黄芩、甘草，治疗外感风寒夹湿证。

（2）痹症：用于风寒湿邪侵袭所致的肢节疼痛、肩背酸痛，以之与当归、川芎伍用，如蠲痹汤（《医学心悟》），羌活、独活、桂心、秦艽、防风、当归、川芎、甘草、海风藤、桑枝、乳香、木香，治上半身风寒湿痹，肩背疼痛。

（3）关节肿痛：用于外伤所致筋腱损伤或脱臼，以之与活血化瘀药伍用，如舒筋活血汤（《伤科补要》），羌活、防风、独活、当归、续断、荆芥、青皮、红花、牛膝、五加皮、杜仲、枳壳，治疗伤筋中期及脱臼复位后的调理。

（4）麻疹：用于毒火郁遏，伤于阴血，血热相搏的疮痈初起感受外邪而见表证者，以之与荆芥、柴胡伍用，如荆防败毒散（《摄生众妙方》），羌活、独活、柴胡、前胡、枳壳、茯苓、防风、荆芥、桔梗、川芎、甘草，治疮痈初起，遍身瘙痒之疹，而伴见恶寒发热、无汗、剧烈头痛、肌肉关节酸痛。

【毒副作用】

羌活辛香温燥之性较烈，故阴亏血虚者慎用。阴虚头痛者慎用，血虚痹痛者忌服。正如《神农本草经疏》言："血虚头痛、遍身疼痛及骨痛因而带寒热者，此属内证，误用本品反致作剧。"故阴血亏虚者忌服。独活味辛苦，性微温，阴虚血燥者慎服。《本草经集注》曰："蠡实为之使。"又如《本经逢原》言："阴虚下体痿弱及气血虚而遍身痛者禁用。一切虚风类中，咸非独活所宜。"防风辛温发散，故阴血亏虚、热病动风者不宜使用；血虚发痉、阴虚火旺者慎用。

【参考文献】

窦红霞，高玉兰. 防风的化学成分和药理作用研究进展 [J]. 中医药信息，2009，26（02）：15-17.

江苏新医学院. 中药大辞典 [M]. 上海：上海人民出版社，1977：1703.

李云霞，高春华，沙明. 中药羌活化学成分及药理作用研究进展 [J]. 辽宁中医学院学报. 2004，6（1）：22-23.

柳江华，徐绥绪，姚新生. 独活的化学成分与药理研究进展 [J]. 沈阳药学院学报，1994，11（02）：143-150.

第七章 辨 证 药 对

一、气郁，用佛手与郁金

【药物功效】

佛手、郁金为临床常用的疏肝解郁，理气止痛药对。

佛手为芸香科常绿小乔木或灌木植物佛手柑的干燥果实。味辛、苦，性温，归肝、脾、胃、肺经。具有疏肝解郁，理气和中，燥湿化痰之功效。佛手含挥发油、香豆精类化合物。主要成分挥发油、黄酮类、多糖、微量元素，此外还有氨基酸、香豆素类化合物。

郁金为姜科多年生草本植物温郁金、广西莪术、姜黄或蓬莪术的块根。味辛、苦，性寒。归肝、胆、心经。具有活血止痛，行气解郁，清心凉血，利胆退黄之功效。主要成分为含有挥发油（莰烯、樟脑、倍半萜烯等）、姜黄素、姜黄酮等。另含淀粉、多糖、脂肪油、橡胶、水芹烯等。

【配伍功效】

佛手辛散温通，主入肝经，而具有疏肝解郁，行气止痛之功，为治肝郁气滞常用药物，治肝郁气滞之胁肋胀痛，常配伍柴胡、青皮、郁金等疏肝理气之品。《本草便读》曰："佛手，理气快膈，惟肝脾气滞者宜之，阴血不足者，亦嫌其燥耳。"同时本品入脾胃经，能行气和中止痛，故治疗脾胃气滞之脘腹胀痛、呕恶食少，常与木香、橘皮、枳壳、郁金等配伍以行气和中止痛。正如《本草再新》云："治气舒肝，和胃化痰，破积，治噎膈反胃，消癥瘕瘰疬。"郁金辛散苦泄，能行气解郁，活血止痛，为"血分之气药"，本品性寒，入心经而能凉血清心，苦能降泄，入肝经血分而能凉血止血，入肝胆经，能清利肝胆湿热。是故《本草汇言》云："郁金，为清气化痰，散瘀血之药也。其性轻扬，能散郁滞，顺逆气，上达高巅，善行下焦，心肺肝胃气血火痰郁遏不行者最验，故治胸胃膈痛，两胁胀满，肚腹攻疼，饮食不思等证。又治经脉逆行，吐血衄血，唾血血腥。此药能降气，气降则火降，而痰与血，亦各循其所安之处而归原矣。前人未达此理，乃谓止血生肌，错谬甚矣。"故二药伍用，相互促进，相须为用，疏肝解郁，理气止痛之功相得益彰。

【药理作用】

1. 佛手

（1）佛手挥发油对支气管哮喘动物具有止咳、平喘、祛痰等治疗作用。

（2）佛手挥发油有较强的抗抑郁作用，但有明显的剂量依赖关系。

（3）佛手挥发油具有广泛抑菌作用，同时金佛手挥发油有一定的抗炎镇痛作用。

（4）佛手挥发油还具有抗肿瘤、抗氧化作用。

（5）佛手乙酸乙酯提取液能抑制哮喘模型小鼠嗜酸粒性细胞性炎症反应。

（6）佛手醇提物具有扩张冠状血管，增加冠血流量，抑制心肌收缩力、减慢心率、降低血压、保护心肌缺血的作用。

（7）佛手醇提物对乙酰胆碱引起的十二指肠痉挛有显著的解痉作用。

（8）佛手还具有一定的增强机体免疫力的作用。

2. 郁金

（1）郁金提取物具有抗癌作用，能显著抑制肝脏腺癌细胞 CL125 的入侵和人胃癌裸鼠移植瘤的生长。

（2）郁金水煎剂具有促进生长抑制素释放的作用，从而抑制胃酸分泌，达到保护胃黏膜的作用。

（3）郁金挥发油具有保护肝细胞、促进肝细胞再生，并能提高肝脏对毒物的生物转化机能。

（4）郁金块根提取液具有较强抗氧化作用。

（5）郁金含有的姜黄素具有免疫抑制作用。

（6）郁金水煎剂具有加强胆囊平滑肌及十二指肠纵行肌收缩作用，从而达到利胆排石功效。

（7）郁金具有改善血脂代谢、抗血栓、改善血液循环活性的作用。

（8）郁金还具有抗炎、解热、镇痛、抑菌的作用。

（9）温郁金水煎剂和煎剂乙醇沉淀物水溶液，及片姜黄水煎剂对晚期妊娠和早起妊娠均有显著终止作用。

从以上药理作用看，该药对疏肝解郁，理气止痛作用与二药的改善血液循环、镇痛等药理作用有关。

【药对配方】

（1）清代·赵濂《医门补要》卷中"化坚汤"、"消坚散"。

（2）清代·费伯雄《医醇剩义》卷四"加味左金汤"、"后辛汤"、"人参半夏汤"。

【药对用量】

刘老将郁金与佛手配伍使用时，其用量比例关系通常为1：1，常用剂量为郁金10g和佛手10g。化坚汤、加味左金汤。若小儿用药则减半使用。

【临证运用】

用于肝郁气滞所致胁肋疼痛；肝气郁结，胃热蕴蒸所致乳房中心结块，无压痛，进行性增大；邪热虫毒等淤积于肝，致气血腐败，酿成肝脓肿；脾肾虚衰，气化不利，浊邪壅塞三焦所致慢性肾衰竭。

（1）胁痛：用于肝气郁结，气火俱升，上犯胃经，痛连胁肋。以之与黄连、吴茱萸、延胡索等配伍，方如加味左金汤（《医醇剩义》）：黄连、吴黄、瓦楞子、荜澄茄、蒺藜、郁金、青皮、柴胡、延胡索、木香、广皮、砂仁、佛手，治胁肋胀痛，胸闷腹胀，嗳气频作，纳少口苦。

（2）乳心疽：以之与青皮、香附等药伍用，方如化坚汤（《医门补要》）：党参、当归、青皮、玉竹、香附、僵蚕、白芍、佛手、郁金，治以理气化瘀，消积散痞。

（3）肝痈：可与延胡索、香附等药伍用，方如赵濂的消坚散：郁金、归尾、延胡索、木香、青皮、佛手、香附、泽兰、僵蚕、新绛，治右胁痛及右胁下肿块。

（4）关格：可与半夏、砂仁、佩兰等药伍用，方如人参半夏汤（《医醇剩义》）：人参、半夏、广皮、茯苓、当归、沉香、郁金、砂仁、佩兰、苡仁、牛膝、佛手、白檀香，治呕吐与小便不通并见，伴浮肿，纳差。

【毒副作用】

佛手味苦辛，性微温，能行能散，发散作用较强，阴虚血燥、气无郁滞者用之恐更易耗气伤阴。正如《本经逢原》曰："痢久气虚，非其所宜。"张秉成《本草便读》："阴血不足者，亦嫌其燥耳。"《四川中药志》（1960年版）："阴虚有火，无气滞者忌用。"而郁金不宜与丁香、母丁香同用。《本草经读》："郁金，气味苦寒者，谓气寒而善降，味苦而善泄也。其云血积者，血不行则为积，积不去则为恶血，血逆于上，从口鼻而出，则为衄血吐血，血走于下，从便溺而出，有痛为血淋，无痛为尿血，即金疮之瘀血不去，则血水不断，不能生肌，此物所以统主之者，以其病原皆由于积血，特取其大有破恶血之功也。盖血以气为主，又标之曰下气者，以苦寒大泄其气，即所以大破其血，视他药更进一步。若经水不调，因实而闭者，不妨以此决之，若因虚而闭者，是其寇仇。且病起于郁者，即《内经》所谓二阳之病发心脾，大有深旨，若错认此药为解郁而频用之，十不救一。至于怀孕，最忌攻破，此药更不可以沾唇。即在产后，非热结停瘀者，亦不可轻用。若外邪未净者，以此擅攻其内，则邪气乘虚而内陷。若气血两虚者，以此重虚其虚，则气血无根而暴脱。此女科习用郁金之害人也。"是故阴虚失血及无气滞血瘀者忌服，孕妇慎服。

【参考文献】

高洪元，田青. 佛手挥发油的抗抑郁作用机制探讨［J］. 中国实验方剂学杂志，2012，18（7）：231-234.

李敏，唐远，付福友，等. 郁金的研究进展［J］. 世界科学技术：中医药现代化，2004，6（02）：35-39.

刘华钢，刘俊英，赖茂祥，等. 郁金化学成分及药理作用的研究进展［J］. 广西中医药大学学报，2008，11（02）：81-83.

秦枫. 川佛手化学成分的研究. 西南交通大学硕士学位论文，2008.

严玮. 佛手化学成分和药理作用研究进展［J］. 实用中医药杂志，2015，31（8）：788-790.

尹国平，张清哲，安月伟，等. 温郁金化学成分及药理活性研究进展［J］. 中国中药杂志，2012，32（22）：3354-3360.

二、湿郁，用胆南星与藿香、苍术与厚朴

（一）胆南星与藿香

【药物功效】

胆南星与藿香为临床常用的化痰药对。

胆南星本品为制天南星的细粉与牛、羊或猪胆汁经加工而成，或为生天南星细粉与牛、羊或猪胆汁经发酵加工而成。味苦，性凉。归肺、肝、胆经。具有清热化痰，息风定惊之功效。本品主要成分为生物碱类、苷类、氨基酸类、脂肪酸和甾醇类、黄酮类、凝集素及胆酸类、胆色素、黏蛋白、脂类和无机物等。

藿香为唇形科植物广藿香的地上部分。味辛，性微温。入肺、脾、胃经。具有化湿、止呕、解表功效。本品主要成分是其挥发油（广藿香油）和黄酮类化合物，油中主要成分为广藿香醇、α 广藿香烯、β 广藿香烯等多种倍半萜。

【配伍功效】

胆南星是将制天南星经加工炮制而成，其味较天南星更苦，辛温燥烈之性大为减弱，性变凉润，而苦能降泄，且本品主入肝、胆、肺经，故能清泄痰热，息风定惊，治痰热咳嗽，可与黄芩、瓜蒌、藿香等清热化痰解表药配伍，如《本草正》言："胆星治小儿急惊，实痰实火壅闭上焦，气喘烦躁，焦渴胀满。"治风痰上扰证，常与半夏、天麻等化痰、平肝息风药配伍。而《药品化义》曰："胆星，意不重南星而重胆汁，借星以收取汁用，非如他药监制也，故必须九制则纯。是汁色染为黄，味变为苦，性化为凉，专入肝胆。假胆以清胆气，星以豁结气，大能益肝镇惊。"又如《本草》言："胆星功如牛黄，即胆汁之精华耳。"藿香味辛而性微温，发散之力较强，入脾胃肺经，且本品气味芳香，为化湿要药，常与燥湿、行气药配伍，如《和剂局方》不换金正气散，与苍术、厚朴、陈皮配伍，治疗寒湿困脾所致的脘腹痞闷，少食作呕等证；本品芳香而性微温，具有辛散而不峻烈，微温而不燥热之特点，正如《本草正义》云："藿香芳香而不嫌其猛烈，温煦而不偏于燥烈，能祛除阴霾湿邪，而助脾胃正气，为湿困脾阳，倦怠无力，饮食不甘，舌苔浊垢者最捷之药。"故多与化湿解表药配伍，治暑月外感风寒，内伤生冷，如《和剂局方》藿香正气散；若湿温初起，湿热并重，又当瘥清热利湿药配伍，如《温热经纬》甘露消毒丹。故二药合用，相形相使，共奏化痰之功。

【药理作用】

1. 胆南星

（1）胆南星提取物具有加强胰脂肪酶的活性。
（2）胆南星水溶液具有较强镇痛作用。
（3）猪胆汁、牛胆汁炮制后的胆星均具有镇静、催眠、抗惊厥作用。
（4）胆盐可与脂肪酸结合形成溶于水的复合物，有利于脂肪酸的吸收。

（5）胆盐在小肠被吸收后可促进胆汁分泌。

（6）胆南星中含有的胆汁可促使脂溶性维生素的吸收。

（7）胆南星中含有的胆汁还有镇咳及抑制细菌生长的作用。

2. 藿香

（1）藿香小剂量具有调节消化道功能，大剂量时能松弛胃肠平滑肌。

（2）藿香酮对多种细菌有明显抑制作用，尤其是白色念珠菌、新型隐球菌。

（3）藿香所含的桂皮醛具有较强的抗真菌活性，可抑制真菌生长。

（4）藿香单药煎剂对皮肤癣菌有较强的抑制作用。

（5）藿香丁香烯提取物具有平喘、祛痰作用。

（6）藿香油具有镇痛作用，而广藿香酮和丁香酚还有消炎防腐的作用。

从以上药理作用看，该药对化痰作用与二药的抗菌、祛痰等药理作用有关。

【药对配方】

（1）明代·洪基《摄生秘剖》卷三之"小儿至宝丹"。

（2）近代《中国药典》之"小儿至宝丸"。

【药对用量】

刘老将胆南星与藿香配伍使用时，其用量比例关系通常为1∶2，常用剂量为胆南星10g和藿香20g。小儿至宝丹、小儿至宝丸。小儿用药则减半使用。

【临证运用】

用于小儿感冒、伤食、惊厥及惊疳吐泻。

（1）小儿感冒、伤食、惊厥：方如小儿至宝丸（《中国药典》）：紫苏叶、广藿香、薄荷、羌活、陈皮、白附子、胆南星、白芥子、川贝母、槟榔、山楂、茯苓、六神曲、麦芽、琥珀、冰片、天麻、钩藤、僵蚕、蝉蜕、全蝎、牛黄、雄黄、滑石、朱砂，以清热解表、消食化滞、化痰熄风为法，治小儿感冒风寒，停食停乳，发热鼻塞，咳嗽痰多，呕吐泄泻，惊惕抽搐。

（2）小儿惊疳吐泻：方如小儿至宝丹（《摄生秘剖》）：七气汤、妙香散、六一散、胆南星、青皮、藿香，以解热健胃，止呕止泻为法，治身体发热，腹痛便泄，呕吐胀满，赤白痢疾。

【毒副作用】

生天南星有毒，然胆南星系生天南星通过炮制而成，炮制后无毒。正如张寿颐云："天南星，有大毒，非制过不可用，后世盛行牛胆制法，并成为现今通用之品，即取用其开宣化痰之长，而去其峻烈伤阴之弊，但市面流通的陈胆星者，形色品质各一，惟以黑色润如膏者为佳。"藿香为芳香化湿止呕要药，味辛而性微温，发散之力较强，故阴虚血燥者不宜用。在常规剂量内水煎服不会不舒服。长期服用也没有明显副作用。作为配伍药，没有必要大剂量使用。

【参考文献】

白万富，鞠爱华，杨乾．牛胆汁的化学成分及临床应用的研究进展［J］．中华中医药杂志，2008，23（2）：149-151.

白宗利，任玉珍，陈彦琳，等．胆南星的研究进展［J］．中国现代中药，2010，12
　　（04）：15-18.

杜一民，陈汝筑．广藿香的化学成分及其药理作用研究进展［J］．中药新药与临床药
　　理，1998，（04）：238-241.

黎量，李欣逸，艾莉．胆南星炮制及质量标准研究进展与思考［J］．中药与临床，
　　2015，6（3）：7-9.

徐皓．天南星的化学成分与药理作用研究进展［J］．中国药房，2011，22（11）：
　　1046-1048.

张厚宝，康纯．胆南星中胆汁成分的检测［J］．中药材，1991，14（03）：37-38.

（二）苍术与厚朴

【药物功效】

苍术、厚朴为临床常用的燥湿健脾药对。

苍术为菊科多年生草本植物茅苍术或北苍术的根茎。味辛、苦，性温。归脾、胃、肝、肺经。具有燥湿健脾，祛风湿，解表的功效。本品主要含挥发油（含倍半萜类、聚乙烯炔类成分、酚类及有机酸），另外还含有倍半萜内酯、倍半萜糖苷、多聚糖及少量黄酮类。

厚朴为木兰科落叶乔木厚朴或凹叶厚朴的干皮、根皮及枝皮。味苦、辛，性温。入脾、胃、肺、大肠经。具有燥湿，行气，平喘的功效。本品主要含挥发油（油中主要含 β-桉油醇）和厚朴酚。此外，还含有少量的木兰箭毒碱、厚朴碱及鞣质等。

【配伍功效】

苍术味苦性温，入脾胃肝肺经，苦温以燥脾湿，辛香以健脾化湿，治湿困脾胃，证见脘腹胀满、呕恶食少、吐泻乏力等证，常与燥湿和中行气之品配伍，如《和剂局方》平胃散，以之与厚朴、陈皮同用，正如《珍珠囊》云："能健胃安脾，诸湿肿非此不能除。"李杲云："厚朴，苦能下气，故泄实满；温能益气，故能散湿满。"厚朴苦燥辛散，入脾胃肺大肠经，能燥湿行气除满，治湿阻中焦，气机不畅、脘腹痞满、不思饮食等证，常与其他燥湿行气药配伍，如《和剂局方》平胃散。是故《汤液本草》曰："若与橘皮、苍术同用，则能除湿满，《本经》谓温中益气者是也。"二药伍用，相互促进，相须为用，燥湿健脾益彰。

【药理作用】

1. 苍术

（1）苍术丙酮提取物、β-桉叶醇及茅苍术醇对豚鼠摘出回肠的 K^+、Ca^{2+} 及卡巴胆碱收缩呈明显抑制作用。

（2）苍术水煎剂对实验性胃溃疡有明显抑制作用。

（3）关苍术乙酸乙酯提取物具有明显的抗炎作用。

（4）苍术丙酮提取物具有抗缺氧作用。

（5）苍术对多种细菌有明显的抑制作用，对红色毛癣菌、石膏样毛癣菌等浅部真菌有不同程度的抑制作用。

（6）苍术水煎剂具有明显的保肝及降血糖作用。

（7）苍术含有的 β-桉叶醇和苍术醇均有镇痛作用，且 β-桉叶醇可对抗新斯的明诱导的神经肌肉障碍。

（8）关苍术正丁醇具有抗心律失常作用。

（9）苍术多糖对骨髓增殖有刺激性作用。

2. 厚朴

（1）厚朴酚与和厚朴酚均具有抗氧化、抗血小板聚集，并对钙调素拮抗的作用。

（2）厚朴煎剂具有广谱抗菌作用，并且和厚朴酚具有抗病毒作用。

（3）厚朴酚对小鼠体内 A23187 引起的胸膜炎具有明显的抗炎作用。

（4）和厚朴酚对急性肝炎有较强的保肝作用，并对帕金森病模型小鼠的神经损伤具有神经保护作用。

（5）和厚朴酚是抗焦虑的主要成分，并有明显的抗抑郁作用。

（6）厚朴乙醇提取物具有预防及延缓老年痴呆的作用。

（7）厚朴酚对实验性胃溃疡有防治作用。

（8）厚朴酚与和厚朴酚可抑制肾上腺嗜铬细胞中儿茶酚胺的分泌。

（9）厚朴提取物具有抗肿瘤作用。

从以上药理作用看，该药对燥湿健脾作用与二者抑菌、抑制胃溃疡等的药理作用有关。

【药对配方】

（1）宋代《和剂局方》之"平胃散"。

（2）明代·秦景明《症因脉治》卷三之"茵陈平胃散"。

（3）明代·秦景明《症因脉治》卷四之"香砂平胃散"。

（4）明代·万全《保命歌括》卷十九之"加减不换金正气散"。

（5）清代·景冬阳《嵩崖尊生》卷七之"二陈平胃散"。

【药对用量】

刘老将苍术与厚朴配伍使用时，其用量比例关系通常为1:1，常用剂量为苍术10g和厚朴10g。平胃散、加减不换金正气散、二陈平胃散。若小儿用药则减半使用。

【临证运用】

用于痰湿中阻所致痞满（神经官能症）；饮食内停所致消化不良性腹痛；清浊相干，乱于肠胃，发为霍乱；脾虚湿蕴所致的缠腰火丹（带状疱疹）。

（1）痞满：以之与陈皮、半夏等药伍用，方如二陈平胃散（《症因脉治》）：半夏、陈皮、炒栀、苍术、厚朴、酒芩、酒连、甘草，治脘腹痞塞不舒，胸膈满闷，身重困倦，呕恶纳呆；治肝胃不和，不思饮食，心腹胁肋胀满刺痛，口苦无味，呕吐恶心，方如（《和剂局方》）平胃散：苍术、厚朴、陈皮、甘草、生姜、干枣。

（2）腹痛：可与陈皮、半夏等药伍用，方如香砂平胃散（《嵩崖尊生》）：藿香、苍术、厚朴、甘草、熟砂仁，治脘腹胀满，疼痛拒按，嗳腐吞酸，厌食，痛而欲泻，泻后痛减，大便臭秽如败卵。

（3）霍乱：以之与藿香、陈皮、半夏等药伍用，方如加减不换金正气散（《保命歌括》）：藿香、苍术、厚朴、陈皮、砂仁、白芷、半夏、茯苓、甘草、人参、神曲，治上吐下泻。

（4）湿盛型缠腰火丹：可与白术、赤苓、猪苓、泽泻等健脾化湿药伍用，方如加减除湿胃苓汤（《赵炳南临床经验集》）：苍术、厚朴、炒白术、陈皮、滑石块、猪苓、炒枳壳、炒黄柏、泽泻、赤苓、炙甘草，治皮肤颜色较淡，疱壁松弛，疼痛略轻，口不渴或渴而不欲饮，不思饮食，食后腹胀，大便时溏，女性患者常见白带多。

【毒副作用】

苍术味苦性温，辛散芳香，故阴虚内热，气虚多汗者忌服。正如《医学入门》云："七情气闷及血虚怯弱者慎用。误服则耗气血，伤津液，虚火动而痞闷愈甚。"《神农本草经疏》曰："凡病属阴虚血少、精不足，内热骨蒸，口干唇燥，咳嗽吐痰、吐血、鼻衄，咽塞，便秘滞下者，法咸忌之。肝肾有动气者勿服。"而《晶汇精要》曰："苍术味苦甘，性温，无毒。"厚朴苦燥辛散，能燥湿行气除满，此外本品还能燥痰湿、散气结，治痰气互结之梅核气，是故气虚津亏者及孕妇就慎用。《本草经疏》："凡呕吐不因寒痰冷积，而由于胃虚火气炎上；腹痛因于血虚脾阴不足，而非停滞所致；泄泻因于火热暴注，而非积寒伤冷；腹满因于中气不足、气不归元，而非气实壅滞；中风由于阴虚火炎、猝致僵仆，而非西北真中寒邪；伤寒发热头疼，而无痞塞胀满之候；小儿吐泻乳食，将成慢惊；大人气虚血槁，见发膈证；老人脾虚不能运化，偶有停积；妊妇恶阻，水谷不入；娠妇胎升眩晕；娠妇伤食停冷；娠妇腹痛泻利；娠妇伤寒伤风；产后血虚腹痛；产后中满作喘；产后泄泻反胃，以上诸证，法所咸忌。"

【参考文献】

陈炎明，陈静，俞桂新. 苍术化学成分和药理活性研究进展［J］. 上海中医药大学学报，2006，20（4）：95-98.

殷帅文，何旭梅，郎锋祥，等. 厚朴化学成分和药理作用研究概况［J］. 贵州农业科学，2007（06）：133-135.

张秋华，张晓枫，张秋菊. 苍术的化学成分与药理研究进展［J］. 时珍国医国药，1997，8（06）：505-506.

张淑洁，钟凌云. 厚朴化学成分及其现代药理研究进展［J］. 中药材，2013（5）：838-843.

三、湿热，用萆薢与六月雪、金钱草与田基黄

（一）萆薢与六月雪

【药物功效】

萆薢、六月雪为临床常用的祛风利湿药对。

草薢为薯蓣科多年生蔓生草本植物绵草薢、福州薯蓣或粉背薯蓣的干燥根茎。味苦，性平。归肾、胃经。具有利湿浊，祛风湿的功效。本品主要含有甾体类、二芳基庚烷类、木脂素类、有机酸及酯类，此外还含有多糖、黏液质及鞣质等。

六月雪为茜草科六月雪属植物六月雪，以全株入药。（注：同属植物白马骨亦作六月雪入药，功效相似。）其味淡、微辛，性凉。主归肝、脾经。具有清热利湿、疏风解表，舒筋活络功效。本品主要含挥发油类成分、萜类化合物及甾体类成分、木脂素成分、醌类成分、金属元素及邻苯二甲酸二乙酯、多糖等。

【配伍功效】

草薢味苦性平，入肾胃经，能"除阳明之湿而固下焦，故能分清去浊"，为治膏淋要药，本品还能祛风除湿、舒筋活络，常治腰膝痹痛、关节屈伸不利。《滇南本草》："治风寒，温经络，腰膝疼，遍身顽麻，利膀胱水道，赤白便浊。"《本经》："主腰背痛，强骨节，风寒湿周痹，恶疮不瘳，热气。"六月雪淡渗利湿，性凉，入肝、脾经，故能清热解毒，祛风除湿。正如《本草拾遗》云："六月雪可止水痢。"《贵州民间药物》曰："本品具有清热解毒，舒经活络功效。治刀伤，瘫痪，男女弱症，飞疗。而"广州部队《常用中草药手册》载有："本品舒肝解郁，清热利湿，消肿拔毒。治急、慢性肝炎，风湿腰腿痛，痈肿恶疮，蛇伤。"故两药伍用，相互促进，相须为用，利湿化浊，祛风通络益彰。

【药理作用】

1. 草薢

（1）绵草薢水提物可抑制破骨细胞的形成，具有抗骨质疏松的作用。

（2）草薢总皂苷（TSD）可显著降低腺嘌呤与乙胺丁醇所致高尿酸血证大鼠的血清尿酸水平。

（3）绵草薢95%乙醇总提取物、石油醚及醋酸乙酯萃取部分具有较强的细胞毒性，薯蓣皂苷次级皂苷可抑制多种人肿瘤细胞的增殖。

（4）草薢甾体皂苷类化合物具有很强的抗真菌活性。

（5）绵草薢还有调血脂、抗心肌缺血，预防动脉粥样硬化斑块发生的作用。

2. 六月雪

（1）六月雪水提液对多种细菌均有抑菌作用，尤其对大肠杆菌及枯草杆菌的抑制更为明显。

（2）六月雪水提液对干酵母所致发热的大鼠和由大肠杆菌内毒素引起发热的家兔具有解热作用。

（3）六月雪提取物具有一定的抗病毒作用。

（4）六月雪水提取物具有增强肌体免疫力及抗肿瘤作用。

（5）复方六月雪或六月雪提取物具有较好的保肝作用。

（6）六月雪对大鼠甲醛性关节炎具有一定得抑制作用。

（7）六月雪提取物具有比较显著的耐缺氧作用，对实验性胃黏膜损伤具有显著的修复作用。

（8）六月雪能够抑制酪氨酸酶作用，通过降低蛋白尿、血尿素氮及肌酐水平来治疗肾脏疾病。

（9）六月雪乙醇提取物在特定浓度时有祛黄斑作用。

从以上药理作用看，该药对祛风利湿作用与二者降尿酸、调血脂等的药理作用有关。

【药对配方】

近代·翟惟凯之"固本泄浊饮"。

【药对用量】

刘老将萆薢与六月雪配伍使用时，其用量比例关系通常为1：1，常用剂量为萆薢20g和六月雪20g。固本泄浊饮加减。若小儿用药则减半使用。

【临证运用】

用于阴阳两虚，不能分清泌浊，浊度内停壅滞所致慢性肾功能不全；湿热下注所致臁疮（裤口毒）。

（1）肾劳：可与紫河车、制首乌、熟地、菟丝子等药伍用，方如翟惟凯的固本泄浊饮：党参、炙黄芪、紫河车、制首乌、熟地、菟丝子、蚕砂、萆薢、泽兰、积雪草、六月雪、白花蛇舌草，以培本护肾，化瘀泄浊为法，治腰膝酸软，畏冷肢寒，大便稀溏或五更泄泻，小便黄赤或清长。

（2）臁疮：可与薏仁、茯苓、泽泻等药伍用，方如萆薢渗湿汤（《疡科心得集·补遗》）：萆薢、薏仁、黄柏、赤苓、丹皮、泽泻、滑石、通草、六月雪，以清热利湿为法，治疮面色暗或上附脓苔，脓水浸淫，秽臭难闻，四周漫肿灼热，或伴湿疮痒痛相间。

【毒副作用】

《别录》："甘，无毒。"《本经逢原》云："阴虚精滑及元气下陷不能摄精，小便频数，大便引急者，误用病必转剧。"《本草经疏》曰："下部无湿，阴虚火炽，以致溺有余沥，茎中痛，及肾虚腰痛，并不宜服。"萆薢味苦而利湿浊，是故肾虚阴亏者忌服。《药品化义》："萆薢，性味淡薄，长于渗湿，带苦亦能降下，主治风寒湿痹，男子白浊，茎中作痛，女人白带，病由胃中浊气下流所致，以此入胃驱湿，其症自愈。又治疮痒恶厉，湿郁肌腠，营卫不得宣行，致筋脉拘挛，手足不便，以此渗脾湿，能令血脉调和也。"六月雪淡渗利湿，性凉而具有清热之效，故脾胃虚寒慎服。在常规剂量内水煎服无特殊不适。肾功能差的患者慎用。

【参考文献】

晁利平，刘艳霞，瞿璐，等.绵萆薢的化学成分及药理作用研究进展［J］.药物评价研究，2015，38（3）：325-330.

姜哲，李雪征，李宁，等.绵萆薢化学成分研究［J］.中草药，2009，40（07）：1024-1026.

鲁利民，陆锦锐，韩忠耀.苗药六月雪化学成分及药理作用研究进展［J］.中国中医药现代远程教育，2014，12（17）：158-160.

（二）金钱草与田基黄

【药物功效】

金钱草、田基黄为临床常用的清热利湿退黄，解毒消肿药对。

金钱草为报春花科多年生草本植物过路黄的全草。味甘、淡，性微寒。归肝、胆、肾、膀胱经。具有利湿退黄，利尿通淋，解毒消肿的功效。本品主要含酚性成分、黄酮类、甙类、鞣质、挥发油、氨基酸、胆碱、甾醇、氯化钾、内脂类等成分。

田基黄（又名地耳草），始载于《生草药性备要》《植物名实图考》，别名雀舌草，为藤黄科金丝桃属植物地耳草的全草。味甘、苦，性凉。归肝、胆经。具有利湿退黄，清热解毒，活血消肿的功效。田基黄主要含黄酮类、𧈭酮类及间苯二酚类化合物，还含有白桦酸、香豆酸等化合物。

【配伍功效】

金钱草主入肝、胆、肾、膀胱经，甘淡渗利以除湿利胆退黄，性凉清热以清泄肝胆之热，治湿热蕴结肝胆之黄疸，常与茵陈蒿、栀子、田基黄等同用，以增强清利肝胆湿热之功。本品功善清利水湿，通淋排石，为治石淋、热淋之要药。治石淋，常与海金沙、鸡内金、滑石等通淋排石药同用；治热淋，常与车前子、瞿麦、萹蓄、田基黄等清热利尿药配伍，《安徽药材》："治膀胱结石。"此外，本品功善解毒消肿，治热毒所致恶疮肿毒以及毒蛇咬伤证。《纲目拾遗》："去风散毒。煎汤洗一切疮疥。"田基黄苦以降泄，凉能清热，专入肝胆，能清利肝胆湿热，治目黄身黄、黄色鲜明、小便短赤之湿热蕴结之黄疸，常与清热利湿药同用，如金钱草、茵陈蒿、栀子等。另本品还有解毒消肿之功，善治乳痈、肠痈及跌打损伤。广州部队《常用中草药手册》曰："本品能清热解毒，渗湿利水，消肿止痛。治急慢性肝炎，早期肝硬化，肝区疼痛，阑尾炎，疔肿痈疽，毒蛇咬伤，跌打扭伤。"故二药配伍，相须为用，共奏清热利湿退黄，解毒消肿之功。

【药理作用】

1. 金钱草

（1）金钱草具有明显促进胆汁分泌和排泄作用，而具有利胆排石作用。

（2）金钱草的醇不溶物有抑制一水草酸钙结晶生长的作用。

（3）金钱草总黄酮及酚酸物对动物急性炎症渗出反映与慢性渗出反应均有显著抗炎作用。

（4）金钱草冲剂具有抗菌、抗病毒作用。

（5）金钱草具有一定的镇痛、抗氧化作用。

2. 田基黄

（1）田基黄具有显著抗肿瘤作用，对人舌癌细胞株 TSCCa 有明显的杀伤关系，且量效关系明显，同时对口腔鳞癌也有较好的治疗作用。

（2）田基黄能增强肌体免疫力，其水提物具有一定得抗过敏作用。

（3）田基黄提取的间环己三醇衍生物对金黄色葡萄球菌有较好的抑菌作用。

（4）田基黄能减轻肝细胞变性、坏死，对小鼠实验性肝损伤具有明显的保护作用，田基黄中的酮类化合物具有保肝退黄作用。

（5）田基黄尚具有治疗内脏出血作用及抗疟作用。

从以上药理作用看，该药对清热利湿退黄，解毒消肿作用与二药的保肝、抗菌、抗炎等药理作用有关。

【药对配方】

东汉·张仲景《伤寒论》之"茵陈蒿汤"。

【药对用量】

刘老将金钱草与田基黄配伍使用时，其用量比例关系通常为1∶1，常用剂量为金钱草20g和田基黄20g。茵陈蒿汤加减。若小儿用药则减半使用。

【临证运用】

用于湿热蕴结肝胆所致黄疸；湿热蕴结膀胱所致泌尿系结石。

（1）黄疸：湿热蕴结肝胆所致黄疸，以之与茵陈、栀子伍用，如茵陈蒿汤加减：茵陈蒿、栀子、大黄、金钱草、田基黄，治身黄目黄，黄色鲜明，小便短赤。

（2）石淋：对湿热蕴结膀胱所致的泌尿系结石有较好的疗效。

【毒副作用】

金钱草味甘淡，性微寒，《福建民间草药》言："凡阴疽诸毒，脾虚泄泻者，忌捣汁生服。"田基黄苦以降泄，凉能清热，功善清利肝胆湿热，利湿药易耗伤阴液，故阴虚津亏者慎用或忌用。《四川中药志》："味苦，性寒，无毒。"在常规剂量内水煎服不会不舒服。对于双下肢水肿，且肝肾功能差的患者，宜慎用。

【参考文献】

陈天宇，余世春．田基黄化学成分及药理作用研究进展［J］．现代中药研究与实践，
　2009，23（02）：78-80.

傅芃，田红丽，张卫东．田基黄的研究进展［J］．药学实践杂志，2004，22（2）：
　98-101.

刘隽，邹国林．金钱草的研究进展［J］．唐山师范学院学报，2002，24（2）：8-10.

王晓炜，张大威，魏小龙，等．田基黄的研究进展．中国现代药物应用，2009.3
　（22）：183-186.

四、痰瘀，用石菖蒲与郁金

【药物功效】

石菖蒲、郁金为临床常用的化湿豁痰、活血化瘀药对。

石菖蒲属天南星科多年生草本植物石菖蒲的干燥根茎。又称菖蒲。味辛、苦，性温。归心、胃经。具有开窍豁痰，醒神益智，化湿和胃之功效。本品根茎和叶中均含

挥发油、糖类、有机酸、氨基酸等。挥发油中含34种成分，其主要成分为β-细辛醚；α-细辛醚；石竹烯、α-葎草烯、石菖醚、细辛醛等，尚含有氨基酸、有机酸和糖类等。

郁金为姜科植物温郁金、姜黄、广西莪术或蓬莪术的干燥块根。又称郁京、川郁金、玉金。味辛、苦，性寒。归肝、胆、心经。具有活血化瘀、行气止痛、清心解郁、利胆退黄之功效。本品块根含的挥发油，油中主要成分为姜黄烯、姜黄素、姜黄酮和芳基姜黄酮等，此外尚有多达40%的淀粉、脂肪油等。

【配伍功效】

石菖蒲味辛性温，以芳香为用，其性走窜，能芳化湿浊之邪，以振清阳之气。其性燥散，而与性寒清热之郁金相伍，则无耗血伤液之弊，除气血郁滞及湿浊，则清阳可升，脑窍得开，神明得用。《证因方论集要》："邪犯膻中，神识不清，犀角、生地凉心血以去热；菖蒲、郁金通心气以除秽；连翘、玄参以清血络；银花、金汁以解毒邪。"《本草汇言》云："石菖蒲，利气通窍，如因痰火二邪为眚，致气不顺，窍不通者，服之宜然。"《本草备要》载郁金可："行气，解郁，泄血，破瘀。凉心热，散肝郁"。故二药合用，相辅相成，使气机顺而郁自开，痰浊消散不蒙心窍，神志自可清明。

【药理作用】

1. 石菖蒲

（1）石菖蒲对中枢神经系统有兴奋、抑制的双向调节作用。

（2）石菖蒲对消化系统具有调节作用可促进消化，调节胃肠运动，临床多用于胃痛、腹痛的治疗。

（3）石菖蒲挥发油具有解痉平喘作用。

（4）石菖蒲对心血管系统作用的研究主要集中在抗心律失常、对血小板聚集的影响和降脂作用。

（5）石菖蒲挥发油能明显改善模型大鼠记忆能力。

2. 郁金

（1）郁金具有中枢神经抑制作用。

（2）郁金能降低全血黏度、改善红细胞的功能。

（3）郁金有保肝利胆作用。

（4）郁金挥发油调节中毒性肝炎小鼠的体液免疫，具有免疫抑制的作用。

（5）郁金对胃肠黏膜起到细胞保护作用。

从以上药理作用看，该药对豁痰化瘀与二药的调节中枢神经系统、心血管系统等药理作用有关。

【药对配方】

（1）金代·李东垣《温病全书》之"菖蒲郁金汤"。

（2）清代·叶天士《临证指南医案》之"芬芳清解汤"。

（3）清代·凌奂《外科方外奇方》之"如意金黄散"。

（4）清代·赵濂《内外验方秘传》之"五痫丸"。

（5）清代·许克昌、毕法《外科证治全书》之"震伏丸"。

【药对用量】

刘老将石菖蒲与郁金配伍使用时，其用量比例关系通常为1∶1，常用剂量为石菖蒲10g和郁金10g。菖蒲郁金汤。若小儿用药则减半使用。

【临证运用】

用于痰气郁结所引起的，精神抑郁，胸部满闷，胁肋胀满，咽中如有梗塞，吞之不下，咳之不出。

（1）李剑经验：用理气醒神方：石菖蒲、郁金、胆南星、白芍、茯苓、法夏、香附、白术、川芎、柴胡、川芎、泽泻治疗痰气郁结所引起的郁证，对精神分裂症有较好的疗效。

（2）杨毓强经验：用解郁化瘀汤：石菖蒲、郁金、柴胡、枳实、白芍、竹茹、橘皮、香附、白蒺藜、合欢花、半夏、炙甘草、胆南星治疗痰气郁结所引起的郁证。对脑梗死后抑郁症有较好的疗效。

（3）醒脑解郁方：石菖蒲、郁金、黄芪、柴胡、巴戟天治疗中风后郁证。对卒中后抑郁症有较好疗效。

刘老在临床上，辨证施治，随证加减，对于痰瘀引起的疑难杂症均可使用，皆有佳馈。

【毒副作用】

《本草纲目》："无毒。阴虚阳亢、烦躁汗多、咳嗽、吐血、精滑者慎服。"《本草经集注》："秦艽、秦皮为之使。恶地胆、麻黄。"《日华子本草》："忌饴糖、羊肉。勿犯铁器，令人吐逆。"《医学入门》："心劳、神耗者禁用。"《本草经疏》："凡病属真阴虚极，阴分火炎，薄血妄行，溢出上窍，而非气分拂逆，肝气不平，以致伤肝吐血者不宜用也。即用之亦无效。"《本草汇言》："胀满，膈逆，疼痛，关乎胃虚血虚者，不宜用也。"《得配本草》："气虚胀滞禁用。"长期服用也没有明显副作用。剂量过大，对消化系统正常的人影响不明显，对已患有胃痛和容易便溏的病人，会加重症状，有恶心、滑肠便稀反应。作为配伍药，没有必要大剂量使用。

【参考文献】

陈蔚文. 中药学［M］. 人民卫生出版社，2012.

范文涛，王倩. 醒脑解郁方配合心理辅导治疗卒中后抑郁症30例临床观察［J］. 新中医，2009，04：62-63.

兰凤英. 郁金的药理作用及临床应用［J］. 长春中医药大学学报，2009，01：27-28.

李剑. 理气醒神方治疗痰气郁结型精神分裂症随机平行对照研究［J］. 实用中医内科杂志，2013，09：19-20.

林晨，安红梅. 石菖蒲的中枢神经系统药理作用研究［J］. 长春中医药大学学报，2014，02：230-233.

刘华钢，刘俊英，赖茂祥，等. 郁金化学成分及药理作用的研究进展［J］. 广西中医学院学报，2008，02：81-83+86.

刘婷，王小利，张巧眉．郁金的药理及中医临床应用研究与发展 [J]．中外医疗，
　2009，21：159-162.
王睿，费洪新，李晓明，等．石菖蒲的化学成分及药理作用研究进展 [J]．中华中医
　药学刊，2013，07：1606-1610.
王争，王曙东，侯中华．石菖蒲成分及药理作用的研究概况 [J]．中国药业，2012，
　11：业，2012，11：1-3.
杨毓强．解郁化瘀汤治疗老年脑梗死后抑郁症随机平行对照研究 [J]．实用中医内科
　杂志，2013，05：87-88.

五、阴亏，用白薇与玉竹、石斛与玉竹

（一）白薇、玉竹

【药物功效】

白薇、玉竹为临床常用的清热解毒、养阴润燥药对。

白薇为萝藦科多年生草本植物白薇或蔓生白薇的根及根茎。味苦、咸，性寒。归胃、肝经。具有清虚热，清热凉血，利尿通淋，解毒疗疮之功效。本品含强心苷，如白薇苷、白薇苷元、白前苷、白前苷元、日本白薇素甲等。挥发油中主要为白薇素。

玉竹为百合科多年生草本植物玉竹的干燥根茎。味甘，性微寒。归肺、胃经。具有养阴润燥，生津止渴之功效。本品含铃兰苦苷、铃兰苷、槲皮醇苷、山奈酚、黏多糖、维生素 A，以及淀粉、烟酸等。

【配伍功效】

白薇微苦咸寒，其性泄降，凉血清热而除烦渴；玉竹甘平柔润，滋阴润燥，以滋汗源，润肺之燥。《通俗伤寒论》："方以生玉竹滋阴润燥为君，佐以白薇苦咸降泄，为阴虚之体感冒风温，以及冬温咳嗽，咽干，痰结之良剂。"故二药伍用，相互促进，相须为用，清退虚热而护阴。

【药理作用】

1. 白薇

（1）白薇对肺炎链球菌有抑制作用。
（2）白薇有解热、利尿作用。
（3）白薇中所含的白薇苷能增强心肌收缩功率。
（4）白薇具有镇咳祛痰平喘作用。
（5）白薇苷 A 具有良好的抗肿瘤作用。

2. 玉竹

（1）玉竹多糖具有较好的体外抗氧化活性。
（2）玉竹水煎剂能扩张外周血管和冠状动脉。

（3）玉竹有降血糖、降血脂、延缓衰老作用。

（4）玉竹有抑制结核杆菌生长等作用。

（5）玉竹提取物对 D-半乳糖衰老模型小鼠具有延缓衰老，改善学习记忆能力和促进智力的作用。

（6）玉竹提取物 A 抑制小鼠巨噬细胞产生的 IL-1 和 TNF-α，可对抑小鼠的免疫功能有抑制作用。

从以上药理作用看，该药对清热降火作用与二药的抗菌、解热等药理作用有关。

【药对配方】

清代·俞根初《通俗伤寒论》之"加减葳蕤汤"。

【药对用量】

刘老将白薇与玉竹配伍使用时，其用量比例关系通常为 1：2，常用剂量为白薇 10g 和玉竹 20g。加减葳蕤汤。若小儿用药则减半使用。

【临证运用】

用于阴虚火旺所引起的肺痨，阴虚发热，骨蒸潮热，盗汗等证。

（1）阴虚发热：沙参麦冬汤合五味消毒饮：方中用沙参、玉竹、麦冬、甘草、桑叶、天花粉、生扁豆养阴清热；金银花、野菊花、蒲公英、紫花地丁、紫背天葵清热解毒散结。若见咯血不止，可选加白芨、白茅根、仙鹤草、茜草根、三七凉血止血；低热盗汗加地骨皮、白薇、五味子育阴清热敛汗；大便干结加全瓜蒌、火麻仁润燥通便。

（2）感冒：阴虚感冒阴虚津亏，感受外邪，津液不能作汗外出，微恶风寒，少汗，身热，手足心热，头昏心烦，口干，干咳少痰，鼻塞流涕，舌红少苔，脉细数。治法为滋阴解表，方用加减葳蕤汤加减。方中以白薇清热和阴，玉竹滋阴助汗；葱白、薄荷、桔梗、豆豉疏表散风；甘草、大枣甘润和中。阴伤明显，口渴心烦者，加沙参、麦冬、黄连、天花粉清润生津除烦。

（3）滋阴润肺，化痰止咳：沙参麦冬汤：方中用沙参、麦冬、玉竹、天花粉滋阴润肺以止咳；低热，潮热骨蒸，酌加银柴胡、青蒿、白薇等以清虚热；盗汗，加糯稻根须、浮小麦等以敛汗。

【毒副作用】

《本草纲目》："无毒。"白薇在《本草经疏》中记载："凡伤寒及天行热病，或汗多亡阳过甚，或内虚不思食，食亦不消，或下后内虚，腹中觉冷，或因下过甚，泄泻不止，皆不可服。"《本草经集注》："恶黄芪、大黄、大戟、干姜、干漆、大枣、山茱萸。"《本草从新》："血热相宜，血虚则忌。"长期服用没有明显副作用。作为配伍药，没有必要大剂量使用。在常规剂量内水煎服不会不舒服。

【参考文献】

陈蔚文.中药学［M］.人民卫生出版社，2012.

李妙然，秦灵灵，魏颖，等.玉竹化学成分与药理作用研究进展［J］.中华中医药学刊，2015，08：1939-1943.

李瑞奇，苗明三．玉竹现代研究分析［J］．中医学报，2014，04：548-550.

孟繁伟．白薇根部提取物上调部分肝切除后血管再生相关蛋白的表达促进肝脏新生血管形成［J］．细胞与分子免疫学杂志，2015，04：478-483.

袁鹰，张卫东，柳润辉，等．白薇的化学成分和药理研究进展［J］．药学实践杂志，志 2007，01：6-9.

（二）石斛 玉竹

【药物功效】

石斛为兰科植物环草石斛、马鞭石斛、黄草石斛、铁皮石斛或金钗石斛的新鲜或干燥茎。味甘、微咸，性寒。归胃、肾、肺经。具有益胃生津，滋阴清热之功效。主要成分为生物碱类、多糖类、倍半萜类、菲醌类、联苄类、芴酮类、香豆素类、甾体类、三萜苷类、微量元素、氨基酸以及挥发油等多种化学成分。

玉竹是百合科植物玉竹的根。味甘，性微寒。归肺、胃经。具有养阴润燥、生津止渴之功效。玉竹的根茎中含有甾体皂苷、黄酮、生物碱、多糖、甾醇、鞣质、黏液质、微量元素、氨基酸和强心苷等成分。

【配伍功效】

石斛甘咸而寒，补中有清，以养胃肾之阴为长，玉竹甘平质润，补而不腻，以养肺胃之阴为优，二药同中有异，各具偏长。《神农本草经》云："石斛补五脏虚劳羸瘦，强阴，久服厚肠胃。"《本草拾遗》云："石斛清胃，除虚热，生津，已劳损。清肾中浮火而摄元气，除胃中虚热而止烦渴，清中有补，补中有清。"《伤寒瘟疫条辨》载："玉竹，润肺补中。"《冯氏锦囊·药性》中评论玉竹"润肺而止嗽痰，补脾而祛湿热"。玉竹与石斛均能养阴，但玉竹甘平滋润，养肺胃之阴而除燥热，补而不腻合用共收养阴之效。

【药理作用】

1. 石斛

（1）石斛生物碱有很好的抗肿瘤、退热止痛、抑制心血管疾病等功效。

（2）石斛中的多糖类物质具有增强 T 细胞及巨噬细胞免疫活性、直接促进淋巴细胞有丝分裂的作用进而增强机体免疫能力。

（3）石斛对于消化系统疾病有治疗作用及对胃酸分泌也有明显的促进作用。

（4）石斛能显著提高超氧化歧化酶（SOD）水平，产生抗衰老作用。

（5）石斛中的菲类和联苄类物质具有抗肿瘤作用。

（6）石斛的蒸馏液对大肠杆菌、幽门螺杆菌、枯草杆菌和金黄色葡萄球菌有抑制作用。

2. 玉竹

（1）玉竹多糖具有较好的体外抗氧化活性。

（2）玉竹水煎剂能扩张外周血管和冠状动脉。

（3）玉竹有降血糖、降血脂、延缓衰老作用。

（4）玉竹有抑制结核杆菌生长等作用。

（5）玉竹提取物对 D-半乳糖衰老模型小鼠具有延缓衰老，改善学习记忆能力和促进智力的作用。

（6）玉竹提取物 A 抑制小鼠巨噬细胞产生的 IL-1 和 TNF-α，可对抑小鼠的免疫功能有抑制作用。

从以上药理作用看，该药对清热降火作用与二药的抗菌、解热等药理作用有关。

【药对配方】

（1）清代·费伯雄《医醇剩义》之"逢原饮"。

（2）清代·费伯雄《医醇剩义》之"祛烦养胃汤"。

（3）清代·费伯雄《医醇剩义》之"玉石清胃汤"。

（4）清代·费伯雄《医醇剩义》之"玉液煎"。

（5）清代·费伯雄《医醇剩义》之"清金保肺汤"。

【临证运用】

用于阴虚火旺所引起的消渴（糖尿病）肺阴亏耗引起的咳嗽，干咳、咳声短促，痰少黏白，或痰中带血丝，口干咽燥，颧红，盗汗（咳嗽）。胃阴不足引起的脘腹痞闷，嘈杂，饥不欲食，口燥咽干（慢性胃炎）。

（1）上消：上消者，肺病也。肺气焦满，水源已竭，咽燥烦渴引饮不休，肺火炽盛阴液消亡，逢原饮主之。逢原饮：天冬、麦冬、南沙参、北沙参、胡黄连、石斛、玉竹、蛤粉、贝母、茯苓、广皮、半夏梨汁。

（2）中消：中消者，胃病也。胃为谷海，又属燥土，痰入胃中，与火相乘，为力更猛，食入即腐，易于消烁，经所谓除中，言常虚而不能满也。祛烦养胃汤主之。祛烦养胃汤：石斛、玉竹、熟石膏、天花粉、南沙参、麦冬、山药、茯苓、广皮、半夏、甘蔗。

（3）咳嗽：肺受燥热，发热咳嗽，甚则喘而失血，清金保肺汤主之。清金保肺汤：天冬、麦冬、南沙参、北沙参、石斛、玉竹、贝母、茜根、杏仁、瓜蒌皮、茯苓、蛤粉。

（4）胃受燥热，津液干枯，渴饮杀谷，玉石清胃汤主之。玉石清胃汤：玉竹、石膏、花粉、石斛、生地、人参、麦冬、蛤粉、山药、茯苓、甘蔗汁。

（5）胃火炽盛，烦渴引饮，牙龈腐烂，或牙宣出血，面赤发热，玉液煎主之。石膏、生地、石斛、玉竹、麦冬、葛根、桔梗、薄荷、白茅根。

【毒副作用】

《本草秘录》云："无毒。"《本草经集注》："陆英为之使。恶凝水石、巴豆。畏僵蚕、雷丸。"《百草镜》："惟胃肾有虚热者宜之，虚而无火者忌用。"在常规剂量内水煎服不会不舒服，长期服用也没有明显毒副作用，剂量过大，对消化系统正常的人影响不明显，对已患有胃痛和容易便溏的病人，会加重症状，有恶心、滑肠便稀反应。作为配伍药，没有必要大剂量使用。

【参考文献】

柴金珍，黄娟萍，刘静，等．不同石斛的药理作用研究现状［J］中草药，2013，12：
　　2725-2730.

陈蔚文．中药学［M］．人民卫生出版社，2012.

费伯雄．医醇賸义［M］．人民卫生出版社，2006.

李妙然，秦灵灵，魏颖，等．玉竹化学成分与药理作用研究进展［J］．中华中医药学
　　刊，2015，08：1939-1943.

李瑞奇，苗明三．玉竹现代研究分析［J］．中医学报，2014，04：548-550.

凌志扬，房玉良．石斛的化学成分及药理作用［J］．中国当代医药，2012，05：13-药
　　14+16.

施仁潮，竹剑平，李明焱．铁皮石斛抗肿瘤作用的研究进展［J］．中国药学杂志，
　　2013，19：1641-1644.

宋广青，刘新民，王琼，等．石斛药理作用研究进展［J］．中草药，2014，17：
　　2576-2580.

张赛男．铁皮石斛药用成分及药理作用研究进展［J］．现代化农业，2015，03：
　　27-29.

第八章 对症药对

一、纳差，用益智仁与木瓜

【药物功效】

益智仁、木瓜为临床常用的温运脾阳、和胃养阴的药对。

益智仁为姜科植物益智的干燥成熟果实。夏、秋间果实由绿变红时采收，晒干或低温干燥。味辛，性温。归肾、脾经。具有暖肾固精缩尿，温脾止泻摄唾之功效。本品含挥发油、益智仁酮、维生素 B1、维生素 B2、维生素 C、维生素 E 及多种氨基酸、脂肪酸等。

木瓜为蔷薇科植物贴梗海棠的干燥成熟果实。又称宣木瓜。味酸，性温。归肝、脾经。具有舒筋活络，和胃化湿之功效。主要成分为齐墩果酸，苹果酸，枸橼酸，酒石酸柠檬酸，番木瓜碱，木瓜蛋白酶，等。

【配伍功效】

益智仁辛温长于温脾开胃、收敛固摄；木瓜酸温善于舒筋活络、和胃化湿。《食疗本草》常将两药配伍使用，共同治疗脾胃虚寒之证。二者兼温补脾胃、消食除积、理气和胃等。

【药理作用】

1. 益智仁

（1）益智仁具有抗溃疡、抑制胃损伤作用。

（2）益智仁有止泻、抑制胃肠收缩作用。

（3）益智仁水提取物能够抑制局部缺血造成的神经元细胞凋亡。

（4）益智仁水提取物能提高实验动物学习记忆能力，具有较好的益智作用。

（5）益智仁对心血管具有保护作用，益智仁的甲醇提取物对豚鼠左心房有很强的正性肌力作用。

（6）益智仁三氯甲烷提取物和水提物具有镇痛作用。

（7）益智仁中的二苯基庚烷类化合物具有抗肿瘤和抗炎作用。

2. 木瓜

（1）木瓜对胃肠平滑肌具有松弛的作用。

（2）木瓜中含有的齐墩果酸和熊果酸具有保肝作用。

（3）木瓜提取物、木瓜皂苷、总有机酸均有较好的抗炎镇痛作用。

（4）木瓜中的总黄酮、齐墩果酸、熊果酸、桦木酸均有很好的抑制肿瘤的效果。

（5）木瓜中的齐墩果酸、黄酮类、单宁等物质均有较好的抑制细菌作用。

（6）木瓜中所含的光皮木瓜黄酮和多糖可不同程度地降低血糖和血脂。

从以上药理作用看，该药对健运脾胃作用与二药的抑制胃肠收缩、松弛胃肠平滑肌等药理作用有关。

【药对配方】

（1）宋代·赵佶《圣济总录》之"白术丸"。

（2）宋代·赵佶《圣济总录》之"分气丸"。

（3）宋代·张锐《鸡峰普济方》之"生木瓜汤"。

【临证运用】

用于脾胃失调之腹胀、泄泻，阳气虚弱之固摄不能（消化不良，腹泻）。

（1）纳差：膈气呕逆，不下食。方如分气丸（《圣济总录》）：木瓜、益智仁、白术、莪术、干姜、陈橘皮、甘草（炙）、缩砂仁、茴香子、胡椒、阿魏。又如生木瓜汤（《圣济总录》）：生木瓜、益智仁、生姜、甘草、肉豆蔻、白芷、丁香、檀香。

（2）脾疳：《食伤脾胃》："食物不节、脾胃受戕、腹膨、大便不调，此属脾疳。"则使用益智仁、木瓜、大腹皮、焦术、茯苓、广皮、炮姜、炒神曲。

（3）泄泻、泻痢：二药随证配伍可以治疗阳虚泄泻。对因寒湿已变热郁、六腑为窒为泻有特效。

（4）脾胃阳虚：素有痰饮、阳气已微，再加悒郁伤脾、脾胃运纳之阳愈惫，致食下不化、食已欲泻、夫脾胃为病。最详东垣。当升降法中求之。则使用人参、白术、羌活、防风、生益智、广皮、炙草、木瓜。另《食伤脾胃》以广皮、浓朴、茯苓、广藿香、生益智、木瓜治愈因吐泻多、扰动正气致伤耳。

（5）补益元气：益智仁、木瓜两药配伍加砂仁、四神丸治疗产后下元气不固、晨泄等。

刘老在临床上，辨证施治，随证加减，对于诸多疾病证见纳差者均可使用，皆有佳馈。

【毒副作用】

《本草纲目》："无毒。"益智仁：阴虚火旺或因热而患遗滑崩带者忌服。《本草经疏》："凡呕吐由于热而不因于寒；气逆由于怒而不因于虚；小便余沥由于水涸精亏内热，而不由于肾气虚寒；泄泻由于湿火暴注，而不由于气虚肠滑，法并禁之。"《本草备要》："因热而崩、浊者禁用。"《本经逢原》："血燥有火、不可误用。"

【参考文献】

陈蔚文．中药学［M］．人民卫生出版社，2012.

贾燕，何立东，范欣，等．益智的化学成分及药理作用研究进展［J］．吉林医药学院学报，2012，05：320-322.

林丹，郭素华．木瓜化学成分、药理作用研究进展［J］．海峡药学，2009，10：85-87.

杨蕾磊，靳李娜，陈科力．木瓜及其同属植物化学成分和药理作用研究进展［J］．中国师，2015，02：293-295.

张俊清，王勇，陈峰，等. 益智的化学成分与药理作用研究进展［J］. 天然产物研究
　与开发，2013，02：280-287.

二、呃逆，用丁香与柿蒂

【药物功效】

丁香、柿蒂为临床常用的温中降逆、降气止呃药对。

丁香为桃金娘科植物丁香的干燥花蕾。味辛，性温。归脾、胃、肺、肾经。具有温中降逆，散寒止痛，温肾助阳之功效。本品含挥发油，油中主要成分为 1，8-桉叶素、桂皮酸甲酯、丁香油酚、荜澄茄烯及辛辣成分高良姜酚等。

柿蒂为柿科植物柿的干燥成熟果蒂。味苦、涩，性平。归胃经。具有降逆止呃之功效。本品含鞣质、羟基三萜酸、葡萄糖、果糖及中性脂肪油等。

【配伍功效】

丁香辛温芳香，暖脾胃而行气滞；柿蒂味苦降泄，专入胃经，善降胃气而止呃逆。《本草求真》云："柿蒂，虽与丁香同为止呃之味，然一辛热而一营平，合用深得寒热兼济之妙。如系有寒无，则丁香在所必用，不得固执从治，必当佐以柿蒂。有热无寒，则柿蒂在所必需，不得泥以兼济之必杂以丁香。"《济生》柿蒂散加以丁香、生姜之辛热，以开痰散郁，盖从治之法，而昔人亦常用之收效矣。至易水张氏，又益以人参，治病后虚人咳逆，亦有功绩。

【药理作用】

1. 丁香

（1）丁香具有镇咳祛痰作用。

（2）丁香具有保肝利胆作用，其中紫丁香中的丁香苷有较强的保肝利胆作用。

（3）丁香具有抗菌、消炎作用，且抗菌谱广泛。

（4）丁香具有抗病毒作用对腺病毒、副流感病毒、呼吸道合胞病毒和柯萨病毒所致的细胞病变有抑制作用。

（5）丁香对消化系统具有作用，其水提物灌肠给药能显著减少番泻叶引起的小鼠腹泻次数。

（6）丁香对神经系统具有作用其中丁香酚对热敏神经元的放电活动均表现出增频效应；而对冷敏神经元则表现为抑频效应。

（7）丁香具有强抗氧化作用，丁香酚和没食子酸是其主要的抗氧化成分。

2. 柿蒂

（1）柿蒂的糖苷类或一些带有极性基团的大分子物质有抑制膈肌收缩作用。

（2）柿蒂总鞣质提取物能抑制脂质体过氧化活性及还原力。

（3）柿蒂甲醇提取物对人类癌细胞有细胞毒作用。

从以上药理作用看，该药对降逆止呃作用与二药抑制膈肌运动、保肝利胆等药理作用有关。

【药对配方】

（1）宋代·陈言《三因极一病证方论》之"丁香散"。

（2）明代·秦景明《症因脉治》之"丁香柿蒂汤"。

【药对用量】

刘老将丁香与柿蒂配伍使用时，其用量比例关系通常为1：1，常用剂量为丁香10g和柿蒂10g。若小儿用药则减半使用。

【临证运用】

临床常用于治疗各种呃逆，无论虚实皆可配伍运用，对胃中虚寒者尤为适宜。西医疾病如胃炎、反流性食管炎、肝炎、脑梗、放化疗后等证见呃逆者皆可运用。

（1）慢性胃炎。蒋全龙经验。用四君子汤合丁香柿蒂汤治疗临床观察有效。

（2）肿瘤化疗后呃逆：谯兴兰经验. 用丁香柿蒂汤治疗肿瘤化疗后呃逆丁香柿蒂汤：丁香、柿蒂、生姜、大枣、临床观察有效。

（3）反流性食管炎：周其友经验，用生姜泻心汤合丁香柿蒂散治疗反流性食管炎，临床观察有效。

（4）中风后呃逆：梁占虎经验：用加味丁香柿蒂汤治疗中后后呃逆，加味丁香柿蒂汤：丁香、柿蒂、高良姜、人参、白术、代赭石、干姜、炙甘草。

【毒副作用】

《开宝本草》："无毒。"《雷公炮炙论》："不可见火。畏郁金。"《纲目》记载柿蒂："无毒。"《本草汇言》："味苦涩，气温，无毒。"故此药对在安全剂量内，不会产生不良反应，可放心配伍使用。

【参考文献】

陈蔚文. 中药学［M］. 人民卫生出版社，2012.

顾春燕，李亚飞，查晓东，等. 丁香柿蒂汤治疗顽固性呃逆27例临床观察［J］. 湖南中医杂志，2015，09：47-48.

顾春燕，沈一平，吴迪炯，等. 丁香柿蒂汤治疗血液系统肿瘤化疗后顽固性呃逆［J］. 湖北中医杂志，2010，09：58.

蒋全龙，吴培俊. 四君子汤合丁香柿蒂汤治疗慢性胃炎的疗效分析［J］. 中国中医药科技，2014，04：469.

蒋莺. 柿蒂中三萜类化合物提取、纯化工艺及α-葡萄糖苷酶抑制作用初步研究［D］. 湖南农业大学，2013.

宋光西，马玲云，魏锋，等. 丁香属植物的化学成分分类及药理作用研究进展［J］. 亚太传统医药，2011，05：179-181.

王军捷. 丁香柿蒂汤加味临床应用［J］. 北方药学，2012，07：107-108.

臧亚茹. 丁香及其有效成分药理作用的实验研究［J］. 承德医学院学报，2007，01.

翟华强，王双艳，张硕峰，等. 黄连、丁香外用药理作用研究［J］. 中国实验方剂学杂志，2011，11：192-195.
周本宏，魏嫣，张琛霞，等．柿蒂总鞣质的抗氧化活性研究［J］．广东药学院学报，2010，06：599-601.

三、便秘，用紫菀与草决明

【药物功效】

紫菀、草决明为临床常用的润肠通便药对。

紫菀为菊科多年生草本植物紫菀的干燥根及根茎。别名青菀、还魂草等。以根条细长、色素红、质柔韧、去净茎苗者为佳，多蜜炙用。味辛、苦，性温。归肺经。具有润肺下气，消痰止咳之功效。紫菀酮苷、紫菀酮、表紫菀酮、木栓酮和表木栓醇、β-香树脂、蒲公英萜醇和蒲公英醇醋酸酯等是紫菀中的主要化学成分，此外，尚含24个肽类化合物、东莨菪素、大黄酚、大黄素、槲皮素、芦丁、苯甲酸、阿魏酸、反式毛叶醇-亚油酸酯等。

草决明为豆科一年生半灌木状草本植物决明或小决明的干燥成熟种子。以颗粒饱满，色绿棕者为佳，生用或微炒用。本品以其有明目之功而名之，别名决明子、马蹄决明、钝叶决明、假绿豆。味甘、苦、咸，性微寒。归肝、大肠经。具有清热明目，润肠通便之功效。主要成分为蒽醌类、萘骈吡咯酮类、脂肪酸类、氨基酸和无机元素，主要成分为蒽醌类成分，含量约占1%，其新鲜种子主要含有大黄酚、大黄素、芦荟大黄素、大黄酸、大黄素甲醚、决明素、橙黄决明素及新月孢子菌玫瑰色素、决明松、决明内酯，尚还有维生素A及其衍生物。

【配伍功效】

紫菀辛、苦，性温，归肺经，而肺与大肠相表里。且辛能发散、行气行血、润养，苦则泄降、燥湿坚阴，质温润而不燥；决明子甘、苦，微寒，归肝、大肠经，本品甘缓润燥，苦降泻火，能助肝气，益精水，水生火退，缓下通便。适用于肠燥便秘者，宣上可以畅下，紫菀治疗便秘与其宣降肺气的作用是密切相关的。《本草新编》《本草经疏》记载：紫菀“入手太阴，兼入足阳明”。《本草从新》载：“苦能达下、辛可益金、故吐血保肺、收为上剂、虽入至高、善于达下、使气化及于州都、小便自利。”中医认为，肺为水之上源，肺气为痰火所壅，则治节不行，不能通调水道，肺又与太肠相表里，肺气不利，大肠失于传导，大便亦不得通，紫菀使肺气宣通，气行则津液也行，津液下行得以润泽肠道，故便秘可解。现代《朱良春用药经验集》：“紫菀所以能通利二便，是因其体润而微辛微苦，观其药材，须根皆可编成辫状，故紫菀又有‘女辫’之名。其性润可知，润则能通，辛则能行，苦可泻火，故于二便之滞塞皆有效。”《药品化义》：“因其体润，善能滋肾，盖肾主二便，以此润大便燥结，利小便短赤，开发阴阳，宣通壅滞，大有神功。”说明其还可入肾经而行二便。《神农本草经》将草决明列为上品，《药性论》：“利五脏，除肝家热。”《日华子本草》：“助肝气，益精水；调末涂，消肿毒，熁太阳穴治头痛，又贴脑心止鼻衄；作枕胜黑豆，治头风，明目。”广州部队《常用中草药手册》：“清肝明目，利水通便。治肝炎，肝硬化腹水，高血压，小儿疳积，夜盲，风热眼痛，习惯性便秘。"便秘的基本病变属于大肠传导失常，同时与肺、脾、胃、肝、肾等脏腑的功能失调有关。故二药伍用，能滋润五脏之精气，下达肠腑，相互促进，相须为用，标本兼顾，润肠通便，功效益彰。

【药理作用】

1. 紫菀

（1）紫菀能提高小鼠肠组织乙酰胆碱酯酶活力，减少去甲肾上腺素的含量，增加脑组织中5-羟色胺的含量。

（2）紫菀乙醇提取物对金黄色葡萄球菌、猪巴氏杆菌、链球菌、沙门氏杆菌均有较强的抑制作用。

（3）紫菀中的槲皮素和山奈酚对细胞溶血、脂质过氧化物和超氧化自由基的产生均有很高的抑制作用。

（4）紫菀中的大黄素、槲皮素有抗炎抑菌镇痛的作用。

（5）紫菀中环肽类化合物具有抑制免疫反应、抗氧化、抗肿瘤活性。

（6）紫菀根提取物紫菀酮能够抑制去泛素化酶2，抑制肿瘤细胞增殖，诱导细胞凋亡。

2. 草决明

（1）草决明具有显著的保肝、保肾、护眼、降血脂、降血压功效。

（2）草决明石油醚提取物、正丁醇提取物、炒决明子正丁醇提取物及蒽醌类物质均具有泻下作用。

（3）草决明所含大黄素、大黄酚、大黄酸均可促进肠蠕动，促进排便。

（4）草决明能减少大鼠24h尿蛋白排泄，降低血脂和肌酐水平，减轻肾小球肥大、系膜细胞增生和细胞外基质堆积。

（5）草决明醇浸出液和多种成分有不同程度的抗病毒作用。

（6）草决明提取物能清除自由基，延缓机体的衰老和恶性疾病的产生。

从以上药理作用看，该药对润肠通便作用与二药的调节神经递质、促进肠蠕动等药理作用有关。

【药对配方】

宋·太医院《圣济总录》（文瑞楼本）之"决明丸"。

【药对用量】

刘老将紫菀与草决明配伍使用时，其用量比例关系通常为1∶1，常用剂量为蜜紫菀20g和炒决明子20g。"决明丸"中取决明子1两（微炒），紫菀（去苗土）3分，炼蜜为丸，如梧桐子大。

【临证运用】

本品可随证加减，用于便秘实证：热结、气滞、寒积或便秘虚证：气虚、血虚、阴虚、阳虚（功能性便秘、肠炎恢复期、药物性便秘、排便困难）。

（1）热秘：肠腑燥热，津伤便结者，治以泄热导滞，润肠通便。若津液已伤，可加生地、玄参、二冬、石斛、玉竹以滋阴生津；若肺热气逆，咳喘便秘者，可加瓜蒌仁、苏子、黄芩清肺降气以通便；若兼郁怒伤肝，加佛手、郁金，以清肝通便；若兼痔疮、便血，可加槐花、地榆、白头翁、以清肠止血；若热势较盛，痞满燥实者，可用大承气汤急下存阴。

（2）气秘：肝脾气滞，腑气不通者，治以顺气导滞。若腹胀痛甚，可加厚朴、苍术、柴胡、佛手、郁金；若气逆呕吐者，加半夏、陈皮、草豆蔻；若跌扑损伤、手术后便秘不通，属气滞血瘀者，可加当归、川芎、刘寄奴、延胡索等药活血化瘀。

（3）冷秘：阴寒内盛，凝滞胃肠者，治以温里散寒，通便止痛为法。若便秘腹痛，可加木香、槟榔、厚朴、苍术、乌药。若腹部冷痛，手足不温，加干姜、白附片。

（4）气虚秘：若乏力汗出者，可加黄芪、薏苡仁补中益气；若排便困难，腹部坠胀者，可合用补中益气汤升提阳气；若脘腹痞满，舌苔白腻者，可加苍术、厚朴健脾利湿。

（5）血虚秘：若面白，眩晕甚，加当归、生熟地滋阴养血；若手足心热，午后潮热，可加知母、黄柏、胡黄连等以清虚热。

（6）阴虚秘：若面干口红，心烦盗汗，可加天冬、麦冬、芍药、玉竹、石斛、黄精、桑椹助养阴之力；便干结如羊屎状，加柏子仁、瓜蒌仁等增润肠之效。

（7）阳虚秘：若寒凝气滞，腹痛较甚，加肉苁蓉、牛膝、肉桂、木香、槟榔温中行气；胃气不和，恶心呕吐，可加半夏、莱菔子、黄连、吴茱萸、砂仁等和胃降逆。

【毒副作用】

紫菀：《别录》："辛，无毒。"《本草经集注》："款冬为使。恶天雄、瞿麦、雷丸、远志。畏茵陈蒿。"《神农本草经疏》中记载："不宜专用及多用，即用须与天门冬、百部、麦冬、桑白皮苦寒之药参用，则无害。"紫菀皂苷有溶血作用，制剂不宜静脉注射。副作用发生率占9%，主要为腹胀、腹泻与恶心，多见于服药初期，均不影响继续服药，可自行消失。虽然单味紫菀有一定的肝脏毒性，但是只要适量应用即可。并且紫菀与其他药合用或经蜜炙都能很好地降低毒性作用。

草决明：《别录》："苦甘，微寒，无毒。"《本草经集注》："蓍实为之使。恶大麻子。"实验证明药用植物中的蒽醌化合物具有致癌性。但决明子本身的毒性尚待研究，决明子在治疗便秘时仍不宜长期大量服用。

【参考文献】

方雪琴．决明子研究进展［J］．上海医药，2011，32（8）：391-394.

贾志新，王世民，冯五金，等．紫菀通便利尿作用研究［J］．中药药理与临床，2012，28（1）：109-111.

彭文静，辛蕊华，任丽花，等．紫菀化学成分及药理作用研究进展［J］．动物医学进展，2015，36（3）：102-107.

谢文娟，秦东军，张健，等．紫菀酮对去泛素化酶2活性的抑制作用［J］．上海交通大学学报（医学版）［J］．2014，34（11）：1563-1567.

殷杰，张卫萍．决明子研究概况［J］．中国中医药咨讯，2012，4（5）：3.

朱旭灿，卢毅，张朝凤，等．紫菀中肽类成分研究进展［J］．中国野生植物资源，

2014, 33 (3): 32-35.

四、寒热错杂，用柴胡与葛根、柴胡与黄芩、黄连与桂枝

（一）柴胡与葛根

【药物功效】

柴胡、葛根为临床常用治疗寒热错杂证的药对。

柴胡为伞形科植物柴胡或狭叶柴胡的干燥根。按性状不同，分别习称"北柴胡"及"南柴胡"。一般认为北柴胡入药为佳，春秋两季采挖，以条粗长，须根少者为佳，除去杂质及残茎，洗净，润透，切厚片，干燥。味苦，性微寒。归肝、胆经。具有和解表里，疏肝，升阳之功效。本品根含α菠菜甾醇、春福寿草醇及柴胡皂苷a、c、d，另含挥发油等。

葛根为豆科植物野葛或甘葛藤的干燥根。秋、冬二季采挖，野葛多趁鲜切成厚片或小块；干燥；甘葛藤习称"粉葛"，多除去外皮，用硫黄熏后，稍干，截段或再纵切两半，干燥。味甘、辛，性凉。归脾、胃经。具有解肌退热，生津，透疹，升阳止泻之功效。本品主要含黄酮类物质，如大豆苷，大豆苷元，葛根素等，还含大豆素-4，7-二葡萄糖苷，葛根素-7-木糖苷，葛根醇，葛根藤素及异黄酮苷和淀粉等。

【配伍功效】

柴胡味苦辛平，入心包、肝、三焦、胆经。具有轻清、升散、疏泄的特点。为足少阳胆经表药，善解少阳半表半里之邪，升举少阳，清阳之气，宣发肝胆抑郁，而有疏肝解郁作用。有透表退热，疏肝解郁，升举阳气，截疟的功效。《神农本草经》中云："味苦平。主心腹，去肠胃中结气。饮食积聚，寒热邪气，推陈致新。"《珍珠囊》："去往来寒热，胆痹，非柴胡梢子不能除。"《本经逢原》："柴胡，小儿五疳羸热，诸疟寒热，咸宜用之。"《本草纲目》亦言："诸经之疟，皆以柴胡为君。"葛根辛凉透邪，善散阳明经外邪郁火，为阳明经之表药，亦为升发脾胃清阳之品，透解肌肤腠理郁邪，辛散表邪以退热，又长于缓解外邪郁阻，其退热之功与柴胡类似，且能升发轻阳，鼓舞脾胃之气。《别录》："疗伤寒中风头痛，解肌，发表，出汗，开腠理。疗金疮，止痛，胁风痛。""生根汁，疗消渴，伤寒壮热。"《本草正》："葛根，用此者，用其凉散，虽善达诸阳经，而阳明为最，以其气轻，故善解表发汗。凡解散之药多辛热，此独凉而甘，故解温热时行疫疾，凡热而兼渴者，此为最良，当以为君，而佐以柴、防、甘、桔。"故二药常相须而行。寒热错杂证是八纲证候中寒热属性相互对立的两纲同时并见，且寒热双方性质俱真，毫无虚假，寒热各方表现的症状均客观存在的证候。柴胡与葛根，轻清升散的功用相近似，故在解表退热时常同用。但各有特长，柴胡能疏肝解郁，配益气药可升阳举陷，然无生津解渴之功；葛根有生津止渴作用，能升发清阳，用于水泻，然无疏肝解郁功能。即"疗肌解表，干葛先而柴胡次之"，故二药伍用，相互促进，相须为用，辛开苦降，调和寒热。

【药理作用】

1. 柴胡

（1）柴胡提取物具有明显的解热抗炎效果。

（2）柴胡具有抗菌，对结核杆菌有抑制作用。

（3）柴胡具有抗肝损伤作用。

（4）柴胡可抗病毒，对流感病毒有强烈的抑制作用，对 1 型脊髓灰质炎病毒引起的细胞病变具有抑制作用。

2. 葛根

（1）葛根中提出的黄酮能增加脑及冠状血管血流量。

（2）葛根中所含大豆黄酮能对抗组织胺及乙酰胆碱，起到解痉作用。

（3）葛根素能有效清除自由基，抑制细胞膜和组织的氧化损伤。

从以上药理作用看，该药表里寒热双解的作用与二药的抗菌、解热等药理作用有关。

【药对配方】

（1）明代·陶华约《伤寒六书》柴葛解肌汤。

（2）明代·陈实功《外科正宗》柴胡葛根汤。

（3）宋代·韩祗和《伤寒微旨论》之葛根柴胡汤。

【药对用量】

刘老将柴胡与葛根配伍使用时，其用量比例关系通常为 1∶2，常用剂量为柴胡 10g 和葛根 20g。《伤寒六书》柴葛解肌汤，柴胡、葛根剂量比例为 2∶3，常用剂量为柴胡 6g，葛根 9g，《外科正宗》柴胡葛根汤中柴胡、葛根剂量比例为 1∶1，常用剂量为柴胡 3g、葛根各 3g。《伤寒微旨论》葛根柴胡汤中柴胡、葛根剂量比例为 2∶3，常用剂量为柴胡 1 两、葛根 1 两半。

【临证运用】

用于寒热错杂所引起的发热、头身烦疼（感冒）、热毒内蕴之痈疡肿痛（腮腺炎、扁桃体炎）、寒热往来之疟疾等证。

（1）柴葛解肌汤中柴胡与葛根、白芷、黄芩、石膏、甘草、羌活、芍药、桔梗配伍合用，主治外感风邪，发热头痛，恶风，无汗，表证未解，邪气由表及里，内热渐盛，热极伤津，眼目鼻燥，咽红，口干，可收解表散风，解肌透邪，清热解毒，生津养液之效。

（2）外科正宗中，二药合用可解肌散邪，清热解毒，主治颐毒表散未尽，热毒内蕴，身热不解，红肿坚硬作痛者，柴胡、天花粉、干葛、黄芩、桔梗、连翘、牛蒡子、石膏各 3g，甘草 1.5g，升麻 0.9g。

（3）伤寒：《伤寒微旨论》：葛根 1 两半，柴胡 1 两，芍药 2 分，桔梗 3 分，甘草 3 分（炙）。用于两手脉浮数而紧，若关前脉力小，关后脉力大，恶风不自汗，病在清明以后至芒种以前者。

（4）柴胡、葛根配伍在解热、抗炎等方面有协同作用，其最佳配伍比例为柴胡葛根 4∶5。

【毒副作用】

柴胡：《名医别录》："微寒，无毒。"《幼科要略》："柴胡劫肝阴。"若遇素体阴虚之人需用柴胡者，于方中适当伍以养阴之品，以防劫阴之弊是必要的。其中柴胡皂苷是柴胡的毒性成分，呈现中枢抑制作用。

葛根：《神农本草经》将葛根列为中品，曰："葛根，一名鸡齐根，味甘，平，无毒，治消渴，身大热，呕吐，诸痹，起阴气，解诸毒。"大剂量配伍与方剂时，葛根会导致少数患者出现过敏反应，减量后过敏症状能消除。葛根素常见不良反应有药物热、变态反应、皮疹、皮屑、水肿、过敏性休克、溶血等，使用时应根据自身情况，个体化给药，年老体弱者，应以 1 周为 1 个疗程，休息 1 周再重复使用，可使其临床疗效保持不变，变态反应减少。

【参考文献】

陈聪，马成，肖璐．中国实验方剂学杂志．2011，17（5）：207-209.

成一丹，兰赛君．再议柴胡"劫"肝阴 [J]．杏林中医药，2010，30（1）：68.

黄贤梅．中药柴胡的临床应用体会 [J]．中国老年保健医学，2011，9（3）：63.

李晓宇，窦立雯，孙佳惠．柴胡皂苷 d 药理与毒理作用研究紧张 [J]．中国药物警戒，2015，12（4）：207-210.

孙秀萍，张宁．柴胡解热的物质基础、机制及影响因素探讨 [J]．山东中医药大学学报，2009，33（4）：346.

汪群红，章灵芝，徐文伟．葛根素的药理作用与不良反应分析 [J]．中华中医药学刊，2015，33（5）：1185-1187.

许凯霞，青献春，青小星．医圣张仲景对柴胡的应用经验 [J]．世界最新医学信息文摘，2015，15（30）：178-179.

严石林，陶怡，邓瑞镇．从《伤寒论》探讨寒热错杂证候辨治 [J]．中华中医药杂志，2011，26（10）：2202-2204.

张学华，张群，王蓓．柴胡升麻葛根临床如何应用 [J]．中医杂志，2011，16，1432.

（二）柴胡与黄芩

【药物功效】

柴胡、黄芩为临床常用清热疏肝，和解少阳的药对。

柴胡为伞形科植物柴或狭叶柴胡的干燥根。按性状不同，分别习称"北柴胡"及"南柴胡"。一般认为北柴胡入药为佳，春秋两季采挖，以条粗长，须根少者为佳，除去杂质及残茎，洗净，润透，切厚片，干燥。性苦，微寒。归肝、胆经。具有和解表里，疏肝，升阳之功效。本品根含 α 菠菜甾醇、春福寿草醇及柴胡皂苷 a、c、d，另含挥发油等。

黄芩别名山茶根、土金茶根。为唇形科植物黄芩，以根入药。有清热燥湿，凉血安胎，解毒功效。本品苦，寒。归肺、胆、脾、大肠、小肠经。黄芩的有效成分主要是黄酮类化合物，目前已分离出 3 种黄芩苷元、黄芩苷、汉黄芪素、汉黄芩苷、二氢黄芩苷等，此外还有酚酸类、苯乙醇、氨基酸、甾醇、精油、微量元素等。

【配伍功效】

《本草纲目》称："柴胡行手足少阳，以黄芩为佐。"《素闻·至真要大论》："火淫于内，以苦发之"。柴胡、黄芩同为苦味，可发肝胆内郁之少阳相火。柴胡疏肝升阳，和解表里，黄芩疏风清肺，宣肺止咳，一升散，一清泻，升阳达表，二者合用能清热疏肝，和解少阳，共奏"透散半表之邪、清泄半里之热"之功。《本草述钩元》："柴胡宣畅血脉，佐以黄芩为妙。"《本草汇言》载："清肌退热，柴胡最佳，然无黄芩不能凉肌达表。"二药合用，柴胡可以疏解肝气，提举陷入血室之外邪，使之透达而出；黄芩苦寒清热，使半里之热邪得以内清。

【药理作用】

1. 柴胡

（1）柴胡提取物具有明显的解热抗炎效果。
（2）柴胡具有抗菌，对结核杆菌有抑制作用。
（3）柴胡具有抗肝损伤作用。
（4）柴胡可抗病毒，对流感病毒有强烈的抑制作用，对 1 型脊髓灰质炎病毒引起的细胞病变具有抑制作用。

2. 黄芩

（1）黄芩提取物具有显著的抗菌、抗病毒效应。
（2）黄芩提取物具有清除自由基、抗氧化的作用。
（3）黄芩煎剂或所含黄芩苷具有解热镇痛抗炎的作用。
（4）黄芩提取物中能抑制肿瘤细胞活性。
（5）黄芩提取物具有保肝作用。

从以上药理作用看，该药对清热疏肝，和解少阳作用与二药的抗菌、消炎、解热等药理作用有关。

【药对配方】

（1）汉代·张仲景《伤寒论》之"小柴胡汤"。
（2）汉代·张仲景《伤寒论》之"大柴胡汤"。
（3）汉代·张仲景《伤寒论》之"柴胡桂枝汤"。
（4）汉代·张仲景《伤寒论》之"柴胡桂枝干姜汤"。
（5）汉代·张仲景《伤寒论》之"柴胡加龙骨牡蛎汤"。
（6）汉代·张仲景《伤寒论》之"柴胡加芒硝汤"。

【药对用量】

刘老将黄芩与柴胡配伍使用时，其用量比例关系通常为 1∶1，常用剂量为黄芩 10g和柴胡 10g。小柴胡汤中用量比例关系通常为 3∶4，常用剂量为黄芩 9g 和柴胡 12g，大柴胡汤中用量比例关系通常为 3∶5，常用剂量为黄芩 9g 和柴胡 15g，柴胡桂枝汤中用量比例关系通常为 3：8，常用剂量为黄芩 4.5g 和柴胡 12g，柴胡加龙骨牡蛎汤中用量比例关系通常为 3：8，常用剂量为黄芩 4.5g 和柴胡 12g，柴胡加芒硝汤中用量比例关系通常为 1：2，常用剂量为黄芩 3g 和柴胡 6g。

【临证运用】

用于主治伤寒少阳证引起的往来寒热、胸胁苦闷、恶心呕吐、小便不利（见于疟疾）；妇人热入血室所致之心烦、小便不利、潮热（见于妇科炎症）；心下痞硬，或心下满痛，大便不解或协热下利（急性胰腺炎、急性胆囊炎、胆石症、胃及十二指肠溃疡等）。发热微恶寒、肢节烦痛、微呕、心下支结、外证未去者（见于神经官能症，更年期综合征）寒往来寒热，胸胁苦满，烦躁惊狂不安，时有谵语，身重难以转侧（见于癫痫、神经官能症、梅尼埃综合征以及高血压病）。胸胁苦满，呕逆，潮热，微利不已（见于胆囊炎）。

（1）往来寒热、胸胁苦闷、恶心呕吐：柴胡与黄芩伍用，可治疗伤寒少阳证。小柴胡汤：柴胡、黄芩、人参、半夏、炙甘草、生姜、大枣。

（2）治少阳阳明合病：如大柴胡汤：柴胡、黄芩、芍药、半夏、生姜、枳实、大枣、大黄。

（3）发热微恶寒，太阳少阳合病：如柴胡桂枝汤：桂枝、黄芩、人参、炙甘草、半夏、芍药、大枣、生姜、柴胡。

（4）少阳病胸满烦惊者：可用柴胡加龙骨牡蛎汤：柴胡、龙骨、黄芩、生姜、铅丹、人参、桂枝、茯苓、半夏、大黄、牡蛎、大枣。

（5）少阳枢机不利，阳明燥实微结：以柴胡加芒硝汤：柴胡、黄芩、人参、炙甘草、生姜、半夏、大枣、芒硝。

（6）伤寒论中二药随证配伍可以治疗各型发热性疾病、消化系统疾病。

（7）往来寒热、胸胁苦满者：以少阳病者治疗效果为佳，随证加减，也可用于阳明、太阳、太阴经病者。

【毒副作用】

柴胡：《名医别录》："微寒，无毒。"《幼科要略》："柴胡劫肝阴。"若遇素体阴虚之人需用柴胡者，于方中适当伍以养阴之品，以防劫阴之弊是必要的。其中柴胡皂苷是柴胡的毒性成分，呈现中枢抑制作用，使用时当根据病人体质不同而调整剂量大小。

黄芩："大寒，无毒。"（《别录》）临床很难见到毒副反应，是一种比较安全的清热解毒燥湿药物。黄芩中所含黄芩苷稳定性差，但冷水浸泡后可增强黄芩酶的活性，有利于药品的保管。

【参考文献】

陈聪，马成，肖璐. 中国实验方剂学杂志 [J]. 2011，17 (5)：207-209.

成一丹，兰赛君. 再议柴胡"劫"肝阴 [J]. 杏林中医药，2010，30 (1)：68.

胡煜明，李顺祥，严建业. 柴胡黄芩药对的研究进展 [J]. 湖南中医杂志，30 (7)：199-201.

黄贤梅. 中药柴胡的临床应用体会 [J]. 中国老年保健医学，2011，9 (3)：63.

李晓宇，窦立雯，孙佳惠. 柴胡皂苷 d 药理与毒理作用研究紧张 [J]. 中国药物警戒，

2015，12（4）：207-210.

孙秀萍，张宁．柴胡解热的物质基础、机制及影响因素探讨［J］．山东中医药大学学报，2009，33（4）：346.

王芳．柴胡剂的研究与临床应用［J］．辽宁中医药大学学报，2007，9（2）：20-21.

王雅芳，李婷，唐正海，等．中药黄芩的化学成分及药理研究进展［J］．中华中医药学刊，2015，33（1）：206-211.

肖灵芝．中药黄芩的药理和应用［J］．中医临床研究，2014，6（3）：133-134.

许凯霞，青献春，青小星．医圣张仲景对柴胡的应用经验［J］．世界最新医学信息文摘，2015，15（30）：178-179.

严石林，陶怡，邓瑞镇．从《伤寒论》探讨寒热错杂证候辨治［J］．中华中医药杂志，2011，26（10）：2202-2204.

杨阳，蒙艳丽，王伟明．黄芩药理作用研究概况［J］．黑龙江中医药，2015，（1）：54-55.

叶茹，徐立鹏，仝小林．黄芩临床用量研究［J］．中国临床医生杂志，2014，42（10）：84-86.

张学华，张群，王蓓．柴胡升麻葛根临床如何应用［J］．中医杂志，2011，16，1432.

（三）黄连与桂枝

【药物功效】

黄连、桂枝为临床常用的治疗上热下寒的药对。

黄连为毛茛科植物黄连、三角叶黄连或云连的干燥根茎。以上三种分别习称"味连"、"雅连"、"云连"。秋季采挖，除去须根及泥沙，干燥，撞去残留须根。本品苦，寒，归心、脾、胃、肝、胆、大肠经。具有清热燥湿，泻火解毒之功效。黄连的根茎含多种异喹啉类生物碱，以小檗碱含量最高，尚含黄连碱，甲基黄连碱，巴马亭，药根碱，表小檗碱及木兰花碱等；酸性成分有阿魏酸，氯原酸等。

桂枝为樟科植物肉桂的干燥嫩枝。春、夏二季采收，除去叶，晒干，或切片晒干。本品辛、甘，温。归心、肺、膀胱经。气清香，味甜微辛。以幼嫩、棕红色、气香者为佳。具有发汗解肌，温通经脉，助阳化气，平冲降气之功效。含有挥发油，油中主要成分为桂皮醛，还有苯甲酸苄酯，乙酸肉桂酯，β-荜澄茄烯，菖蒲烯，香豆精等。

【配伍功效】

由于厥阴属肝，主疏泄，调气机，故寒热错杂，气机不畅易使厥阴肝木郁而不达，相反木郁又使上热愈热，下寒愈寒。治当清上温下，兼调木气。黄连善清心胸之热引阳入阴，具清热止呕之功。寒降苦燥之性尤强，清热燥湿之力胜于黄芩、黄柏等功效相近之药，尤长于入中焦，大肠，治痢之功显著。桂枝味甘、辛、气香，性温，入厥阴肝经，入肝胆而散遏抑，有交通上下阴阳之气，温中散寒之功。为温心通阳之要药，善入血分，以温散脉中寒凝，又可宣导活血之品，以增化瘀止痛之功。《注解伤寒论》："上热者，泄之以苦，黄连之苦以降其阳，下寒者，散之以辛，桂枝、干姜、半夏之辛以升其阴。"下寒得除，不能格热于上，寒热自可调和。

【药理作用】

1. 黄连

（1）黄连具有较强的抗细菌、真菌及病毒作用。

（2）黄连对循环系统、平滑肌具有调控作用。

（3）黄连具有利胆作用。

（4）黄连解热、抗炎、抗腹泻作用明显。

（5）黄连具有抗氧化、心血管系统保护作用。

2. 桂枝

（1）桂枝具有抗菌、抗病毒。

（2）桂枝还有利尿、解热、平喘、抗过敏作用。

（3）桂枝具有镇静、镇痛、抗惊厥作用。

（4）桂枝具有抗炎和调节免疫的作用。

（5）桂枝能扩张血管，促进发汗作用。

从以上药理作用看，该药对清上温下作用与二药的抗炎、解热等药理作用有关。

【药对配方】

（1）汉代·张仲景《伤寒论》之"黄连汤"。

（2）明代·徐谦《痘疹仁端录》之"麻黄桂枝汤。

【药对用量】

刘老将黄连与桂枝配伍使用时，其用量比例关系通常为 3∶5，常用剂量为黄连 6g 和桂枝 10g。黄连汤中黄连∶桂枝用量比例关系通常为 1∶1，常用剂量为黄连 9g 和桂枝 9g；桂枝石膏汤。

【临证运用】

用于胸中有热，腹中痛，欲呕吐（胃炎、胆囊炎、肠炎）；伤寒忽发虚肿，肿大处不红，不痛，水肿（肾性水肿，心性水肿，内分泌失调引起的水肿）；风邪袭表，内陷化热引起的痘疹（见于病毒性感冒）。

（1）黄连、桂枝配伍，主治上热下寒错杂之证，能除表清热，降逆止呕，温中散寒，调和肠胃，见于黄连汤，如黄连、桂枝、干姜、半夏、人参、甘草、大枣，具有清上温下，降逆止痛之功。

（2）水肿阳气犹在经络，未入脏腑，脉势仍数者，可用桂枝石膏汤，方如：桂枝，黄芩，甘草，升麻，葛根，生姜，芍药，石膏，栀子。

（3）发汗：主痘疹，身痒咳嗽，用麻黄桂枝汤，如：麻黄、桂枝、赤芍、杏仁、甘草、当归、牛蒡、黄连、黄芩、川芎、蝉蜕、蚕蜕。

（4）黄连汤用桂枝，偏于温通，多用治上热下寒，阴阳不和，呕吐、腹痛、下利等证；半夏泻心汤有黄芩，偏于清热，常用治胃气不和，心下痞满、呕吐下利等证。

（5）国医大师何任教授运用黄连汤治疗上热下塞之胆囊炎，以调畅气机，疏通中州，调理脾胃，清上以利下，临床可资借鉴。

【毒副作用】

黄连《吴普本草》："神农、岐伯、雷公：苦，无毒；李氏：小寒。"《本草经集注》："黄芩、龙骨、理石为之使。恶菊花、芫花、玄参、白鲜皮。畏款冬。胜乌头。"《药性论》："恶白僵蚕。忌猪肉。"《蜀本草》："畏牛膝。"朱震亨："肠胃有寒及伤寒下早，阴虚下血，及损脾而血不归元者，皆不可用。"桂枝性温助热，如应用不当则有伤阴、动血之虞，故在温热病、阴虚火旺及出血证时，不宜应用，孕妇忌服。《本经逢原》："辛，甘，微温，无毒。"《本草从新》："阴虚之人，一切血证，不可误投。"《得配本草》："阴虚血乏，素有血证，外无寒邪，阳气内盛，四者禁用。"

【参考文献】

蔡芷辰，李振麟，徐谦. 桂枝的化学成分分析［J］. 中国实验方剂学杂志，2014，，20（22）：57-60.

杜庆波. 黄连化学成分及药理活性研究概况［J］. 包头医学院学报，2015，31（5）：153-156.

刘新华，张宁，马越鸣. 桂枝特征化学成分与解热效应相关性研究［J］. 中华中医药学刊，2012，30（1）：199-201.

许源，宿树兰，王团结. 桂枝的化学成分与药理活性研究进展［J］. 中药材，2013，36（4）：674-678.

闫军堂，刘晓倩，王雪茜. 谈《伤寒论》中"寒热错杂"下利方证辨治［J］. 辽宁中医药大学学报，2014，16（12）：122-124.

张北华，唐旭东. 仲景经方在寒热错杂证中的临证运用思路［J］. 四川中医，2012，30（3）：41-42.

五、便血，用槐花与地榆

【药物功效】

地榆、槐花为临床常用的凉血止血药对。

地榆为蔷薇科植物地榆或长叶地榆的干燥根。后者习称"绵地榆"。春季将发芽时或秋季植株枯萎后采挖，除去须根，洗净，干燥；或趁鲜切片，干燥。味苦、酸、涩，性寒。归肝、大肠经。具有凉血止血，解毒敛疮之功效。炒炭后止血效果更好。主要成分：地榆根中主要含鞣质酚酸类，三萜及其苷类，黄酮类化合物及各种微量元素。其中，鞣质约占17%，三萜皂甙占2.5%~4%。地榆糖甙-1为主要成分，其次为齐墩烷型五环三萜及苷类化合物，另外，地榆茎叶中含L奈酚甙及槲皮素，熊果酸等三萜类物质以及维生素C等；而地榆花中还含矢车菊甙，矢车菊双甙等成分。

槐花为豆科植物槐的干燥花及花蕾。夏季花开放或花蕾形成时采收，及时干燥，除去枝、梗及杂质。前者习称"槐花"，后者习称"槐米"。味苦，性微寒。归肝、大肠经。具有凉血止血，清肝泻火之功效。已被确定的成分有：鞣质、黄酮、植物甾类氨基酸，蛋白质烯酸及微量元素等，近年来，又有黄酮甙元-槲皮素、已奈酚、异黄酮苦元染料木素、异鼠李素，同桂酸，十二碳-烯酸，肉豆蔻酸，硬脂酸、β-谷甾醇、萄萄糖己四醇醛酸等成分，其中槐花炒炭后鞣质含量为生用的 4 倍。

【配伍功效】

地榆味苦、酸、涩，性寒。归肝、大肠经。有凉血止血，解毒敛疮之功效。地榆苦寒，能入下焦血分除热从下解。炒用后其收涩作用增强，诸患肠风下血者得此能止。槐花味苦，性微寒。归肝、大肠经。能凉血止血，清肝泻火。火热熏灼、迫血妄行，实火当清热泻火，虚火当滋阴降火。凉血可使血分有热而运行过速之血恢复常道，则血证得止。地榆：《药性论》："止血痢蚀脓。"《日华子本草》："排脓……浓煎止肠风。"《开宝本草》："别本注云，止冷热痢及疳痢热。"《本草衍义》："虚寒人及水泻、白痢，即未可轻使。"《医学入门》："虚寒冷痢禁闲。热痢初起亦不可用。恐涩早也。"槐花：《日华子本草》："治五痔……并肠风泻血，赤白痢。"《医学启源》："凉大肠热。"《本草正》："凉大肠，杀疳虫。"《本草求真》："治大、小便血，舌衄。"《本草求原》："为凉血要药。"地榆和槐花配伍使用历史悠久，清朝乾隆年间《医宗金鉴》治疗便血，多加地榆、槐花（2∶1～1∶1 配伍）等，用于凉血止血。

【药理作用】

1. 地榆

（1）地榆有促进造血的作用。
（2）地榆抗炎效果显著。
（3）地榆提取物具有抗氧化，抗过敏作用。
（4）地榆的抗肿瘤作用体现在阻断细胞分裂、激活线粒体凋亡途径、控制肿瘤血管生成方面。
（5）地榆对多种细菌具有抑制作用。
（6）地榆提取物通过影响 α-葡萄糖苷酶活性，进而调节血糖。

2. 槐花

（1）槐花具有降血压、扩张冠状动脉等作用。
（2）槐花提取物具有抗氧化活性。
（3）槐花精油对多种细菌均有抑制作用。
（4）生槐花、炒槐花、槐花炭及其提取物芦丁、槲皮素、鞣质均具有止血作用。
（5）槐花提取物具有解痉、抗溃疡的作用。

从以上药理作用看，该药对凉血止血作用与二药的抑菌抗炎、保护血管等药理作用有关。

【药对配方】

（1）宋代·杨士瀛《仁斋直指》之"地榆散"。
（2）宋代·太医局《卫生总微》之"槐花散"。
（3）明代·龚廷贤《回春》之"槐花散"。
（4）明代·陈文治《疡科选粹》之"槐角地榆散"。
（5）清代·董西园《医级》之"槐花散"。

（6）清代·吴谦《医宗金鉴》之"加味芩连四物汤"。

【药对用量】

刘老将地榆与槐花配伍使用时，其用量比例关系通常为1∶1，常用剂量为地榆10g和槐花10g，便血重者可加量至地榆20g和槐花20g。《仁斋直指》之"地榆散"，其用量比例关系通常为1∶1，常用剂量为地榆1.5g和槐花1.5g。《疡科选粹》之"槐角地榆散"，其用量比例关系通常为1∶2，常用剂量为地榆2两和槐花4两。《回春》之"槐花散"，其用量比例关系通常为5∶4，地榆1钱，槐花8分。《医级》及《卫生总微》中之"槐花散"，地榆槐花等量使用。"加味芩连四物汤"治产后大便出血，大肠经热者，取地榆、槐花微炒治之，药物比例2∶1~1∶1。

【临证运用】

（1）治便血，血痢不止，舌淡，苔薄白，脉细者，以地榆配甘草；治大肠下血者以土巴榆、荆芥穗合用，等分为末吞服；治脏毒，酒病，便血者，以槐花，山栀子合用；久痢成风者，血清而色鲜，痛痒不止，治以清平之剂，以地榆配苍术。

（2）治腹痛，里急后重，痢下赤白脓血，红白痢、噤、口痢者以白地榆配炒乌梅，山楂，其中，白痢以白糖为引，红痢以红糖为引，治赤白痢者以槐花、白芍、枳壳、甘草同用。

（3）治诸痔出血者以槐花、地榆、苍术、甘草微炒，研末吞服，气痔出血者以人参汤调服，虫痔出血者以乌梅汤调服，脉痔血出远射如线者以阿胶汤调服。

（4）治水火烫伤者配大黄、黄连、冰片等清热解毒之品；治湿疹、疮疡痈肿、皮肤溃烂者，以鲜地榆外敷，水洗，或配以其他清热解毒药内服外用。

【毒副作用】

地榆：虚寒者忌服。《本草经集注》："得发良。恶麦门冬"。《本草衍义》："虚寒人及水泻、白痢，即未可轻使"。《医学入门》："虚寒冷痢禁用。热痢初起亦不可用，恐涩早也"。《本草经疏》："胎产虚寒泄泻，血崩脾虚泄泻，法并禁用"。《本草汇言》："痈疮久病无火，并阳衰血证，并禁用之"。《本经逢原》："气虚下陷而崩带及久痢脓血瘀晦不鲜者，又为切禁。性能伤胃，误服多致口噤不食"。

槐花：《日华子本草》："味苦，平，无毒。"槐花脾胃虚寒者慎服。不能生吃，其有毒成分为桦木醇、槐仁醇及芦丁。

【参考文献】

叶招浇，阎澜，李洪娇. 中药地榆的药理作用及临床应用研究进展［J］. 药学服务与研究，2015，15（1）：47-50.

俞浩，毛斌斌，刘汉珍. 炒炭对地榆中鞣质量及止血效果的影响［J］. 中成药，2014，36（6）：1317-1320.

张向红，魏红，郑海萍. 地榆炭的研究进展［J］. 环球中医药，2014，7（2）：158-160.

周本杰. 中药槐花的研究概况［J］. 时针国药研究. 1996，7（5）：333-334.

周国忠，朱磊，刘婉莹，等. 地榆药材的研究与探讨［J］. 北方医药，2012，9（4）：30-32.

朱旭灿，卢毅，张朝凤，等．基于化学成分相互作用的槐花-地榆配伍［J］．中国实验方剂学杂志，2015，21（15）：74-78.

六、尿血，用大小蓟与石韦

【药物功效】

大小蓟、石韦为临床常用的通淋利尿，凉血止血药对。

大小蓟，又称二蓟，首载于《名医别录》，因其性状、功用有相似之处，故大小蓟常混称。大蓟为菊科蓟属植物大蓟以全草及根入药。野生品春、夏开花前连根挖出洗净晒干。本品甘，凉。既能清血热而凉血，又能散瘀滞而消肿，有凉血止血、清热利尿的功能。炒炭后止血作用更强。用量：0.5～1两。主要成分有β-谷甾醇、豆甾醇、ψ-乙酰蒲公英甾醇、单紫杉烯、二氢单紫杉烯、5，7-二羟基-6，4′-二甲氧基黄酮、蒙花苷、丁香苷、绿原酸、三十二烷醇等。小蓟为菊科刺儿菜属植物刺儿菜的干燥地上部分（带花全草），根状茎亦可入药。夏季采收带花全草，去杂质，鲜用或晒干。本品甘、苦，凉。归心、肝经，有凉血止血，祛瘀消肿之功。生品以凉血消肿力胜，常用于热淋，痈肿疮毒及热邪偏胜的出血症；炒炭后凉性减弱，收敛止血作用增强，用于吐血、呕血、咯血、嗽血等出血较急者。用量：全草：4.5～9g；根状茎：鲜品1～2两。主要成分有：原儿茶酸、咖啡酸、绿原酸、β-谷甾醇、豆甾醇、伪-乙酰蒲公英甾醇、芦丁、刺槐素、蒙花苷酪胺、三十二烷醇等。大蓟：消散痈肿力强；小蓟：擅长止尿血、血淋。二药适用于血热妄行所致的各种出血，如咯血、衄血、崩漏、尿血及痈肿疮毒等。

石韦为水龙骨科植物庐山石韦、石韦或有柄石韦的干燥叶。全年均可采收，除去根茎及根，晒干或阴干。本品甘、苦，微寒。归肺、膀胱经。有利尿通淋，清热止血之功。其主要成分有里白烯-谷甾醇，绿原酸，杧果苷，异杧果苷，槲皮素，异槲皮素，蔗糖等。

【配伍功效】

《证类本草》："大蓟根，苗与此相似，但肥大耳。而功力有殊，破血之外，亦疗痈肿。小蓟专主血疾。"《名医别录》曰："大蓟根主女子赤白沃，安胎，止吐血，鼻衄。"《新修本草》曰："大小蓟叶虽相似，功力有殊……大小蓟皆能破血。但大蓟兼疗痈肿，而小蓟专主血，不能消肿也。"《本草图经》曰："小蓟根……止呕血、衄血、下血，皆验；大蓟根破血之外疗痈肿。"《全国中草药汇编》也记载："……小蓟虽亦有凉血止血之功，但不能消肿，此与大蓟之功效有所差异，故仍应分别使用，不可混淆。"石韦首见于神农本草经，被列为中品："劳热邪气，五癃闭不通，利小便水道。"功善清热消石。

【药理作用】

1. 大蓟

（1）大蓟的止血药效作用主要集中在正丁醇萃取物部分。

（2）大蓟有明显降压作用。

（3）大蓟能抑制纤溶系统，还能缩短出血时间。

（4）大蓟有抑菌作用。

（5）大蓟对平滑肌有明显兴奋作用。

2. 小蓟

（1）小蓟具有明显的促进血液凝固作用，止血有效成分是绿原酸及咖啡酸。

（2）小蓟有调节血压，保护心脑血管的作用。

（3）小蓟有一定的抑菌作用。

（4）小蓟具有利尿的作用。

（5）小蓟具有抗炎、抗氧化作用。

3. 石韦

（1）石韦具有抗感染、护肾调节免疫功能。

（2）石韦具有抑菌、抗病毒作用。

（3）石韦有镇咳祛痰的作用。

（4）石韦提取物具有降血糖、降血压和抗氧化作用。

（5）石韦有利尿的作用。

从以上药理作用看，该药对清热降火作用与其利尿、止血等药理作用有关。

【药对配方】

近代时振声教授经验方"滋肾化瘀清利汤"。

【药对用量】

刘老将大小蓟与石韦配伍使用时，其用量比例关系通常为 1：1：1，常用剂量为大蓟 10g、小蓟 10g 和石韦 10g；尿血重者或可加量至大蓟 20g、小蓟 20g 和石韦 20g。

【临证运用】

用于肝肾阴虚、阴虚内热、血热妄行者所致之淋病、癃闭（见于泌尿系结石、肾炎、肾病、前列腺炎引起的血尿）。

（1）大蓟兼破血散瘀，且消痈力强；小蓟有利湿之功，尤善治尿血。二药随证配伍可以治疗各型下焦瘀热证，止血尿，利尿通淋。

（2）石韦用治小便淋痛、小便转胕、便前有血，无论热淋，血淋，石淋，用之亦有较好疗效，尤善治石淋，对兼有出血者可加用大小蓟。

（3）时振声教授以此药对治疗肾炎血尿，肝肾阴虚、阴虚内热、血热妄行者，皆可治之。方用滋肾化瘀清利汤：女贞子，旱莲草，生侧柏，马鞭草，白花蛇舌草，石韦，益母草，白茅根，大小蓟。

【毒副作用】

大蓟：脾胃虚寒而无瘀滞者忌服。《本草汇言》："味甘微苦，气寒，无毒。"《本草经疏》："不利于胃弱泄泻及血虚极，脾胃弱不思饮食之证。"《品汇精要》："忌犯铁器。"若空腹服用后出现胃内不适或恶心等药物反应，改为饭后服药，即可减轻。小蓟：脾胃虚寒而无瘀滞者忌服。《本草汇言》："味甘微苦，气寒，无毒。"《日华子本草》："凉，无毒。"《本草经疏》："不利于胃弱泄泻及血虚极，脾胃弱不思饮食之证。"《本草汇言》："不利于气虚。"《品汇精要》："忌犯铁器。"石韦：阴虚及无湿热者忌服。《别录》："甘，无毒。"《本草从新》："无湿热者勿与。"《得配本草》："真阴虚者禁用。"

【参考文献】

陈海芳，陈凯云，袁金斌.大蓟的止血活性药效初步研究［J］.中华中医药学刊，2010，28（7）：1458-1459.

陈露，刘布鸣，马军花.中药石韦的研究概况［J］.广西医学，2011，33（11）：1486-1489.

傅文录.应用时振声教授经验方治疗肾炎血尿的体会［J］.中国中医基础医学杂志，2001，7（7）：74-75.

赖海标，梅全喜，范文昌.石韦的化学成分药理作用和临床应用研究进展［J］.中国医药导报，2010，7（21）：9-11.

李丹，吴莲波.中药小蓟的药理作用研究进展［J］.黑龙江中医药，2010，3，46-47.

倪晓霓.大蓟与小蓟的研究现状及展望［J］.时珍国医国药，2005，16（6）：548-549.

第九章　经验药组

一、葛根　黄芩　黄连

【药物功效】

葛根、黄芩、黄连为临床常用的清热燥湿、表里双解药对。

葛根为豆科植物野葛或甘葛藤的干燥根。味甘、辛，性凉。归脾、胃经。具有发表解肌，升阳透疹，解热生津之功效。本品主要含葛根素、葛根木糖苷、大豆黄酮苷等异黄酮素，葛根苷 A、B、C，三萜类葛皂醇，及部分微量元素等。

黄芩为唇形科植物黄芩的干燥根。味苦，性寒。归肺、胆、脾、大肠、小肠经。具有清热燥湿，泻火解毒，凉血止血，黄芩具有安胎（之）功效。本品主要有以黄芩苷及其苷元黄芩素等为主的黄酮类成分，β-谷甾醇，苯甲酸，氨基酸等成分。

黄连为毛茛科植物黄连、三角叶黄连或云连的干燥根茎。味苦，性寒。归心、肝、胃、大肠经。具有清热燥湿，泻火解毒之功效。本品含有小檗碱、黄连碱、甲基黄连碱等大量生物碱，还含有阿魏酸、黄柏酮、黄柏内酯等成分。

【配伍功效】

葛根发表解肌，治项背强，能引胃气上升且解酒毒；黄芩清泄脾胃、肝胆、大肠及膀胱诸经湿热，又善入肺胃、胆经清气分实热；黄连功与黄芩相似，尤长于清中焦、大肠湿热，清心除烦。《长沙药解》："葛根，解经气之壅遏，清胃腑之燥热，达郁迫而止利，降冲逆而定喘。"《神农本草经百种录》："黄芩中空而色黄，为大肠之药，故能除肠胃诸热病。"《长沙药解》："黄芩，清相火而断下利，泻甲木而止上呕，除少阳之痞热，退厥阴之郁蒸。"《本经疏证》："湿热阻中，与黄连为耦。"《长沙药解》："连、芩清君相之火，葛根降阳明之逆也。"故三药伍用，相互促进，相须为用，不仅加强清利肺胃、大肠实热之力，同时燥湿力亦强，还兼能解表。

【药理作用】

1. 葛根

（1）葛根总黄酮和葛根素能明显扩张冠状动脉，可能为直接松弛血管平滑肌的作用，且葛根素有明显的降压作用，对周围微血管和脑血管障碍的血流量具有明显的改善作用，减少血管阻力。

（2）葛根素可产生轻中度冠脉扩张作用，具有抗心律失常，降压等作用。

（3）葛根总黄酮对四氯化碳所致大鼠慢性肝损伤的保护作用，其机制可能与清除氧自由基、抗脂质过氧化和抗纤维化有关。

（4）葛根素对各段肠道平滑肌运动都有明显抑制作用，并随浓度增加而加强。

（5）葛根对急性酒精中毒具有显著的解酒作用。

（6）葛根提取物对小鼠 ECA 腹水癌实体型，S180 肉瘤，Lewis 肺癌等均有一定的抑制作用。

2. 黄芩

（1）黄芩苷、黄芩素有抗炎、抗变态反应、保护骨质的作用。

（2）黄芩对过敏性哮喘有显著的抑制作用或缓解作用。

（3）黄芩对实验性发热有显著的解热降温作用，黄芩黄酮类成分具有显著的广谱的抗菌、抗病毒作用。

（4）黄芩苷、黄芩素可促进家兔胆汁分泌，使血中高胆红素含量降低；黄芩有显著保肝作用，黄芩黄酮能使动物血清中升高的转氨酶 ALT、AST 显著下降。

（5）黄芩新素可明显降低高脂血症大鼠的血清总胆固醇和肝内甘油三酯，并抑制葡萄糖向脂肪转化。

（6）黄芩有显著的镇静、降压、解痉、利尿、抗凝作用。

（7）黄芩还有抗氧化、抗白内障、抗癌作用。

3. 黄连

（1）4 种黄连生物碱：小檗碱，药根碱，黄连碱和巴马亭对革兰氏阳性菌，革兰氏阴性菌和酵母菌均具有抑制活性的作用。

（2）黄连素能抑制豚鼠结肠平滑肌钙离子激活钾通道和延迟整流钾通道的开放，这可能是其治疗运动性腹泻的机制之一。

（3）黄连素可使肿瘤细胞周期阻滞在 G 期，抑制肿瘤细胞的分裂增殖，且具有抑制肿瘤生长促进剂的功能。

（4）黄连的小檗碱具有保泰松样的抗炎、解热作用，能增强白细胞的吞噬作用，能激活巨噬细胞。

（5）小檗碱有降压作用，可直接扩张血管、抑制血管运动中枢、抗肾上腺素等。能提高心、脑和全身的耐缺氧能力。还有抗心律失常的作用。

（6）小檗碱有显著的抑制血小板聚集的作用，降脂作用，及抑制肝脏糖原异生和促进葡萄糖酵解而起到降糖作用。

从以上药理作用看，该药对清热燥湿作用与三药的解热、抗炎等药理作用有关。

【药对配方】

（1）汉代·张仲景《伤寒论》之"葛根芩连汤"。

（2）明代·孙一奎《赤水玄珠》之"葛根黄芩汤"。

（3）清代·吴谦《医宗金鉴》之"升麻葛根汤"。

【药对用量】

刘老将葛根、黄芩与黄连配伍使用时，其用量比例关系通常为 10：5：3，常用剂量为葛根 20g、黄芩 10g 和黄连 6g。若小儿用药则减半使用。

【临证运用】

用于治疗表邪转里，邪热下利（急性肠炎），对治疗饮酒过度、嗜食肥甘等引起的里热盛或兼表证之"代谢综合征"（高血脂、酒精肝等）。

（1）外感表证未解，热邪入里：葛根芩连汤：葛根、黄芩、黄连、甘草，可以解肌发表，清热止利，治身热，下利臭秽，肛门有灼热感，心下痞，胸脘烦热，喘而汗出，口干而渴。再如葛根黄芩汤：葛根、黄芩、黄连、芍药、石膏、五味子、甘草，可以治咳而汗出，发热咳嗽。

（2）《赵锡武医疗经验》加味葛根芩连汤（石膏、葛根、金银花、杭白芍、黄芩、甘草、黄连、全蝎、蜈蚣）治疗脊髓灰质炎（小儿麻痹症）的急性期。

（3）丁元庆经验，用葛根芩连汤加味治疗湿热头痛，有良好的效果。

【毒副作用】

《本草纲目》："无毒。"在常规剂量服用无明显不适，胃虚呕恶，脾虚泄泻，五更泄泻者均慎用。《本草经疏》："脾肺虚热者忌之。凡中寒作泄，中寒腹痛，肝肾虚而少腹痛，血虚腹痛，脾虚泄泻，肾虚溏泻，脾虚水肿，血枯经闭，气虚小水不利，肺受寒邪喘咳，及血虚胎不安，阴虚淋露，法并禁用。"黄连大剂量使用也会出现苦寒伤脾。如食欲减退、胃痛、恶心、泄泻等不良反应。作为配伍药，没有必要大剂量使用。

【参考文献】

陈明锴，罗和生，余保平．黄连素对结肠平滑肌细胞膜钙激活钾通道和延迟整流钾通道的影响［J］．中国药理学通报，2004，06：632-635.

刁汇玲，孙晖，高金祥，等．葛根素对大鼠离体肠道平滑肌运动的影响及其机制［J］．中国老年学杂志，2013，16：3897-3899.

杜德极，石小枫，冉长清，等．葛根的抗肿瘤作用研究［J］．中药药理与临床，1994，02：16-20.

冯今明，许丽芬，蔡潮钟，等．黄芩甙-锌配合物的合成与表征［J］．南京铁道医学院学报，1988，02：9-10.

高学清，汪何雅，钱和，等．葛根和葛花对急性酒清中毒小鼠的解酒作用［J］食品与生物技术学报，2010，06：621-627.

柯元南，于凤春，范礼理，等．葛根素对人冠状动脉扩张作用的初步观察［J］．中日友好医院学报，1988，01：27-30.

刘新文，李欣，杨燕宁，等．黄芩黄酮对硒性白内障晶状体抗氧化酶表达的影响［J］．中国生物化学与分子生物学报，2002，04：511-514.

钱伟丽，刘法彬，王海燕．黄连素抗癌机制研究概况［J］．今日科苑，2009，24：15.

王雯．基于黄芩抗流感病毒研究的中药药效影响因素探讨［D］．北京中医药大学，2011.

邢杰．黄芩苷在动物体内的吸收和代谢研究［D］．沈阳药科大学，2005.

徐华东．葛根素的提取及纯化新工艺研究［D］．广西大学，2007.

杨勇，叶小利，李学刚．4种黄连生物碱的抑菌作用［J］．时珍国医国药，2007，12：3013-3014.

喻松仁，程绍民，周步高等. 葛根总黄酮对大鼠慢性肝损伤的保护作用 [J]. 江西中医学院学报，2010，01：70-72.

二、巴戟天　续断　狗脊

【药物功效】

巴戟天、续断、狗脊为临床常用的补肾壮阳药对。

巴戟天为茜草科植物巴戟天的干燥根。味甘、辛，性微温。归肝、肾经。具有补肾阳，强筋骨，祛风湿之功效。本品根含甲基异茜草素、甲基异茜草素-1-甲醚，大黄素甲醚，2-羟基羟甲基蒽醌等蒽醌类成分。还含水晶兰甙，四乙酰车叶草甙，葡萄糖，甘露醇，β-谷甾醇，棕榈酸等成分。根皮含锌、锰、铁、铬等23种元素。

续断为川续断科植物川续断或续断的干燥根。味苦、辛，性微温。归肾、肝经。具有补益肝肾、强筋健骨、疗伤续折之功效。主要成分为刺楸皂苷A、川续断皂苷B、生物碱、挥发油、维生素等。

狗脊为蚌壳蕨科植物金毛狗脊的干燥根茎。味苦、甘，性温。归肾、肝经。具有补肝肾、强腰脊、除风湿、利关节之功效。主要含有棉马酚、多量淀粉。其甲醇提取物水解后产生山柰醇。其柔毛含鞣酸和色素。

【配伍功效】

巴戟天补虚损劳伤、强筋健骨，续断行血破瘀、调血脉、续筋骨，狗脊主腰背，强关机，缓急周痹，寒湿膝痛，凡邪气之在骨关间者皆能治之，颇利老人。《本草新编》："巴戟天，温补命门，又大补肾水。补药中翘楚。"《神农本草经》曰："巴戟天，强筋骨，安五脏。"《玉楸药解》："行血破瘀，敛营补损。续断行瘀血而敛新血，崩漏、癥瘕、痈疽、瘰疬、淋漓、痔瘘、跌打、金疮诸血，能止能行，有回虚补损、接骨续筋之力。"《神农本草经百种录》："狗脊能入筋骨机关之际，去其凝滞寒湿之气，而使之利健强捷也。"故三药伍用，相互促进，相须为用，使得不仅能增强其补益肝肾、强壮筋骨之力，还能祛寒湿痹痛、疗折伤。

【药理作用】

1. 巴戟天

（1）巴戟天能增强下丘脑-垂体-卵巢促黄体功能，促进卵巢排卵和黄体生成。

（2）巴戟天多糖具有降血糖及抗氧化作用。

（3）巴戟天对去卵巢所致大鼠骨质疏松症具有预防作用。

（4）巴戟天多糖对成骨细胞凋亡的具有保护作用。

（5）巴戟天寡糖具有抗抑郁作用。

2. 续断

（1）续断具有增强抗疲劳、抗缺氧、促进小鼠腹腔巨噬细胞吞噬能力等增强免疫的作用。

（2）续断苷在一定浓度范围内能促进人成骨细胞的分化与增殖。

（3）续断提取物对非酒精性脂肪肝小鼠具有保肝降脂作用，其有效部位 B-2 能显著降低非酒精性脂肪肝小鼠肝脏内脂肪聚积和脂质过氧化损伤，能明显修复脂肪肝病变。

3. 狗脊

（1）金毛狗脊叶黄酮提取物具有较强的抗氧化功能。

（2）顶芽狗脊提取物对金黄色葡萄球菌、大肠杆菌、痢疾杆菌具有抑菌作用，但对酵母菌无效。

（3）狗脊能促进成骨细胞增殖及分化。

从以上药理作用看，该药对补肝肾、强筋骨作用与三药的增强机体免疫功能等药理作用有关。

【药对配方】

历代古籍尚无此药对配伍方剂。常用于补肾方中加减伍用。

【药对用量】

刘老将巴戟天、续断与狗脊配伍使用时，其用量比例关系通常为 1：1：1，常用剂量为巴戟天 20g、续断 20g 和狗脊 20g。若小儿用药则减半使用。

【临证运用】

用于阳痿遗精，宫冷不孕，月经不调，少腹冷痛，风湿痹痛，筋骨痿软。用于治疗肾阳虚损引起的各种病证。

（1）温补肾阳、益筋健骨：此药对配伍菟丝子、肉苁蓉等其他补阳药治疗肾阳虚引起的各种病证。治疗肾性水肿，腰痛，男子阳痿早泄、前列腺炎，女子月经不调、不孕不育等辩证为肾元虚衰的临床疾病。

（2）刘尚义经验，治疗肾阴虚的腰痛等其他疾病亦佐以此药对，取"善补阴者，必于阳中求阴，则阴得阳升，而泉源不竭"之意。

（3）邹孟城经验，三药配伍佐以其他药物治疗肥大性脊柱炎和腰椎增生肥大，有显著疗效。

（4）朱南孙经验，三药配伍加以补气养血药物，治疗多年月经不调及不孕不育虚证，效果明显。

（5）《名师垂教》中描述：三药配伍加味治疗肝肾不足引起的头晕目眩、心悸、失眠等疾病亦有显著效果。

（6）黄文东经验，三药配伍加味治疗小儿肾虚遗尿效果显著。

【毒副作用】

巴戟天《本草纲目》："无毒。"常规剂量内水煎服及长期服用均无不良反应。《本草新编》："盖续断气温，多用则生热，热生则火炽矣。少用则温而不热，肾水反得之而渐生。"续断大剂量水煎服味很苦，可能有胃不适和恶心反应。作为配伍药，没有必要大剂量使用。狗脊，有内热的病人服之会上火。

【参考文献】

蓝苑元, 雷宁, 张晓菲, 等. 续断提取物对非酒精性脂肪肝小鼠调脂保肝作用及其有效部位研究 [J]. 中草药, 2011, 12：2497-2501.

李楠, 王和鸣, 郭素华, 等. 巴戟天多糖含药血清对体外培养成骨细胞凋亡的保护作用观察 [J]. 中国骨伤, 2008, 01：39-41.

林燕如. 金毛狗脊叶黄酮提取纯化和抗氧化性研究 [D]. 南昌大学, 2010.

刘霄. 巴戟天多糖的降血糖和抗氧化作用研究 [J]. 中药材, 2009, 06：949-951.

欧阳蒲月, 杨斌, 陈功锡, 等. 顶芽狗脊提取物抑菌活性的初步研究 [J]. 中药材, 2012, 01, 111-115.

石扣兰, 李丽芬, 李月英, 等. 川续断对小鼠免疫功能的影响 [J]. 中国药理与临床, 1998, 01：37-38.

王莹, 巴戟天. 葫芦巴和补骨脂对去卵巢大鼠骨质疏松症的作用及机理探讨 [D]. 中国中医科学院, 2013.

于海涛, 李慧, 章琦, 等. 狗脊炮制品中促进成骨细胞增殖分化成分的筛选 [J]. 中成药, 2012, 06：1139-1142.

郑志永. 续断苷对人成骨细胞增殖与分化作用研究 [J]. 山东中医药大学学报, 2006, 05：388-389.

邹连勇, 张鸿燕. 巴戟天寡糖抗抑郁作用的研究进展 [J]. 中国新药杂志, 2012, 16：1889-1891+1945.

三、黄芪　百合　薏苡仁

【药物功效】

黄芪、百合、薏苡仁为临床常用的补气滋阴兼以健脾化湿药对。

黄芪为豆科多年生植物蒙古黄芪或膜荚黄芪的干燥根。味甘, 性温。归肺、脾经。具有补气固表, 利尿托毒, 排脓, 敛疮生肌之功效。本品主要含黄芪皂苷Ⅳ等三萜皂苷类, 黄芪多糖 FB 等多糖类, 芒柄花素、熊竹素等黄酮类, 20 多种氨基酸, 核黄素、烟酸等维生素, 香草酸、阿魏酸等有机酸以及亚油酸、亚麻酸等脂肪酸等成分。

百合为百合科植物卷丹、百合或细叶百合的干燥肉质鳞叶。味甘, 性寒。归肺、心经。具有养阴润肺, 清心安神之功效。主要含淀粉、蛋白质等营养成分, 以及秋水仙碱等成分。

薏苡仁为禾本科植物薏苡的干燥成熟种仁。味甘、淡, 性凉。归脾、胃、肺经。具有健脾渗湿, 除痹止泻, 清热排脓之功效。主要含蛋白质、脂肪酸、碳水化合物、糖类、少量维生素 B1, 亮氨酸、赖氨酸等氨基酸。还含有薏苡素、薏苡脂、薏苡内脂、α-β-谷甾醇、三萜化合物等成分。

【配伍功效】

黄芪补中气、行营气而固表, 百合清补肺金、敛降肺气、益心安神, 薏苡仁燥土清金、健脾除湿、降气。《长沙药解》:"黄芪, 入肺胃而补补气, 走经络而益营。""凉金泻热，清肺除烦。百合凉金润燥，泻热消郁，消肃气分之上品。"《神农本草经百种录》："薏苡仁甘淡冲和，质类米谷，又体重力厚，故能补益胃气，舒筋除湿中虚，故又能通降湿热使下行。"《本草新编》："疗湿痹有神，舒筋骨拘挛，止骨中疼痛，消肿胀，利小便，开胃气，亦治肺痈。"故三药伍用，补肺气、润肺金，降肺气，兼以安神、补中土、除湿气，相得益彰。

【药理作用】

1. 黄芪

（1）黄芪以及黄芪多糖能增强和调节免疫功能。
（2）黄芪有防治心脑血管疾病、癌症，黄芪中的硒有延缓衰老的作用。
（3）黄芪可显著增强实验动物对各种劣性刺激的耐受力，且能显著增强小鼠肌力，有显著的抗疲劳作用。
（4）黄芪有促进造血的功能及有弱的抗凝抗栓作用。
（5）黄芪煎剂对流感病毒、新城病毒等有一定的抑制作用。
（6）黄芪多糖对胃癌细胞的生长抑制及诱导凋亡作用。

2. 百合

（1）百合有止咳、祛痰、平喘的作用。
（2）百合水提液或水提醇沉剂可延长正常常压耐缺氧条件下试验动物的存活时间。
（3）百合水提液小鼠灌胃可抑制二硝基氯苯所致的迟发型过敏反应。

3. 薏苡仁

（1）薏苡素对菌体复合多糖类引起的发热有较好的解热作用；有较弱的中枢抑制作用，对大鼠有镇静作用。
（2）薏苡仁具有降低肌肉收缩的作用。
（3）薏苡仁对体液免疫有增强作用。
（4）薏苡仁有降糖、降脂的作用。
（5）薏苡仁能抑制肿瘤细胞的分裂增殖，诱导肿瘤细胞凋亡，抑制肿瘤细胞的转移抑制肿瘤血管的形成。
从以上药理作用看，该药对扶正祛邪、滋阴补气作用与三药的抗衰老、增强免疫等药理作用有关。

【药对配方】

（1）明代·薛己《校注妇人良方》之"宁肺桔梗汤"。
（2）唐代·王焘《外台秘要》之"桔梗汤"。

【药对用量】

刘老将黄芪、百合与薏苡仁配伍使用时，其用量比例关系通常为1:1:1，常用剂量为黄芪20g、百合20g和薏苡仁20g。若小儿用药则减半使用。

【临证运用】

用于气阴两虚所引起的咳嗽咳喘，肺痈，心神烦满，临床上为支气管扩张，哮喘，肺脓肿，防治肺癌等疾病。

（1）阴虚发热，骨蒸潮热，盗汗，遗精，黄芪、百合与甘草伍用，可治疗阴分有火盗汗。大补阴丸：百合、黄芪、熟地黄、龟甲、猪脊髓，治阴虚火旺，骨蒸潮热，盗汗遗精，咳嗽咯血，腰膝酸软。再如知柏地黄丸：百合、黄芪、熟地黄、山茱萸、山药、泽泻、茯苓、牡丹皮，可以治阴虚火旺之咯血、咽痛、遗精盗汗、手足心热。

（2）刘尚义经验，三药随证配伍可以治疗肿瘤患者放化疗后出现气阴两虚兼夹湿证，具有扶正祛邪之效。

（3）朱丹溪治疗肺痈，咳嗽脓血，咽干多咳，大小便赤涩的桔梗汤即由杏仁、薏苡仁配伍贝母、当归、瓜蒌仁、枳壳、桑白皮、防己、甘草、百合、黄芪组成。

（4）肺脓肿恢复期，表现为身热渐退，咳嗽减轻，脓痰日见减少，或有胸胁隐痛，短气，自汗盗汗，心烦，口燥咽干者，选用沙参清肺汤加减（北沙参、白芨、生黄芪、太子参、桔梗、冬瓜仁、薏苡仁、百合、玉竹、地骨皮）以益气养阴、扶正托邪。

（5）翟竹亭经验，治疗肝郁腹痛，意以补肺平木，方用百合补肺汤。此对肝实腹痛，用补金刑木之法有显著疗效。

【毒副作用】

《本草纲目》："无毒。"黄芪，《本草经疏》："胸膈气闷，肠胃有积滞者勿用；阴盛阳虚者忌之；上焦热甚，下焦虚寒者忌之；病人多怒，肝气不和者勿服；痘疮血分热甚者忌之。"常规剂量内水煎服及长期服用均无不良反应。辨证不当，或剂量过大，会有上火、胀气、胸闷的不良反应。

【参考文献】

杜萌，丁安伟，陈彦. 薏苡仁化学成分及其防治肿瘤作用机制研究 [J]. 吉林中医药，2012，02：195-198+201.

胡敏敏，蔡宝昌，张志杰，等. 百合多糖的药效学研究 [J]. 中药新药与临床药理，2007，02：107-109.

塞冬. 黄芪中的硒对心脑血管疾病作用的研究 [J]. 锦州医学院学报，1994，02：16-17.

谢少茹，沈洪，赵崧，等. 黄芪多糖对胃癌细胞的生长抑制和促凋亡作用 [J]，2009，05：101-103.

徐宪席. 重用薏苡仁治疗疑难病症的体会 [C]. 中国中医药学会中医药临床和外治疗法学术会议，1999.

姚金凤，王志新，张晓勇，等. 黄芪多糖的免疫调节作用及抗肿瘤作用研究进展 [J]. 大连大学学报，2003，06：101-104.

叶敏. 薏苡仁水提液对免疫抑制小鼠免疫功能的影响 [J]. 安徽医药，2006，10：727-729.

张明发，沈雅琴. 薏苡仁的降糖降脂作用研究进展 [J]. 中国执业药师，2011，03：12-15.

赵秀玲. 百合的营养成份与保健作用［J］. 中国林副特产, 2009, 05：101-103.

四、北沙参　天冬　麦冬　五味子

【药物功效】

北沙参、天冬、麦冬、五味子为临床常用的养阴清肺、益胃生津药对。

北沙参为伞形科植物珊瑚菜的干燥根。味甘、微苦，性微寒。归肺、胃经。具有润肺止咳，养胃生津之功效。本品根皮中含欧前胡素、异欧前胡素等14种香豆素类等及1种香豆素苷；还含有大量黏多糖，磷脂、生物碱及挥发油等。

天冬为百合科植物天门冬的块根。味甘、微苦，性寒。归肺、肾经。具有滋阴润燥，清肺生津之功效。主要含有甾体皂苷等皂苷类，天冬多糖A、B、C、D，新酮糖，寡糖等多糖类以及天门冬酰胺等19种氨基酸。

麦冬为百合科植物麦冬的干燥块根。味甘、微苦，性微寒。归心、肺、胃经。具有养阴生津，润肺，清心之功效。主要含麦冬皂苷A、B、C、D，及甾体皂苷：麦冬皂苷B′、C′、D′；含甲基沿阶草酮甲、乙，甲基麦冬酮甲、乙，异麦冬酮甲等异黄酮类；以及麦冬低聚糖A、B、C等黏多糖类和豆甾醇等成分。

五味子为木兰科植物五味子的干燥成熟果实。味酸、甘，性微温。归肺、心、肾经。具有收敛固涩，益气生津，补肾宁心。主要含有木脂素五味子素等，以及有机酸、挥发油等成分。

【配伍功效】

北沙参泻肺气之热，天冬、麦冬养阴润肺，五味子敛肺、滋肾、生津。《本草逢原》中记载："补中益肺气者，用以清理脾胃之虚热，则津液复而正气受益矣。洁古言，肺寒用人参，肺热用沙参。好古言，沙参性寒，补五脏之阴，总未达轻虚泄热之义也。"《本经疏证》曰："盖天门冬之为物，质柔润，性滋腻。而麦门冬，强阴，益精，保定肺气。"《长沙药解》云："清金而生水者，天冬是也。""麦冬，清凉润泽，凉金泻热，生津除烦、泽枯润燥之上品。"《本经》："主益气、咳逆上气，劳伤羸瘦，补不足，强阴，益男子精。"故四药伍用，相辅相成，相须为用，则清肺润燥，益气生津的功效显著。

【药理作用】

1. 北沙参

（1）北沙参有较弱的解热、镇痛作用并且有一定的抗炎和抗菌作用。

（2）北沙参带根皮有明显的祛痰作用，欧前胡素有平喘作用。

（3）北沙参多糖对应激性和药物性胃溃疡有保护和抑制作用，能使胃酸、胃蛋白酶明显降低，大剂量对胃液量也有一定的抑制作用。

（4）北沙参煎剂对应激性溃疡有显著的抑制作用。

2. 天冬

（1）天冬可使外周血管明显扩张，血压下降，心收缩力加强，有明显的强心作用；天门冬酸钾镁有明显的抗心肌缺血作用。

（2）天门冬有抑制肿瘤细胞的作用。

（3）天门冬有保护胃黏膜的作用，天冬黏液质有促进胃肠腺体分泌的作用。

（4）天门冬素有一定的镇咳平喘作用，对多种细菌有抑制作用。

（5）天门冬具有抗氧化、抗衰老的作用。

3. 麦冬

（1）麦冬活性多糖可保护心肌细胞，同时具有抑制心肌缺血造成的自由基生成增加和清除氧自由基的作用。

（2）麦冬具有改善胰岛信号传导，抗糖尿病作用。

（3）麦冬皂苷 D 通过促进衰老细胞的增殖，修复衰老时的细胞形态，具有抗衰老的作用。

（4）襄麦冬提取物对灰葡萄孢菌、终极腐霉、立枯丝核菌的菌丝生长和立枯丝核菌、灰葡萄孢菌、齐整小核菌、终极腐霉、尖镰孢菌黄瓜转化型的孢子萌发均有良好的抑制作用。

4. 五味子

（1）五味子素对呼吸有兴奋作用，且五味子对小鼠有明显的镇咳、祛痰作用。

（2）五味子对肝损伤有明显的保护作用。

（3）五味子有抗疲劳和抗衰老作用。

（4）五味子有显著的升高血压作用及强心作用。

（5）五味子有抑制胃酸、抑制溃疡的作用，能促进胃肠道吸收。

从以上药理作用看，该药对养阴清肺、益胃生津作用与四药祛痰镇咳、对胃黏膜有保护作用等药理作用有关。

【药对配方】

金代·张元素《医学启源》之"生脉散"。

【药对用量】

刘老将北沙参、天冬、麦冬、五味子配伍使用时，其用量比例关系通常为20：20：20：3，常用剂量为北沙参20g、二冬20g和五味子3g。北沙参、二冬运用时若小儿用药则减半使用。

【临证运用】

肺阴不足或燥热伤肺之干咳少痰，或痨嗽久咳，咽干喑哑等证以及热病伤阴，胃阴不足之口渴咽干、嘈杂干呕。

（1）肺阴不足或燥热伤肺之干咳少痰，主治温热、暑热、耗气伤阴证。或痨嗽久咳汗多神疲，体倦乏力，气短懒言，咽干口渴，舌干红少苔，脉虚数。临床常用于治疗肺结核、慢性支气管炎、神经衰弱所致的咳嗽。

（2）胃阴不足，用于治疗胃脘隐痛，嘈杂，口干，五心烦热，消瘦乏力，大便干结，舌红少津，脉细数。临床上用于治疗急慢性胃炎，功能性消化不良等消化道疾病。

（3）严苍山经验，此药对配伍加减治疗肺结核病后，潮热津亏之证。

（4）程门雪经验，此药对配伍加减治疗肺损及肾、肺阴亏耗，虚风内动而导致肺清不降、头面汗多，神识昏蒙不清。

【毒副作用】

《本草纲目》："无毒。"《本经疏证》曰："麦冬，有热而胃兼有湿滞，即不可施。"《本草新编》，"五味子，多用反无功，少用最有效。"

【参考文献】

高晔，徐美术，顾文涛. 五味子提取物对小鼠免疫性肝损伤保护作用的实验研究［J］. 中国中医药科技，2003，03：133.

罗俊，龙庆德，李诚秀，等. 地冬与天冬的镇咳、祛痰及平喘作用比较［J］. 贵阳医学院学报，1998，02：24-26.

王健. 北沙参加工方法的考证［J］. 中药材，1990，10：28-30.

王秀娟. 五味子多糖软胶囊的研制及其抗疲劳保健功效的研究［D］. 吉林农业大学，2012.

武晓群. 沙参麦冬汤和麦冬皂苷D延缓衰老的作用及机制研究［D］. 南京中医药大学，2012.

向辉，邱云波. 五味子药效与临床应用研究［C］. 中国药理会，2011：2.

肖作奇. 湖北麦冬多糖质量控制与抗糖尿病活性研究［D］. 华中科技大学，2014.

邢东炜，张闽光. 天冬抗癌肿瘤作用研究概述［J］. 实用中医药杂志，2005，04：253.

徐从立. 中药天冬活性成分研究［D］. 第二军医大学，2004.

徐德生，冯怡，周跃华，等. 麦冬多糖中抗急性心肌缺血活性部位研究［J］. 中成药，2004，10：60-65.

余海忠，孙永林，廖雪义，等. 襄麦冬粗提物抗菌活性初步研究［J］. 襄樊学院学报，2010，05：20-24+27.

五、紫菀　款冬花　百部

【药物功效】

紫菀、款冬花、百部为临床常用的润肺化痰止咳的药对。

紫菀为菊科植物紫菀的根及根茎。主产于东北、华北、西北及河南、安徽等地。春、秋二季采挖，除去有节的根茎，编成辫状晒干，切厚片生用，或蜜炙用。味苦、辛、甘，微温。归肺经。具有润肺化痰止咳之功效。本品含紫菀皂苷A～G、紫菀苷、紫菀酮、紫菀五肽、紫菀氯环五肽、丁基-D-核酮糖苷、槲皮素、无羁萜、表无羁萜醇、挥发油等。

款冬花为菊科植物款冬的花蕾。主产于河南、甘肃、山西、陕西等地。12 月或地冻前当花尚未出土时采挖，除去花梗，阴干，生用，或蜜炙用。味辛、微苦，温。归肺经。具有润肺下气，止咳化痰之功。本品含生物碱款冬花碱、克氏千里光碱及倍半萜成分款冬花素、甲基丁酸款冬花素酯、去乙酰基款冬花素；三萜成分款冬二醇、山金车二醇；芸香苷、金丝桃苷、精油、氨基酸及鞣质等。

百部为百部科植物直立百部蔓生百部或对叶百部的块根。主产于安徽、江苏、湖北、浙江、山东等地。春、秋二季采挖，除去须根，洗净、置沸水中略烫或蒸至无白心，取出，晒干，切厚片生用，或蜜炙用。味甘、苦，微温。归肺经。具有润肺止咳，杀虫灭虱之功效。本品含多种生物碱：如百部碱、百部定碱、原百部碱、次百部碱、直立百部碱、对叶百部碱、蔓生百部碱等，还含糖、脂类、蛋白质、琥珀酸等。

【配伍功效】

款冬花、紫菀，其性皆温，但温而不燥，既可化痰，又能润肺，咳嗽无论寒热虚实，病程长短均可用之。临床上二者常配对应用，用于久咳劳嗽之慢性气道炎症。《金匮要略》中用款冬花和其他药物配伍治疗喘而上气，喉中水鸡声的哮喘证，方用射干麻黄汤。《凌晓五医案精华》中，炙冬花治疗久嗽伤阴，已成肺痿咳嗽。《张千里医案精华》中治疗咳血无虚月，秋仲大吐血，血去络空，胃脉逆上，形寒食少，便溏上气不得卧，脉虚滞，右滑数的咳血证。赵海仙用紫菀茸配伍款冬花和其他药物治疗咳嗽失血，其根深，又因肝郁不舒，胁肋胀痛脉细无力为主要表现的肝肺肾三脏俱损的虚怯证。《王旭高医案精华》中病人喘哮气急，病初寒入肺俞，痰凝胃络而起久发不愈者。尤在泾曾用紫菀和其他药物配伍治疗产后恶露不行，小腹作痛，渐见足肿面浮喘咳。《本经疏证》《千金》《外台》均有记载，凡治咳逆久咳，并用紫菀、款冬者十方而九。虽然两者都可以治疗咳逆久咳，但在具体功效上仍有区别。唾脓血失音及风寒水气盛者，多用紫菀；款冬则每同温剂、补剂用者为多。紫菀重在止咳，款冬花尤善祛痰。古今治咳喘诸方中，二者每多同用，则止咳化痰之效益彰。

【药理作用】

1. 紫菀

（1）祛痰作用。

（2）镇咳作用。

（3）对大肠杆菌、痢疾杆菌、伤寒杆菌、副伤寒杆菌、绿脓杆菌有一定抑制作用。

（4）治肺结核、支气管扩张、肺癌咯血。

（5）通便。

（6）抗肿瘤活性、抗氧化活性、抗菌作用。

2. 款冬花

（1）药理活性止咳、祛痰和平喘。

（2）抗血小板活化因子的作用、血毒性。

（3）对消化系统作用降血糖作用。

3. 百部

（1）具有驱虫作用、杀虫作用、
（2）镇咳平喘作用。
（3）神经肌肉传导作用。
（4）抗肿瘤作用。
（5）抗菌作用。

【药对配方】

（1）《本草图经》中用于治疗久嗽不瘥。其方为：紫菀（去芦头）、款冬花各一两、百部半两。三物捣罗为散每服三钱匕，生姜三片乌梅一个，同煎汤调下食后、欲卧。早晚各一服。

（2）《金匮要略》中用款冬花和其他药物配伍治疗喘而上气，喉中水鸣声的哮喘证，方用射干麻黄汤。

【药对用量】

刘老将三药配伍使用时，其用量比例关系通常为 1：1：1，常用剂量为紫菀 10g、款冬花 10g、百部 10g。运用三药药对配伍治疗便秘时，可适量增加紫菀用量，具体用量依据临床实际情况而调整。

【临证运用】

（1）治小儿咳逆上气，喉中有声，不通利：紫菀一两，杏仁（去皮尖）、细辛、款冬花各一分。上四味，捣罗为散，二三岁儿，每服半钱匕，米饮调下，日三，更量大小加减。（《圣济总录》）

（2）治妊娠咳嗽不止，胎动不安：紫菀一两，桔梗半两，甘草、杏仁、桑白皮各二钱半，天门冬一两。上细切，每服三钱。竹茹一块，水煎，去滓，入蜜半匙，再煎二沸，温服。（《伤寒保命集》）

（3）治妇人卒不得小便：紫菀末，井华水服三指撮。（《千金方》）

（4）肺伤咳嗽：用紫菀花五钱，加水一碗，煎至七成，温服。一天服三次。

（5）治疗风邪犯肺证：方如：桔梗炒 1kg，荆芥 1kg，紫菀蒸 1kg，百部蒸 1kg，白前蒸 1kg，甘草炒 375g，陈皮 500g。（《医学心悟》）

（6）通便：前胡 10g，紫菀 10g，桔梗 10g，陈皮 10g，半夏 10g，白前 10g，枳壳 10g，甘草 6g，冬花 10g。（《朱良春用药经验集》）

【参考文献】

高学敏. 中药学 [M]. 北京：中国中医药出版社.
李娜，马世平，黄芳，等. 紫菀款冬配伍中紫菀的祛痰研究 [J]. 中国临应药理学与治疗学，2009，14（2）：159-162.
刘华蓉. 论慢性阻塞性肺疾病的辩证论治 [J]. 贵阳中医学院学报，2010，32（5），62-63.
张安玲，徐胤聪. 中医基础理论 [M]. 同济大学出版社.

六、当归 川芎 刘寄奴

【药物功效】

当归、川芎、刘寄奴为临床常用的活血化瘀经验药对。

当归为伞形科植物当归的干燥根。味甘、辛，性温。归肝、心、脾经。具有补血活血，调经止痛，润肠通便之功效。本品根茎含挥发油类藁本内酯、正丁酰内酯，以及阿魏酸、多糖类、油脂类等成分。

川芎为伞形科植物川芎的干燥根茎。味辛，性温。归肝、胆、心包经。具有活血行气，祛风止痛之功效。主要成分为生物碱类川芎嗪、黑麦碱、三甲胺等，以及酚性类阿魏酸、大黄酚等，和藁本内酯、川芎内酯等挥发油。

刘寄奴为菊科植物奇蒿的干燥全草。味苦，性温。归心、肝、脾经。具有破血疗伤，通经，止血止痛之功效。主要成分为奇蒿黄酮，香豆精，小麦黄素，脱肠草素，东莨菪素，伞形花内酯，三裂鼠尾草素，刘寄奴内酯，奇蒿内酯，西米杜鹃醇，橙黄胡椒酰胺乙酸酯，伞形香青酰胺，刘寄奴酰胺，棕榈酸，挥发油等。

【配伍功效】

当归甘温养血活血，气厚味薄，可升可降；川芎入肝经而辛温，可舒筋活血；刘寄奴善行淤血，能破癥行瘀。《药品化义》："经曰：'肝欲散，以辛散之，肝苦急，以甘缓之。'缓之散之，肝性所喜即所为补，故专入肝，以助血海，使血流行……有各归气血于经络之功，故名当归。"《长沙药解》："川芎，行经脉之闭涩，达风木之抑郁，止痛切而断泄利，散滞气而破瘀血。"《本草新编》："川芎，行血海，通肝经之脏，破症结宿血，产后去旧生新，凡吐血、衄血、溺血、便血、崩血，俱能治之。"《玉楸药解》："凡经期产后、汤火跌扑、血瘀诸证俱瘳，止便溺失血，金疮不收口并捷。"故三药配伍，相须为用，使得补血而不滞血，行血而不伤血，化瘀而不留滞。

【药理作用】

1. 当归

（1）当归增强免疫功能和抗变态反应。

（2）当归促进造血、抗凝和抗溶作用。抗心律失常、抗心肌缺血作用、缓解肺动脉高压及降脂作用。

（3）当归对子宫的双向调节作用。

（4）当归多糖 APS-bⅡ对多种肿瘤的增殖有抑制作用。

2. 川芎

（1）川芎有扩张微血管、降压、防治脑缺血、缓解肺动脉高压等作用。

（2）川芎嗪对麻醉犬有强心、加快心率的作用。

（3）川芎提取物对心肌缺血再灌注损伤有保护作用。

（4）川芎嗪阿魏酸对 ADP 诱导的血小板体内外聚集均有显著的抑制作用。

（5）川芎浸膏能使子宫收缩增强，直至挛缩；大剂量反使子宫麻痹，收缩停止。

3. 刘寄奴

（1）刘寄奴有抗血小板凝聚及抗血栓作用。

（2）动物实验证明，能解除平滑肌痉挛、加速血液循环。

从以上药理作用看，该药对活血化瘀作用与三药的抗凝、抗血栓等药理作用有关。

【药对配方】

（1）宋代·王怀隐《太平圣惠方》之"当归散"。

（2）清代·赵濂《伤科大成》之"吉利散"。

（3）清代·赵濂《伤科大成》之"定痛散"。

（4）清代·赵濂《伤科大成》之"壮筋续骨丹"。

（5）清代·赵濂《伤科大成》之"活血止痛饮"。

【药对用量】

刘老将当归、川芎与刘寄奴配伍使用时，其用量比例关系通常为 1：1：2，常用剂量为当归 10g、川芎 10g 和刘寄奴 20g。若小儿用药则减半使用。

【临证运用】

用于气滞血瘀所引起的妇女月经不调、崩漏、不孕不育等，跌扑外伤，出血症，各类内科疾病兼气滞血瘀证。

（1）治疗因气滞血瘀引起的月经量少或量多、血块、痛经、闭经、不孕不育等妇科疾病。

（2）《古今医统大全·伤损门》中"二十五味治损丸"当归、川芎、刘寄奴配伍乳香、没药等其他活血化瘀药物治疗一切损伤骨碎筋疼，不问轻重并治。

（3）此药对可治疗因瘀血而导致的各种出血症，如《丹台玉案·诸血门》中仙露饮（当归、川芎、益母草、阿胶、人参、刘寄奴、龙胆草、荆芥穗）治疗小便出血。

（4）《辨证录·接骨门》运用此药对配伍疗伤、活血、续骨的药物制成外用膏方治疗骨折。

（5）"除痹逐瘀汤"（当归，川芎，红花，刘寄奴，姜黄，路通，羌活，白芷，灵仙，桑枝，胆星，白芥子）功效活血化瘀，通络，除湿涤痰用于治疗风湿痹痛兼有气滞血瘀证。

【毒副作用】

《本草纲目》："无毒。"在常规剂量内水煎服没有不适反应。长期服用或大剂量（30g 以下）服用也没有明显不良反应。实验表明当归成分静注有一定毒性。当归药气较浓，个别没有服中药习惯的病人，服后可能有胃不舒和恶心反应。且其含有少量脂肪油，对大便正常的和干结的病人无影响，而对患有慢性腹泻或大便溏薄次数多的病人，可使腹部不舒和大便更稀更多。川芎剂量过大时要仔细观察，超量应用川芎有可能引起剧烈头痛等不良反应。

【参考文献】

陈德森，郭俐宏. 川芎提取物对大鼠心肌缺血再灌注损伤的影响［J］. 现代中西医结合杂志，2010，27：3427-3429.

陈曦，曹蔚，孙阳，等．当归多糖 APS-bⅡ的结构特征及体外抗肿瘤作用［J］科学技术与工程，2010，08：1839-1843.

李海强．中药川芎的现代基础研究及临床应用近况［J］．现代医药卫生，2008，13：1999-2001.

吕世静，何德，黄槐莲，等．当归注射液免疫功能的增强效应［J］．中国中药杂志，1989，11：45-47+64.

潘颖宜，孙文忠，郭忻，等．南刘寄奴和北刘寄奴抗血小板聚集及抗血栓形成药理作用的比较研究［J］．中成药，1998，07：45-47.

沈丕安．中药药理与临床应用［M］．北京：人民卫生出版社，2006.

谭载友，江涛，唐春萍，等，阿魏酸川芎嗪的抗血小板聚集作用［J］．中国新药杂志，2003，07：529-531.

肖军花，周健，丁丽丽，等．当归挥发油对子宫的双向作用及其活性部分筛选［J］．华中科技大学学报（医学版），2003，06：589-592+596.

曾贵云，周远鹏，张丽英，等．川芎嗪对犬心脏血流动力学的作用［J］．药学学报，1982，03：182-186.

七、瓜蒌壳　法半夏　黄连

【药物功效】

瓜蒌壳、法半夏、黄连为临床常用的清热化痰，宽胸散结药对。

瓜蒌壳来源于葫芦科植物栝楼或双边栝楼的干燥成熟果实的果皮，性寒，味甘、微苦。归肺、胃、大肠经。具有清热化痰，宽胸散结之功效。本品含多种油脂、有机酸类、甾醇类、三萜及其苷类、氨基酸、蛋白质类、无机元素、生物碱等。

法半夏为天南星科植物半夏的块茎，是植物半夏加白矾的炮制品。味辛、性温。归脾、胃、肺经。具有燥湿化痰之功效。其主要成分是生物碱类、氨基酸、亚油酸、琥珀酸棕榈酸、高龙胆酸、鸟苷、无甾醇、无机盐等。

黄连是毛茛科植物黄连、三角叶黄连或云连的干燥根茎。味苦，性寒。归心、脾、胃、肝、胆、大肠经。具有清热燥湿、泻火解毒之功效。主要成分为降氧化北美黄连次碱、3，4-二氢-6，7-二甲氧基异喹诺酮、8-氧化黄连碱、小檗碱、氧化小檗碱、原儿茶酸甲酯、丹参素甲正丁酯、反式-3，4-二甲氧基肉桂酸、阿魏酸正丁酯等。

【配伍功效】

瓜蒌壳清热化痰，利气宽胸；半夏燥湿化痰；黄连清热燥湿，三药合用常用于痰热互结之心下痞证。痰热互结证，治宜清热化痰，理气散结。瓜蒌壳清热化痰，理气宽胸，通胸膈之痹。黄连助瓜蒌清热降火，开心下之结。半夏降逆化痰，助瓜蒌消痰散结，散心下之痞。黄连、半夏合用，一苦一辛，苦降辛开。半夏与瓜蒌相伍，润燥相得，清热涤痰，如此则清热化痰、宽胸散结之功益著。三药相合，使痰去热除，结开痛止，为治胸脘痞痛之良剂。古之记载如《医方考》曰："黄连能泻胸中之热，半夏能散胸中之结，栝楼能下胸中之气。"《古今名医方论》："以半夏之辛散之，黄连之苦泻之，栝楼之苦润涤之，所以除热散结于胸中也。"《医宗金鉴》："黄连涤热，半夏导饮，栝楼润燥下行，合之以涤胸膈痰热，开胸膈气结，攻虽不峻，亦能突围而入，故名小陷胸汤。"《医林纂要》："黄连以泄结热，半夏以通阴阳，瓜蒌甘寒润滑，以清心肺之热，以荡上焦垢腻。胸中热必伤肺，此实以瓜蒌为君。"《伤寒来苏集·伤寒附翼》卷上："……为小结胸，是水与热结，凝滞成痰，留于膈上……法当泻心而涤痰。用黄连除心下之痞实，半夏消心下之痰结，寒温并用，温热之结自平。瓜蒌实色赤形圆，中含津液，法象于心，用以为君，助黄连之苦。且以滋半夏之燥，洵为除烦涤痰、开结宽胸之剂。"故三药合用，各司其职，互助其效，以得清热燥湿化痰，宽胸理气散结之功。临床上凡痰热互结之病证，均可灵活用之。

【药理作用】

1. 瓜蒌壳

（1）瓜蒌提取物有扩张微血管，改善心肌缺血，抗凝血及降脂等多种活性。

（2）瓜蒌中分离得到氨基酸有较好的祛痰作用。

（3）瓜蒌水提液有较好的抗菌作用，对大肠杆菌、霍乱杆菌、痢疾杆菌、伤寒杆菌、肺炎球菌、金黄色葡萄球菌等均有抑制作用。

（4）瓜蒌醇提取物对多种原因引起的胃黏膜损伤有抑制作用。

（5）瓜蒌提取物有抗肿瘤作用。

（6）瓜蒌壳能提高巨噬细胞活性及淋巴细胞的转化，可增强免疫力。

2. 半夏

（1）半夏醇提取物有显著的镇静催眠作用。

（2）半夏能诱导 HeLa 细胞凋亡的活性，从而有抗肿瘤的作用。

（3）半夏生物碱通过中枢抑制，有止呕的作用，对顺铂、吗啡所致的呕吐均有抑制作用。

（4）半夏生物碱能抑制炎症因子 PGE2 的产生与释放，从而具有抗炎作用。

（5）半夏提取物有明显化痰镇咳作用。

3. 黄连

（1）黄连提取物对多种细菌有杀灭作用，如肺炎双球菌、白厚杆菌、金黄色葡萄球菌、大肠杆菌、霍乱弧菌、淋球菌、结核杆菌等。

（2）黄连有抗内毒素作用。

（3）黄连有抗病毒作用，对流感病毒、单纯疱疹病毒、柯萨奇病毒等有抑制作用。

（4）黄连素对血糖有调节作用。

（5）黄连有抗心律失常、抗心力衰竭、治疗心肌炎等作用。

（6）黄连有一定抗脑缺血缺氧作用。

（7）黄连对各种原因引起的高血压均有较好的改善作用。

（8）黄连素有较好抗炎、抗肿瘤的作用。

（9）黄连素能抑制 T 细胞的活化和增殖，具有免疫调节作用，对自身免疫性肾炎有一定治疗作用。

（10）黄连能抗血小板聚集，从而达到抗血栓的作用。

从以上药理看出，该药对清热化痰、宽胸散结与药物抗炎、抗病毒、改善循环有关。

【药对配方】

（1）东汉·张仲景《伤寒论》之"小陷胸汤"。

（2）东汉·张仲景《金匮要略》之"瓜蒌薤白半夏汤"。

（3）东汉·张仲景《伤寒论》之"半夏泻心汤"。

（4）金代·李杲《兰室秘藏》之"中满分消丸"。

（5）清代·俞根《重订通俗伤寒论》之"柴胡陷胸汤"。

【药对用量】

刘老将瓜蒌壳、半夏、黄连配伍使用时，其用量比例关系通常为 10∶5∶3，常用剂量为瓜蒌壳 20g，半夏 10g，黄连 6g。张仲景《伤寒论》中则药量为瓜蒌壳大实一枚（20g），半夏半升（12g），黄连一两（6g），刘老与古代医家用量相似。小儿用量则减半。

【临证运用】

用于痰热互结引起的心下痞证，心慌胸闷（见于冠心病、肺心病、急性支气管炎）；痰热扰神之心烦眠差（见于失眠）；痰热蕴结肺胃之消渴，口干、多饮多尿等（见于糖尿病）；湿热蕴结膀胱之淋证、癃闭，尿频、尿急、尿痛，腰痛等（慢性肾小球肾炎、糖尿病性肾病、慢性肾盂肾炎、多囊肾等）；湿热内蕴所致的呃逆（见于胃炎、胆囊炎等病）；痰热互结之梅核气，自觉咽中不适，如有物梗阻感，咯之不出，咽之不下，犹如梅核塞于咽喉（见于咽部神经官能症、咽部异感症、慢性咽炎、围绝经期综合征等）。

（1）心下痞证，按之则痛；或心胸闷痛等：《伤寒论》："小结胸病，正在心下，按之则痛，脉浮滑者，小陷胸汤主之。"

（2）失眠：王孟英用小陷胸汤加减治疗痰热侵扰心神诸证，如因痰热扰及心神不眠，甚则烦躁谵语，王孟英用小陷胸汤加石菖蒲、竹茹、枳实、贝母，服之心神安定。

（3）消渴：痰热蕴结肺胃，灼伤津液，则口干、多饮多尿，此乃上消、中消。仝小林治疗 2 型糖尿病证属痰热互结经验，以瓜蒌壳、半夏、黄连加减可有效调理患者血糖恢复正常。

（4）淋证、癃闭：痰热郁结膀胱，影响膀胱气化，出现尿频、尿急或尿痛等证，瓜蒌、半夏、黄连清热化痰利气，膀胱气化得力。临床慢性肾小球肾炎、糖尿病性肾病、慢性肾盂肾炎、多囊肾等可辨其证，以此治之。

（5）呃逆：痰热蕴阻中焦，影响脾胃气机，胃气上逆，则欲恶心呕吐。故以清热化痰，和胃降逆，临床上在运用瓜蒌、半夏、黄连加味治疗消化系统多种疾病均有缓解患者症状。

（6）梅核气：痰热郁于喉部，则见喉部有异物感，咯之不出，咽之不下。《临证指南医案·郁》载："郁则气滞，气滞久必化热，热郁则津液耗而不流……热灼津成痰，以致痰热互结，治以清热化痰，行气开郁。"李毅在临床上运用瓜蒌、半夏、黄连、黄芩、射干、竹茹、山豆根、厚朴、桔梗、生甘草以化之。

【毒副作用】

"瓜蒌，寒胃滑肠，胃虚少食，脾虚泄泻，勿投。畏牛膝、干漆，恶干姜，反乌头。"（《本草害利》）常规剂量下一般不会不舒服，瓜蒌苦寒，有润肠通便之效；黄连苦燥之性较强，易伤及脾胃及阴津，且有清热之效，故长期服用或脾胃虚弱之人服用可能出现腹泻、腹胀等消化系统副作用。

【参考文献】

白权，李敏，贾敏如，等．不同产地半夏祛痰镇咳作用研究［A］．中国中西医结合学会中药专业委员会．全国中药研究学术讨论会论文集［C］．中国中西医结合学会中药专业委员会，2003：1.

李娟，陈科力，黄必胜，等．半夏类药材提取物抗 HeLa 细胞活性研究［J］．中国医院药学杂志，2010，02：146-148.

李毅．中医辨证结合心理辅导治疗梅核气 48 例［J］．河南中医，2008，06：49-50.

李忠红，聂晶，倪坤仪，等．不同产地半夏的化学成分分析及比较［J］．分析科学学报，2005，04：393-395.

刘金娜，温春秀，刘铭，等．瓜蒌的化学成分和药理活性研究进展［J］．中药材，2013，05：843-848.

马红梅，陈刚，李文，等．黄连化学成分的分离与鉴定［J］．沈阳药科大学学报，2011，09：695-699.

清·王世雄著，盛增秀编．王孟英医学全书［M］．北京：中国中医药出版社．

滕勇荣，张永清．瓜蒌化学成分研究进展［J］．山东中医药大学学报，2011，01：85-86.

王蕾，赵永娟，张媛媛，等．半夏生物碱含量测定及止呕研究［J］．中国药理学通报，2005，07：864-867.

魏睦新，王刚．方剂一本通［M］．北京：科学技术文献出版社，2009.

詹爱萍，王平，陈科力．半夏、掌叶半夏和水半夏对小鼠镇静催眠作用的比较研究［J］．中药材，2006，09：964-965.

张保国，刘庆芳．经方小陷胸汤药理学研究与临床应用［J］．中成药，2012，11：2206-2210.

周丽波，李敏，李修洋，等．仝小林诊治 2 型糖尿病痰热互结证临证心得［J］．辽宁中医杂志，2010，08：1582-1584.

周倩，吴皓．半夏总生物碱抗炎作用研究［J］．中药药理与临床，2006，Z1：87-89.

八、生地黄 熟地黄 山茱萸

【药物功效】

生地黄、熟地黄、山茱萸为刘老临床常用的补益肝肾，滋阴养血药对。

生地黄为玄参科植物地黄的块根。味甘、苦，性凉。归心、肝、肾经。具有清热生津，滋阴养血之功效。本品根茎含反式对羟基桂皮酸甲酯，阿魏酸甲酯，3-甲氧基-4-羟基桂皮醛，地黄苷，阿克替苷，异毛蕊花糖苷，海胆苷，地黄苷 D，6-β-二羟基胡萝卜苷，3-吲哚甲酸，鸟嘌呤核苷酸，腺嘌呤核苷酸，β-谷甾醇和胡萝卜苷等多种成分。

熟地黄为生地黄块根酒炖或酒蒸法后的炮制加工品。味甘，性温。归肝、肾经。具有补血滋阴，益精填髓，为滋补肝肾阴血之要药。主要含有毛蕊花糖苷（苯乙醇苷类）、梓醇（环烯醚萜苷类）、5-羟甲基糠醛等多种物质。

山茱萸山茱萸科植物山茱萸除去果核的干燥成熟果肉。性味酸、涩，微温。归肝、肾经。具有补益肝肾、涩精固脱的功效。成分主要为环烯醚萜类化合物（如马钱素、莫诺苷、獐牙菜苷、7-0-甲基莫诺苷）、鞣质类化合物、黄酮类化合物、熊果酸、多糖、有机酸、大量的挥发性物质等。

【配伍功效】

古代医家多两两配伍，如生地黄配熟地黄，熟地黄配山茱萸。生地黄性凉，具有清热生津，滋阴养血之功效。熟地黄性温，具有补血滋阴，益精填髓，两药相配，共达滋阴补血之功，同时一温一凉，滋而不腻。山茱萸常与熟地黄相配，山茱萸补益肝肾，取其肝肾同源之意。《本草汇言》曰："生地，为补肾要药，益阴上品，故凉血补血有功，血得补，则筋受荣，肾得之而骨强力壮。"《本草正》："熟地黄性平，气味纯静，故能补五脏之真阴，而又于多血之脏为最要，得非脾胃经药那且夫人之所以有生者，气与血耳。"《本草衍义》："地黄，《经》只言干、生二种，不言熟者，如血虚劳热，产后虚热，老人中虚燥热，须地黄者，若与生、干，常虑大寒，如此之类，故后世改用熟者。"《医方集解》："以二地助肾滋水退热。"《本草纲目》载："山茱萸……有强阴益精、安五脏、通九窍、止小便淋沥之功……"刘老将三药配伍使用可滋阴养血，肝肾同补，以肾为主。临床上，用于肝肾亏虚之候，如阴虚夹热亦可用之。

【药理作用】

1. 生地黄

（1）生地黄有免疫调节作用。生地黄能提高淋巴细胞的合成，增加淋巴细胞的活性。并能改善环磷酰胺和地塞米松引起的免疫抑制。

（2）生地黄能通过减少类固醇激素的副作用，而防止该类激素引起的肾上腺皮质网状带萎缩。

（3）生地黄有抗炎作用。其机制是减低毛细血管通透性，抑制血管内皮炎症。

（4）生地黄有降温作用。

（5）生地有强心作用，对衰弱的心脏更为明显。

（6）生地黄通过升高 cAMP，使 cGMP 的比值降低而引起血压下降有关。

（7）因生地有强心和扩张肾血管的作用，故生地有弱的利尿作用。

（8）地黄煎剂能防止肝糖原减少。

（9）地黄具有刺激骨髓，增加红细胞、血红蛋白、血小板的作用。

2. 熟地黄

（1）熟地黄有增强学习记忆能力，可能与其改善中枢胆碱能神经系统功能，保护脑组织等机制有关。

（2）熟地黄有抗焦虑的作用。

（3）熟地黄具有抗肿瘤活性。其机制是增强细胞因子 TNF-α 的分泌，TNF-α 有杀伤肿瘤细胞的作用。

（4）熟地黄含药血清可用于治疗缺血性疾病，如中风，冠心病等。其机制可能是诱导和启动缺血区域的血管新生。

（5）熟地黄具有抗衰老的作用。

（6）熟地黄能增强机体造血，改善机体免疫力。

（7）熟地黄多糖类物质能提高血中抗氧化相关酶的活性，降低相关组织的过氧化脂质水平，而具有抗氧化作用。

（8）熟地黄具有抗突变作用。

（9）熟地黄煎液、熟地黄多糖对中枢神经系统具有抑制作用。

3. 山茱萸

（1）山茱萸对免疫有双向调节作用。

（2）山茱萸水煎液具有明确的强心作用。

（3）山茱萸醇提取液有抗失血性休克的作用。并能抑制血小板聚集、减缓血栓的形成。

（4）山茱萸具有明显抗心律失常的作用，且在抗心律失常的同时，具有显著的正性肌力效应。

（5）山茱萸能降低血糖，降低血清总胆固醇和甘油三酯，降低血液黏稠度。

（6）山茱萸提取物能提高 SOD 活性，减轻自由基损害，从而达抗氧化，抗衰老的作用。

（7）其他：山茱萸水提提取物有抗肿瘤，抑菌的作用。

从其药理研究看出，生熟地、山茱萸滋补肝肾与其刺激机体造血、抗氧化等有关。

【药对配方】

（1）宋代·钱乙《小儿药证直诀》之"六味地黄丸"。

（2）东汉·张仲景《金匮要略》之"金匮肾气丸"。

（3）明代·周之干《慎斋遗书》之"百合固金汤"。

（4）宋代·严用和《济生方》之"济生肾气丸"。

（5）宋代·太医院《圣济总录》之"地黄饮子"。

【药对用量】

刘老将生地黄、熟地黄、山茱萸配伍使用时，其用量比例关系通常为 1∶1∶1，常用剂量为生地黄 20g，熟地黄 20g，山茱萸 20g。古代医家中多见生地黄、熟地黄，熟地黄、山茱萸之剂量，如百合固经汤中，生熟地剂量之比为 1∶1，均为 9g；六味地黄丸中熟地黄、山茱萸用量比例为2:1，分别为24g、12g。刘老根据实际情况而用剂量，有效而安全。

【临证运用】

本药对常用于临床肝肾亏虚诸证，如症见视物不清、腰膝酸软、夜尿频等（慢性肾炎等）；月经不调、潮热心烦（更年期综合征）；消渴之下消，多尿、口干（糖尿病）；虚劳，觉肢软乏力、面色㿠白等（缺铁性贫血等）；中风之肝肾不足证（脑梗死等）；头昏，耳鸣等（见于高血压）。

（1）视物不清、腰膝酸软、夜尿频多：肝开窍于目主筋，肾为腰之府，肾主膀胱开合，肝肾亏虚，目筋失养，膀胱失约，故用生熟地、山茱萸补益肝肾。

（2）更年期综合征：证见潮热、心烦、盗汗等。绝经前后，女子七七而天癸竭，肾脏衰。此药对益肾补肝，加之生地黄有清热凉血之效，对于肝肾亏虚而生内热者尤为适宜。

（3）虚劳：肾为先天之本，肝藏血，肝肾亏虚，精亏血少，无以濡养机体，症见乏力肢软、面色㿠白等。现代药理研究证明生熟地有刺激骨髓造血的作用。故对于贫血、放化疗后骨髓抑制等有一定治疗作用。

（4）消渴：消渴乃阴虚为本、燥热为标，此药对既滋阴，又清热，对于消渴之下消尤为适宜。

（5）肝肾亏虚，阴虚阳亢：阴虚不制阳，风阳上扰清窍，而见头昏、耳鸣等，用此药对加之平肝潜阳之品可有效果。

（6）中风：阴虚于下，肝阳暴张，血随气逆，不循脑脉而成此病。用其配之平肝潜阳、息风止痉之品，标本兼治。

刘老于临床上，常用此药对治疗肝肾亏虚而引起的诸证，均有佳馈。

【毒副作用】

因三药皆为补益之品，滋腻易碍伤脾胃。熟地黄有此记载，如《医学入门》："中满痰盛者慎用。"《本草从新》："气郁之人，能窒碍胸膈，用宜斟酌。"《名医别录》载："山茱萸微温，无毒。"《别录》曰生地黄"苦，无毒。"《本草纲目》："生地黄性大寒，凡产后恶食作泻，虽见发热恶露作痛，不可用，用则泻不止。""凡见此证，宜多加炮姜必自愈。""一见脾胃虚弱，大便不实，或天明即泻，产后泄泻，升降滞塞，药宜通不宜泻，汤液中禁入地黄。"故生地黄、熟地黄、山茱萸一般无毒副作用，但脾胃有湿邪及阳虚者忌服。

【参考文献】

李孟．生地黄化学成分研究 [D]．河南中医学院，2014.

王宏洁，金亚红，李鹏跃，等．鲜、生、熟地黄药材中3种活性成分含量的比较 [J]．中国中药杂志，2008，15：1923-1925.

王朴．生地黄的现代药理研究与临床应用 [J]．中国中医药现代远程教育，2008，08：986.

杨学东，丁小军．山茱萸属植物化学成分和药理活性研究进展 [J]．时珍国医国药，2007，09：2284-2286.

朱妍，徐畅．熟地黄活性成分药理作用研究进展 ［J］．亚太传统医药，2011，11：173-175.

九、玄参 大贝 牡蛎 天丁

【药物功效】

玄参、大贝、牡蛎、天丁为临床常用的清热化痰、软坚散结药对。

玄参为玄参科植物玄参的干燥根。味甘、苦、咸，性微寒。归肺，胃，肾经。具有清热凉血，泻火解毒，滋阴之功效。玄参主要含环烯醚萜类、苯丙素苷类，亦含有黄酮类、生物碱、三萜皂苷、单萜、二萜、有机酸类、糖类、植物巢醇等成分。

大贝，即为浙贝母，系百合科贝母属植物浙贝母的干燥鳞茎。其味苦，性寒。归肺、心经。具有清热散结、化痰止咳功能。本品主要含有生物碱类，如浙贝母碱、去氢浙贝母碱、贝母醇、贝母碱、去氢贝母碱、浙贝丙素、浙贝酮，胆碱、甾类化合物等。

牡蛎，取其壳，其来源主要为牡蛎科动物长牡蛎、近江牡蛎或大连湾牡蛎的贝壳。味咸，微寒。归肝、肾经。具有软坚散结、平肝潜阳、收敛固涩、镇心安神的功效。主要含碳酸钙，并含磷酸钙、硫酸钙、氧化铁、铝、镁、硅、蛋白质等。

天丁，即皂角刺，豆科皂荚属植物皂荚的干燥棘刺。味辛，性温。归肝、胃经。具有消肿托毒，排脓，杀虫之功效。其主要成分有三萜、酚类、黄酮、内酯、香豆素、有机酸等。

【配伍功效】

玄参苦能清热，咸能软坚；大贝苦寒燥湿化痰；牡蛎味咸，故能软坚散结；天丁味辛而温，能消肿托毒，并取其"痰者当以温药合之"。之意《中医方剂临床手册》："方用玄参滋阴降火，苦咸消瘰；贝母化痰消肿，解郁散结；牡蛎咸寒，育阴潜阳，软坚消瘰。"《纲目》曰之玄参："其消瘰疬亦是散火，刘守真言结核是火病。"《名医别录》谓其："散颈下核。"《本草正义》："象贝母苦寒泄降，而能散结。"《开宝本草》："调其主鼠瘘，二药皆善消瘰疬可知。合而用之，对瘰疬早期有消散之功；病久溃烂者，亦可应用。"玄参、大贝、牡蛎乃消瘰丸组成，用于痰火凝滞的瘰疬、痰核等，具有清热化痰，软件散结之功。天丁辛温，辛能走散，温能化浊。《本草衍义补遗》曰天丁："治痈疽已溃，能引至溃处。"《本草崇原》："去风化痰，败毒攻毒。攻痘疮起发，化毒成浆。邪毒凝滞于局部，靠天丁辛温以攻毒败毒化毒，毒祛正安。震亨曰之：能引至痈疽溃处，甚验。"刘老将消瘰丸配伍天丁用之，寒温相济，又能直达病所，以增强其攻毒之效，对于邪毒凝滞所成的痰核、结节、包块等均有消散作用。

【药理作用】

1. 玄参

（1）玄参水溶性部分提取物具有抗炎作用，其机制是抑制花生四烯酸（AA）代谢产物白三烯 B4（LTB4）的活性。

（2）玄参环烯醚萜苷有增强免疫作用。

（3）玄参多糖类成分具有抗疲劳的作用。

（4）玄参成分具有抗糖尿病作用。

（5）玄参苯丙素苷具有保护肝脏作用。

（6）玄参具有降血压、扩张冠状动脉、抗血小板聚集、改善微循环及毛细血管通透性、改善心室重构、抑制心肌肥厚、改善缺血脑中风症状。

（7）玄参具有抑制肿瘤细胞的作用。

（8）玄参具有抑菌作用，对金葡萄菌、伤寒杆菌、大肠杆菌、绿脓杆菌等具有明显抑制作用。还具有抗内毒素作用。

（9）玄参中苯丙素苷类和环烯醚萜苷类具有抗氧化作用。

（10）其他：玄参还有镇痛、镇静、抗惊厥作用。

2. 大贝

（1）大贝具有镇咳、祛痰、松弛平滑肌的作用。

（2）浙贝母中浙贝甲素和浙贝乙素具有镇痛的作用。

（3）浙贝母醇提取物具有抗炎作用，还具有逆转细菌耐药作用。

（4）浙贝甲素、浙贝乙素和贝母新碱能抑制血管紧张素转换酶活性，具有降压的作用。

（5）浙贝母水煎剂，对以胆固醇为主的人胆结石有溶石作用。

（6）浙贝母水提物和醇提物对幽门螺杆菌有抑制作用，具有抗溃疡的作用。

（7）浙贝母具有止泻的作用。

（8）对白血病细胞表现出抑制增殖和诱导分化成成熟细胞作用，增加癌细胞内抗癌药物浓度而逆转白血病细胞多药耐药活性。

3. 牡蛎

（1）牡蛎多糖可以通过清除自由基、提高体内抗氧化酶活性、抑制脂质过氧化途径来降低或抵御自由基对肝细胞的损伤，进而发挥抗氧化作用。

（2）牡蛎低分子活性多肽组分 BPO-L，对肿瘤细胞具有显著的诱导分化作用。

（3）牡蛎活性肽具有促进胰岛组织修复和恢复其分泌的功能，具有降血糖作用。

（4）牡蛎多糖具有免疫调节活性。

4. 天丁

（1）皂角刺提取物对金黄色葡萄球菌、肺炎链球菌、橙色青霉 UC-4367、结核分歧杆菌、大肠埃希菌、枯草芽孢杆菌等有一定的杀菌抑菌作用。

（2）皂角刺提取物具有抑制肥大细胞依赖性的过敏反应。此抗过敏作用是通过抑制肥大细胞释放组胺实现的。

（3）皂角刺低剂量乙醇提取物能提高淋巴细胞转化率，而增强免疫作用。

（4）皂角刺总黄酮有显著抑制 TNF 作用，且呈剂量正相关，故皂角刺具有抗肿瘤作用。

（5）皂角刺能抑制血小板聚集，抑制凝血酶生成，具有抗凝血作用。

（6）皂角刺中的黄颜木素可以抑制肝星状细胞的激活、增殖与胶原的生成，以达抗肝纤维化的作用。

从上药理研究，此药对清热化痰、软坚散结与其抗炎、调节免疫、抗肿瘤等有关。

【药对配方】

（1）汉代·张仲景《伤寒论》之"桂枝甘草龙骨牡蛎汤"。

（2）宋代·陈自明《校注妇人良方》之"仙方活命饮"。

（3）明代·周之干《慎斋遗书》之"百合固金汤"。

（4）清代·钟龄《医学心悟》之消瘰丸。

（5）清代·程国彭《医学心悟》之"贝母瓜蒌散"。

【药对用量】

刘老将玄参、大贝、牡蛎、天丁配伍使用时，其用量比例关系通常为2：1：2：2，常用剂量为玄参20g，大贝10g，牡蛎20g，天丁20g。消瘰丸中玄参、大贝、牡蛎的剂量换算过来均为120g，此剂量偏大，从安全性、现代人体质特点等方面考虑而用20g。如为小儿，可药量减半。

【临证运用】

玄参、大贝、牡蛎、天丁刘老临床常用于治疗痰火凝结所致的包块、结节、痰核等，如瘿气、瘰疬、乳癖等，乃消瘰丸合之天丁，以消瘰丸为主，天丁为辅，以此清热解毒，化痰散结之效更佳，西医中一些疾病类似于此，如甲状腺疾病（甲状腺炎、甲状腺结节、甲状腺瘤）、乳腺包块、乳腺增生、颈部淋巴结炎、颈部淋巴结结核、淋巴瘤等，临床上均可用此药对以化痰软坚散结。

（1）痰气热结之瘿气，颈前包块，两目外突，急躁易怒等，用之以清热化痰散结。

（2）乳腺增生病属祖国医学乳癖的范畴，牡蛎以消痰软结，玄参、浙贝母清肃化痰以镇之，天丁攻毒散毒，并配之补益肝肾、行气活血之品，症状缓解。

（3）慢性扁桃体炎，痰火郁结者，可用之清热化痰散结以消肿。

（4）瘰疬，痰火郁结与颈部，累累如串珠，用之清热化痰散结。

【毒副作用】

《本草经疏》玄参："血少目昏，停饮寒热，支满，血虚腹痛，脾虚泄泻，并不宜服。"现代药理研究有报道浙贝母碱及去氢浙贝母碱对小鼠静脉注射的最小致死量约0.9mg/kg，中毒症状为呼吸抑制，瞳孔散大，震颤，惊厥，便溺。天丁《纲目》谓之："辛，温，无毒。"四味药现代研究及临床上运用未见明显毒副作用，故使用剂量在安全范围以内，以保证患者安全。

【参考文献】

沈秋，周洁，王卓琼，等．不同产地和品种对浙贝母主成分与生理生化特性的影响[J]．中药材，2011，10：1503-1508.

谢小艳，夏春森．中药玄参的化学成分及药理研究进展[J]．亚太传统医药，2010，05：121-125.

杨晓峪，李振麟，濮社班，等．皂角刺化学成分及药理作用研究进展［J］．中国野生
　　植物资源，2015，03：38-41.

赵思远，吴楠，孙佳明，等．近10年牡蛎化学成分及药理研究［J］．吉林中医药，
　　2014，08：821-824.

赵玉英，魏凤华，王颖莉．牡蛎壳与煅制牡蛎壳化学成分的比较研究［J］．中国实验
　　方剂学杂志，2014，12：110-114.

十、法半夏　天麻　羌活　独活

【药物功效】

法半夏、天麻、羌活、独活为刘老临床常用于治疗头痛、头昏的药对。

法半夏为天南星科植物半夏的块茎，是植物半夏加白矾的炮制品。辛、温。归脾、胃、肺经。具有燥湿化痰之功效。其主要成分为生物碱类、氨基酸、亚油酸、琥珀酸、棕榈酸、高龙胆酸、鸟苷、谷甾醇、无机盐等。

天麻为兰科天麻属植物天麻的干燥块茎，甘平，归肝经。具有息风止痉，平肝潜阳，祛风通络之效。化学成分含有天麻苷（天麻素）、天麻苷元、天麻醚苷、派立辛、香草醇、B-甾醇、对羟基苯甲醛、柠檬酸、琉拍酸等。

羌活为伞形科植物羌活或宽叶羌活的干燥根茎和根，性温，味辛、苦。归肺（膀胱）经。具有发散风寒，祛风湿，止痛的作用。羌活中主要含有挥发油、香豆素、糖类、氨基酸、有机酸、甾醇等。

独活系伞形科植物重齿毛当归的干燥根。性微温，味辛、苦。归肝、肾、肺经。具有祛风湿，止痛，解表之功。主要成分含有甲氧基欧芹素、二氢欧山芹素、2′-去氧橙皮内酯水合物、二氢欧山芹醇乙酸酯、香柑内酯、花椒毒素、佛手酚、二氢欧山芹醇、蔗糖、异欧前胡素、补骨脂素、没药当归烯酮和甘油酯等。

【配伍功效】

半夏辛温，具有燥湿化痰之效。天麻甘平，有息风止痉，平肝潜阳，祛风通络的作用。羌活性温，味辛、苦，具有发散风寒，祛风湿，止痛的作用。独活性微温，味辛、苦，具有祛风湿，止痛，解表之功。半夏、天麻在古方中为常用药对，如半夏白术天麻汤，《脾胃论》曰之："此头痛苦甚，谓之足太阴痰厥头痛，非半夏不能疗；眼黑头旋，风虚内作，非天麻不能除，其苗为定风草，独不为风所动也。"《医略六书》："脾气大亏，痰食滞逆，不能统运于中，故厥逆头痛眩晕不已焉……天麻法风湿以豁痰……半夏燥湿痰……为气虚痰厥头痛眩晕之专方。"羌活、独活为一常用药对，如大秦艽汤，《医方考》曰："秦艽为君者，以其主宰一身之风……羌活去太阳百节之风疼，防风为诸风药中之军卒。"而刘老临床上将这四味药配伍使用，半夏、羌活、独活辛温，辛能散风祛寒，温能化痰；羌活、独活乃风药，风能燥湿；天麻为治眩晕、头昏之要药，无论虚实，配伍均可运用。故此药对对治疗风、湿、痰邪上扰清窍所致的头昏、头痛甚有效果。

【药理作用】

1. 法半夏

（1）半夏醇提取物有显著的镇静催眠作用。

（2）半夏能诱导 HeLa 细胞凋亡的活性，从而有抗肿瘤的作用。

（3）半夏生物碱通过中枢抑制，有止呕的作用，对顺铂、吗啡所致的呕吐均有抑制作用。

（4）半夏生物碱能抑制炎症因子 PGE2 的产生与释放，从而具有抗炎作用。

（5）半夏提取物有明显化痰镇咳作用。

2. 天麻

（1）天麻通过降低脑内多巴胺和去甲肾上腺素含量而有镇静、催眠的作用。

（2）天麻中所含的香草醛故有抗惊厥作用。

（3）天麻可显著提高痛阈值起镇痛作用，该作用呈剂量依赖性增强。

（4）天麻具有益智，改善记忆，抗衰老的作用。

（5）天麻素能降低外周血管阻力，增加主动脉、大动脉等血管弹性，具有降血压作用，对收缩压作用更为显著。

（6）天麻具有抗炎作用。

（7）天麻素具有增强免疫作用。

（8）天麻素可拮抗兴奋性氨基酸神经毒性，对神经细胞的缺血再灌注损伤有保护作用。

3. 羌活

（1）羌活具有抑菌作用，如金黄色葡萄球菌、伤寒杆菌、大肠埃希菌等。

（2）羌活能抑制部分致病性浅部真菌生长，对于真菌性阴道炎、外阴炎具有良好的防治作用。

（3）羌活有一定抗流感病毒的作用。

（4）羌活具有抗炎、镇痛、解热的作用。

（5）羌活水溶液具有抗心率失常作用。挥发油成分有改善心肌缺血作用。

（6）羌活能对抗肾上腺素引起的肠系膜微动脉、微静脉收缩。

（7）羌活静脉注射可以增加脑血流量，其特点是在此基础上对外周血流量，血压，心率无影响。

（8）羌活水煎醇沉液能抑制血小板聚集，防止血栓形成。

（9）羌活能改善胃肠功能，缓解肠鸣久泻。此与其抗菌、抗炎、调节胃肠蠕动等有关。

（10）羌活对卵泡发育不良、卵巢功能不全、湿浊带下及外阴瘙痒症也具有显著的疗效。

4. 独活

（1）独活具有镇痛、镇静、催眠及抗炎作用。

（2）独活提取物具有很强的透明质酸酶抑制作用，具有抗氧化作用。

（3）独活水煎剂及醇提物通过脑组织细胞的凋亡率而增强学习记忆能力。

（4）独活能调节α肾上腺素能受体、血管紧张素Ⅱ受体及拮抗钙通道阻滞剂受体等活性，故独活具有降血压和抗心律不齐的作用。

（5）独活提取物有抗血小板聚集，防止血栓形成的作用。

从上药理研究看出，此药对治疗头痛头昏的作用与其镇痛、扩血管等有关。

【药对配方】

（1）金代·李杲《脾胃论》之"半夏白术天麻汤"。

（2）明代·方贤着《奇效良方》之"大羌活汤"。

（3）金代·刘完素《素问病机气宜保命集》之"大秦艽汤"。

（4）明代·付仁宇《审视瑶函》之"防风羌活汤"。

（5）明代·方贤《奇效良方》之"天麻汤"。

【药对用量】

刘教授将半夏、天麻、羌活、独活配伍使用时，其用量比例关系通常为1∶2∶1∶1，常用剂量为半夏10g，天麻20g，羌活10g，独活10g。古方中如半夏白术天麻汤，方中半夏换算剂量为4.5g，天麻3g；而在大秦艽汤中羌活换算剂量为30g，独活为60g，根据现代实际情况，刘老将用量有所调整，更具有安全性、有效性。

【临证运用】

用于证见头昏、头痛疾病，可用于西医的高血压、梅尼埃综合征、颈椎病、短暂性脑缺血等引起的头昏、头痛。导致头痛头昏的原因很多，刘老此药对针对于风湿、风痰、风阳上扰清窍所引起的头痛头昏尤为适宜，并可与它药配伍使用。如为风湿困扰清窍，可佐加其他祛风化湿之品；如为风痰上扰者，可佐加祛风化痰药；如为风阳上犯者，可与之平肝潜阳，镇肝息风之品。临床随证加减，对于多种原因所致头痛头昏均有效果。

【毒副作用】

羌活《药性论》："味苦辛，无毒。"《图经》："独活、羌活，一类二种。"《本草纲目》记载天麻无毒。现代药理研究表明长期应用天麻素无明显毒性。半夏《别录》："生微寒，熟温，有毒。"半夏的毒性主要表现为对黏膜的强烈刺激而产生的炎症反应。故在配伍运用四种药的时候，只要药物剂量在安全范围内，证候符合，乃是安全的。如为小儿可剂量减半。

【参考文献】

白权，李敏，贾敏如，等.不同产地半夏祛痰镇咳作用研究［A］.中国中西医结合学会中药专业委员会.全国中药研究学术讨论会论文集［C］.中国中西医结合学会中药专业委员会:，2003:1.

程黎晖. 天麻及其有效成分的药理作用与临床应用 [J]. 西北药学杂志, 2008, 03: 188-190.

李娟, 陈科力, 黄必胜, 等. 半夏类药材提取物抗 HeLa 细胞活性研究 [J]. 中国医院药学杂志, 2010, 02: 146-148.

李忠红, 聂晶, 倪坤仪, 等. 不同产地半夏的化学成分分析及比较 [J]. 分析科学学报, 2005, 04: 393-395.

王蕾, 赵永娟, 张媛媛, 等. 半夏生物碱含量测定及止呕研究 [J]. 中国药理学通报, 2005, 07: 864-867.

杨超, 吕紫媛, 伍瑞云. 天麻的化学成分与药理机制研究进展 [J]. 中国现代医生, 2012, 17: 27-28+31.

詹爱萍, 王平, 陈科力. 半夏、掌叶半夏和水半夏对小鼠镇静催眠作用的比较研究 [J]. 中药材, 2006, 09: 964-965.

张才煜, 张本刚, 杨秀伟. 独活化学成分的研究 [J]. 解放军药学学报, 2007, 04: 241-245.

张玉娟, 井灵, 陈志. 中药羌活的价值研究 [J]. 青海农林科技, 2014, 04: 45-47+98.

张志美, 张春华, 沈志强, 等. 中药独活药理研究 [J]. 中兽医学杂志, 2008, 06: 41-42.

周倩, 吴皓. 半夏总生物碱抗炎作用研究 [J]. 中药药理与临床, 2006, Z1: 87-89.

十一、黄芪　百合　薏苡仁

【药物功效】

黄芪、百合、薏苡仁为刘老临床常用的益气养阴药对。

黄芪属植物膜荚黄芪和蒙古黄芪的干燥根。其味甘，性微温。归脾、肺经。具补气固表，利尿托毒，排脓，敛疮生肌之功。其主要成分包括黄芪多糖（黄芪多糖Ⅰ、Ⅱ、Ⅲ，杂多糖 AH-1、AH-2）、黄芪皂苷（黄芪苷Ⅰ-Ⅶ，黄芪苷Ⅷ、乙酰黄芪苷Ⅰ、异黄芪苷Ⅰ、异黄芪苷Ⅱ、膜荚黄芪苷Ⅱ、绵马黄芪苷ⅩⅤ、金翼黄芪苷 A、梭果黄芪苷 A 和梭果黄芪苷 B）、黄芪黄酮类化合物、微量元素、有机物如甜菜碱、胆碱、beta 谷甾醇、谷氨酸、脯氨酸、精氨酸、山蓣酸、天冬酰胺等 68 种有效化学成分。

中药百合来源于植物卷丹百合和细叶百合的干燥肉质鳞叶。味甘，性寒。归肺、心经。具有养阴润肺，清心安神的功效。中药百合中含有生物碱、皂苷、磷脂、多糖等活性成分，还含有淀粉、蛋白质、氨基酸、维生素和大量微量元素等营养物质。

薏苡仁为禾本科植物薏苡的干燥成熟种仁。其性凉，味甘、淡。归脾、胃、肺、大肠经。具健脾渗湿，除痹止泻，清热排毒之功效。薏苡仁含有多种活性成分，如脂类、多糖类、木脂素类、酚类和腺苷等化合物，以及亮氨酸、精氨酸、赖氨酸、酪氨酸等必需氨基酸及矿物质、不饱和脂肪酸等成分。

【配伍功效】

黄芪、百合、薏苡仁为刘老临床上用于治疗气阴两虚之证，症见肢软乏力、口干等。气虚与心、肺、脾、肾密切相关，尤以脾为重。脾处中焦，主运化，为气血生化之源，故脾虚则气无以生化，且脾主四肢，气血虚而无以濡养肢体，则肢软乏力。肝主筋，肾主骨，心主脉，故与四肢亦有关联，故气血虚不足以充盈其他脏腑，同样造成肢体筋骨不得滋养而出现肢软乏力。黄芪性微温，味甘，而益卫固表，补气升阳。张景岳曰："（黄芪）因其味轻，故专于气分而达表。"临床常用其治疗多种气虚之证。百合性微寒味甘，含养阴润肺，清心安神之功。《神农本草经》记载："百合，味甘平，主邪气腹胀心痛，利大小便，补中益气，生川谷。"为临床常用养阴药。薏苡仁性微寒味甘、淡，具健脾除湿之功效。《本草述》曰："薏苡仁，除湿而不如二术助燥，清热而不如芩、连辈损阴，益气而不如参、术辈犹滋湿热，诚为益中气要药。"《本经疏证》："论者谓益气、除湿、和中，健脾。三药相用益气养阴。气阴两虚常兼并出现，因其气化有利于阴液之生成，而阴液又能营养气，故久之一损具损。"故三药相配，一则益生源之本。脾胃乃气血生化之源，且脾主四肢，故当治病求本。黄芪、薏苡仁归脾经，二者相配健脾益气。气虚阴液生成不足，故养气以助阴生。二则气与血、津液的关系。气能生血、津液，血、津液能养气，气属阳，血、津液属阴。阳得阴则生化无穷，百合为养阴益津常用药，即可益阴而养筋，又可助黄芪、薏苡仁健脾益气。同时黄芪、薏苡仁益气显著，气有余便是火，火易伤阴。故百合养阴，防治气余化火。三则性味平衡。黄芪性微温，百合、薏苡仁性微寒，三药本身不会大温大寒，比较温和，同时温寒相搭，阴阳平衡。三药均为甘味，甘之味具有补虚作用，亦助其功。三药相用，益气为主，养阴为辅，性味相合，阴阳相生相佐，故临床疾病证见气阴两虚之候可灵活运用。

【药理作用】

1. 黄芪

（1）黄芪多糖有提高免疫的作用。它可以提高淋巴系统的数量，促进骨髓干细胞转化为活性的免疫细胞。另外，它能提高巨噬细胞、自然杀伤细胞的功能活性，促进免疫细胞分化成熟等作用。故在抗肿瘤、抗病毒及抑菌方面有广泛运用。

（2）黄芪多糖具有双向调节血糖的作用，黄芪多糖可显著增加各个脏器对胰岛素的敏感性。并广泛用于糖尿病并发症的预防和治疗。

（3）黄芪多糖和黄芪皂苷能清除自由基、保护细胞结构及抗凋亡从而减轻心肌损伤，改善心肌细胞能量代谢，有效减轻脑出血后的细胞凋亡，并对再灌注损伤有明显的修复作用。

（4）黄芪多糖具有保肝作用。

（5）黄芪多糖能全面持续升高全血细胞，刺激造血系统。故常用于肿瘤放、化疗后造成的骨髓抑制。

2. 百合

（1）百合有止咳、化痰、平喘的作用。

（2）百合皂苷可通过提高5-羟色胺、多巴胺的含量而改善脑内单胺类神经递质的紊乱状态，具有抗抑郁作用。

（3）百合粗多糖能提高 SOD 活性，具有抗氧化作用。

（4）百合具有抗炎作用。

（5）百合多糖具有抑制 H-22 肿瘤生长的作用，并能显著提高巨噬细胞吞噬功能，具有抗肿瘤作用。

（6）百合多糖具有免疫调节作用。

（7）百合能促进胰岛 β 细胞增殖和胰岛素分泌功能，具有降血糖作用。

（8）百合中螺巢烷型皂苷具有抗菌活性。

3. 薏苡仁

（1）薏苡仁具有抗肿瘤作用，其能抑制肿瘤细胞转移，诱导肿瘤细胞的凋亡，抑制癌细胞的分裂增殖及肿瘤血管的生成，同时可增强放疗敏感性。

（2）薏苡仁能增强机体免疫功能。

（3）薏苡仁多糖具有降血糖作用，可能与其有抑制肝糖原分解、肌糖原酵解，抑制糖异生有关。

（4）薏苡仁具有镇痛抗炎作用。

从以上药理研究看出，此药对益气养阴作用可能与其调节免疫，刺激骨髓造血等有关。

【药对配方】

方剂中未见此药对的配伍使用，但三味药在诸多方剂中被频繁只用，发挥其益气、养阴之效。

（1）汉代·李杲《脾胃论》之"补中益气汤"。

（2）明代·张景岳《景岳全书》之"举元煎"。

（3）明代·周之干《慎斋遗书》之"百合固金汤"。

（4）清代·吴鞠通《温病条辨》之"三仁汤"。

（5）宋代·太医院《太平惠民和剂局方》之"参苓白术散"。

【药对用量】

刘老将黄芪、百合、薏苡仁配伍使用时，其用量比例关系通常为 1：1：1，常用剂量为黄芪 20g，百合 20g，薏苡仁 20g。此药对在古方中未有记载，但三味药的用量符合现代使用剂量。如为小儿可剂量减半。

【临证运用】

用于气阴两虚诸证。虚劳，症见肢软乏力，面色㿠白，易受外感等（见于粒细胞减少症，白血病等血液系统疾病）；神疲倦怠，气累气短等（见于肺癌，哮喘，肺结核等）；腹胀，腹泻，纳差，消瘦等（见于慢性胃炎、胃溃疡、胃癌等）。

（1）虚劳：脾气虚损，气血津液生化不足，在内不养机体，在外不御外邪，故证见肢软乏力，面色㿠白，易受外感等。黄芪、薏苡仁健脾益气固表，百合养阴，可配伍运用其他滋阴养精之品以增强其效。

（2）癌病：癌病后期正气亏损，气阴两伤，感神疲倦怠，气累气短，如肺癌；脾胃受损，可见腹胀腹泻等，如胃癌等。此药对健脾益气养阴，培土生金，故对肺癌、胃癌等消化系统癌症尤为适宜。

（3）哮证、喘证：哮证、喘证与肺脾相关，此药对健脾益肺，益气养阴，化湿祛痰，对于哮证缓解期，虚喘尤为适宜。

（4）肺痨：肺痨乃肺阴亏虚为本，继而阴虚火旺，气阴耗伤。症见咳嗽无力，神疲倦怠，潮热，消瘦，纳差等。可将其与养阴清热之品合用，增强其益气养阴之效。

（5）脾虚泄泻：腹泻，水样便，腹胀，纳差，乏力、口干等。黄芪健脾益气，薏苡仁健脾止泻，百合养阴生津，配之其他健脾化湿止泻之品，对其尤为适宜。

（6）脾虚诸证：脾胃虚弱症见肢软乏力、纳差、腹胀、消瘦等，对于属脾胃虚弱，气阴两虚的胃炎、胃溃疡尤为适宜。

【毒副作用】

有关黄芪多糖注射液毒理报告，通过急性毒性试验和慢性毒理实验，结果未发现任何毒理反应。《药性论》曰百合："使，有小毒。"临床上，三味药使用频繁，未有患者诉不良反应，长期服用未有明显毒副作用。故临床上，在安全使用剂量内可放心使用。

【参考文献】

褚娟红，叶骞．薏苡仁的药理及临床研究概况［J］．辽宁中医药大学学报，2008，04：159-160.

胡少华，肖小年，易醒，等．薏苡仁的研究新进展［J］．时珍国医国药，2009，05：1059-1060.

李艳，苗明三．百合的化学、药理与临床应用分析［J］．中医学报，2015，07：1021-1023.

曲伟红，周日宝，童巧珍，等．百合的化学成分研究概况［J］．湖南中医药导报，2004，03：75-76+88.

仝欣．黄芪主要活性成分的药理作用［J］．时珍国医国药，2011，05：1246-1249.